社區照顧的理論與實際

黃旐濤　主編

黃旐濤、趙任民、林義學、何慧英、鄭涵菁
黃照、賴添福、陳寶民、陳碩菲、黃正明
蔡惠雅、張玉龍、洪瑞英　著

目次

作者簡介

（按章節順序排列）

黃旐濤（主編；第一、五、十二章）

學歷：中國文化大學中山學術所法學博士

經歷：玄奘大學社會福利學系副教授兼系主任

明新科技大學老人服務事業管理系副教授兼系主任

育達科技大學健康照顧社會工作系副教授兼系主任

亞太技術學院健康照顧學程主任

臺北、新北、桃園、新竹、苗栗老人福利機構評鑑委員

現職：財團法人苗栗縣海青老人養護中心董事

臺灣老人及身心障礙福利學會會長

國立聯合大學兼任副教授

趙任民（第二章）

學歷：中國文化大學國家發展與中國大陸研究所博士候選人

元智大學社會暨政策科學研究所碩士

經歷：社團法人中華民國晴天社會福利協會社工員

臺灣自主學習暨父母成長推廣協會教育暨研究處處長

現職：育達科技大學健康照顧社會工作系兼任講師

中華民國愛加倍社會福利關懷協會社工督導

陳守仁孫學研究中心助理研究員

林義學（第三、四章）

學歷：國立暨南國際大學社會政策與社會工作學系博士候選人

經歷：基隆市私立安泰護理之家社會工作師

財團法人臺灣省私立香園紀念教養院秘書

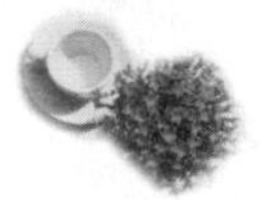

財團法人喜憨兒社會福利基金會社福組長
財團法人新竹市私立愛恆啟能中心主任
基隆市身心障礙福利推動小組委員
基隆市身心障礙福利評鑑委員
苗栗縣日間照顧中心評鑑委員
生命力引導師課程創立講師
職涯力引導師課程創立講師

現職：育達科技大學健康照顧社會工作系講師
育達科技大學學生輔導與諮商中心主任

何慧英（第五章）

學歷：元培醫事科技大學護理學系
育達科技大學健康照顧社會工作系

經歷：苗栗縣卓蘭鎮衛生所公共衛生護士
苗栗縣頭屋鄉衛生所護理師
社團法人苗栗縣頭屋鄉象山社區發展協會總幹事

現職：苗栗縣頭屋鄉社區老人餐飲服務社工
苗栗縣象山園日間照顧中心護理師

鄭涵菁（第六章）

學歷：國立交通大學生物資訊工程研究所博士生
中華大學資訊工程所碩士
國立臺灣大學護理系學士

經歷：衛生福利部苗栗醫院護理督導／企劃室主任
財團法人為恭紀念醫院護理部護理督導

現職：衛生福利部樂生療養院護理主任
新北市護理師護士公會委員

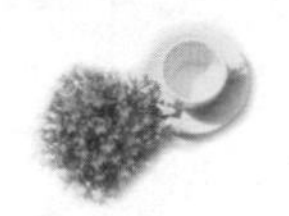

教育部部定講師

外傷創傷訓練講師

黃照（第七章）

學歷：中國中南大學湘雅醫學院精神衛生研究所博士

私立中國醫藥大學醫學士

經歷：長庚紀念醫院住院醫師

為恭紀念醫院主治醫師、精神醫療中心主任

現職：為恭紀念醫院副院長、精神科專科醫師、老年精神科專科醫師

中華民國康復之友聯盟理事

精神健康基金會苗栗執行長

苗栗康復之友協會理事長

臺灣臨床失智症學會監事

臺灣老年精神醫學會理事

賴添福（第八章）

學歷：國立嘉義大學企業管理研究所博士

經歷：苗栗縣海青服務協會理事長

臺中科技大學兼任講師

現職：財團法人苗栗縣海青老人養護中心執行長

社團法人臺灣老人福利機構協會理事長

中臺科技大學兼任助理教授

臺北醫學大學兼任助理教授

陳寶民（第九章）

學歷：玄奘大學社會福利研究所碩士

經歷：輔導員、專員、秘書、總幹事

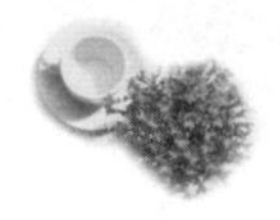

亞東技術學院老人照顧系兼任講師

玄奘大學社會工作學系兼任講師

育達科技大學健康照顧社會工作系兼任講師

經國管理暨健康學院老人服務事業管理系兼任講師

康寧大學高齡社會健康管理科兼任講師

身心障礙福利機構評鑑委員

現職：臺北榮民總醫院社會工作室主任

臺北榮民總醫院醫療倫理委員會委員

財團法人惠眾醫療救濟基金會執行長

中華高齡學會常務理事

臺北市銀髮族協會理事

陳碩菲（第十章）

學歷：國立臺灣大學食品科技研究所博士

經歷：育達科技大學健康照顧社會工作系助理教授

宏恩醫院營養師

新竹市衛生局營養師

現職：佛光大學未來與樂活產業學系助理教授

臺灣自然保健發展協會常務監事

臺灣身心障礙福利學會常務理事

中華照服權益促進會理事

黃正明（第十一章）

學歷：中央大學企管研究所碩士

臺灣工業技術學院工管系學士

經歷：倫飛電腦股份有限公司經理

英誌企業股份有限公司課長

中華民國內部稽核協會稽核小組召集人、講師
證券暨期貨發展基金會講師
現職：信昌化學工業股份有限公司資深副理
中華民國內部稽核協會會員服務組委員

蔡惠雅（第十三章）

學歷：國立暨南國際大學社會政策與社會工作學系博士
加拿大 Wilfrid Laurier University 社工學院短期研究
經歷：亞太創意技術學院兒童與家庭服務系助理教授
親民技術學院學生輔導中心主任
苗栗縣樂齡大學講師
苗栗縣社區大學講師
新竹縣政府身心障礙團體專業培力服務方案專業輔導委員
勞動部雲嘉南區就業服務中心專業督導委員
臺中市政府身心障礙者就業服務輔導訪視計劃輔導委員
現職：國立暨南國際大學原住民文化產業與社會工作學士學位學程助理教授
國立暨南國際大學原住民族文化教育暨生計發展中心教育組組長
中華民國微光社會福利協會理事
愛爾德協會監事

張玉龍（第十三章）

學歷：國立暨南國際大學社會政策與社會工作學系博士候選人
加拿大 Wilfrid Laurier University 社工學院短期研究
經歷：新竹科學園區華晶科技集團人力資源處經理／集團顧問
玄奘大學社會工作學系兼任講師
苗栗縣社區大學講師
新竹縣政府身心障礙團體專業培力服務方案專業輔導委員

新竹市政府委託家庭暴力被害人社區關懷輔導服務方案社工督導
臺灣家扶基金會臺中家扶中心社工
社會福利機構外聘社工督導
勞動部勞動力發展署桃竹苗分署就業服務中心外聘督導

現職：國立暨南國際大學原住民文化產業與社會工作學士學位學程兼任講師
國立空中大學社會科學系／通識教育中心兼任講師
靜宜大學社會工作與兒童少年福利學系兼任講師
嘉南藥理大學社會工作系學校實習督導
中華民國微光社會福利協會理事
勞動部勞動力發展署共同核心職能講師
企業人力資源顧問

洪瑞英（第十四章）

學歷：長榮大學經營管理研究所博士

經歷：國立臺中科技大學老人服務事業管理系兼任助理教授
明新科技大學老人服務事業管理系兼任講師
教育部（北區）高齡自主學習團體帶領人培訓課程評核委員
臺中市政府長期照顧服務巡迴輔導考核之日間照顧服務評鑑委員
南投縣政府照顧服務類評鑑委員
教育部樂齡大學計畫主持人（2009-2017）
臺灣高齡學習與服務管理學會監事
臺灣移動開發股份有限公司顧問

現職：朝陽科技大學銀髮產業管理系副教授兼系主任

序

1994年，在臺灣的發展歷程中是一個很重要的里程碑：這一年，65歲以上老人的比例超過全人口的7%，使臺灣正式邁入「高齡化社會」；到了2018年，這個數字來到14%，成為高齡社會。預估2025年，臺灣65歲以上人口將占全人口的20%，與其他已開發國家一樣，不折不扣地成為「超高齡社會」——老人國。

為了迎接高齡化的浪潮，政府在2007年推出「長期照顧十年計畫」，將照顧的內涵訂為 30%機構照顧，70%社區與居家照顧。2015 年我國《長期照顧服務法》通過，國家正式將照顧的責任，從政策提升為法定，不過照顧的方向大致維持。

個人在大學任教社會福利及健康照顧相關課程有年，臺灣機構照顧的經營管理相關教科書，多有前輩殫盡心力貢獻，造福後學不淺，但是社區照顧之參考資料，則相對較為匱乏，形成教學活動設計極大之困擾。

為方便教學，遂不揣鄙陋，邀集多位國內大學社區照顧相關課程的任課老師，以「一人一章」的方式，合力完成這本《社區照顧的理論與實際》，除了兼顧理論與實務外，為因應長照2.0之「A、B、C分級照顧模式」，和「一鄉鎮市一日照中心」的政策，分就社區型、機構型、護理之家型、失智照顧型等不同的日照中心經營方式，提供經驗。故本書不僅適合做為大學教科書使用，對從業人員及有志從事相關工作之人士亦不失參考價值。

本書付梓之時，恰逢臺灣長照服務法正式施行之日，期盼本書之問世，能對我國長期照顧品質之提升，略盡棉薄之力。由於各章作者教學繁忙，本書前後拖延時日，感謝林總編輯敬堯先生鍥而不捨緊迫盯人，始克有成。也請各位讀者先進，就本書缺失給予指正，有以教我，以便共同打造臺灣成為「幼有所長、壯有所用、老有所終」的人間淨土。

黃旐濤　謹緘

2018年1月

第一章

社區照顧的緣起和發展

（代緒論）

黃旐濤

本章學習目標

1. 知道社區照顧的意義和內涵
2. 知道社區照顧的相關規定
3. 瞭解社區照顧據點與社區照顧之差別
4. 能將所學社區照顧的知能，運用於照顧實作上

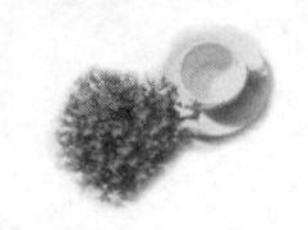

摘要

1. 依據《長期照顧服務法》之規定，長照服務的方式可以分為居家式、社區式和機構式三種。
2. 社區照顧的意義為動員並整合。
3. 目前社區照顧服務做得最久，分布最普遍的是社區照顧據點。
4. 社區照顧據點提供的服務，有電話問安、居家訪視、健康活動、送餐、集中供餐、團體活動、藝文活動等，有些社區則進一步發展社區產業。
5. 社區照顧據點如要開辦日照，可從日托中心開始經營，或聯合數個社區共同辦理。

案例

張老太太在樓梯口碰到李老太太，發現她愁眉苦臉的，就停下腳步問她怎麼了？李老太太說大兒子要我住高雄，小兒子要我住臺北。張老太太說子孫孝順，很好啊！李老太太回說：「可是大兒子家在臺北，小兒子家在高雄啊！」

張老太太就不一樣了，她和老伴住在一起，自從社區成立照顧據點之後，夫婦倆就參與了據點的活動。從電話問安、關懷訪視到健康活動，一方面是志工，一方面又是服務使用者，忙得不亦樂乎。最近社區正在研究轉型為日間照顧中心，有文康活動、樂齡學堂，還供午餐、睡午覺，張老太太樂得連家都不想回了。

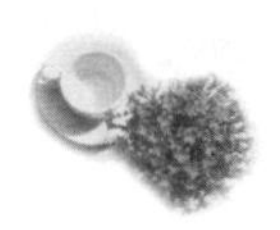

第一節 社區照顧的起源

隨著科技的發達與醫學的昌明，再加上經濟發展，人們的生活水準日漸提升，臺灣地區的國民平均餘命，已逐年增長。根據內政部2012年初的統計：臺灣地區男性平均餘命為78歲，女性為83歲。然而依據現行勞動法令的規定：絕大多數的國民，到了65歲就必須退出勞動市場；有些公務人員甚至一滿50歲，年資滿25年就申請退休。結果出現退休以後的年數，長過工作年數的現象，這些退休後的老人何去何從，就成了不得不正視的問題。

以往老人根本沒有「去哪裡」的問題，蓋乃「養兒防老」的觀念根深蒂固，人們將春耕夏耘秋就收，視為當然。年輕時打拚工作、買房子、養小孩，正圖個年老時有個去處，而子女也從不懷疑這樣的觀念是否符合自己的能力與意願。然而隨著社會的改變，養兒防老已面臨前所未有的挑戰。根據行政院主計處（1982）的一項「臺灣地區國民對家庭與環境意向調查」報告中指出：受訪的20歲以上男性有59%希望退休後與子女同住，另有40%希望獨居或住進安養機構。相反的，調查對象中，只有26%贊成婚後與父母同住，而有42%反對，另有32%沒有意見。可見大部分的國人具有年輕時不願與父母同住，年老卻希望與子女住的矛盾心理。這項35年前的調查結果，如今已面臨實現，至少有33%（即59%減26%）即將卸任退休的國民，正在面對「要住哪裡」的問題。

然而隨著時代的進步和社會的變遷，現代的老人和即將成為老人的「次老人」，已經有了第三個選擇，也就是在「與子女同住」和「住安養機構」之外，選擇「獨居」或「與配偶同住」。日本是最早進入「超高齡社會」的國家，趨勢大師大前研一很早就主張退休後的人生要成為「快樂的人生」，老年學學者秋山弘子並把「成功老化」（successful aging）定義為「延長死期的中年期」。日本在配合措施完備下（如：銀髮族料理店、銀髮族超商、糖尿病患食譜宅配服務），甚至很多原來的老人福利機構也經營起居家服務這塊。如大阪府泉南的生活協同

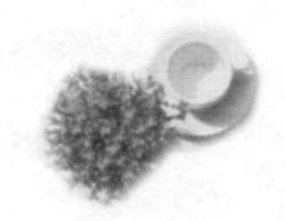
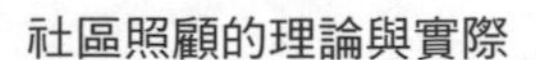

組合（orange coop）就組成有名的「居家診病照護系統」（gold life），莫怪名作家曾野綾子會極力主張「用自己的方式活」，「可以在高興的時候，用自己的錢去任何想去的地方」的新獨居主義。換言之，社區照顧產業的建立和強大，就成了「在宅老化」、「社區老化」甚至「成功老化」不可或缺的元素。

第二節 社區照顧的意義與內涵

1960 年代開始，歐美國家發現機構式照顧較缺乏人性尊嚴，集中式照顧亦較無生活品質，遂提出「在地老化（aging in place）」的觀念，認為長期照顧應盡量把失能之老人、身心障礙者留在原來的居住地。我國的長照十年計畫，亦朝向「三分機構，七分社區」的目標來發展（黃惠璣等，2017）。

社區照顧的意義，內政部在 2006 年的「老人福利與政策」中指出：社區照顧是指動員並整合社區內的人力、物力、財力等資源，針對社區內不同對象的不同需求，提供的各項福利服務。許佩蓉在「長期照顧的服務模式」一文中，則認為社區照顧是指依社區需求加以規劃、整合及運用社區資源，提供社區民眾所需之長照服務模式（黃惠璣等，2017）。

至於社區照顧的內容，2015 年內政部、衛生署、教育部、交通部會銜公布了《老人福利服務提供者資格要件及服務準則》，將社區式老人福利服務區分為下列幾項：

(一)醫療類

1. 保健預防服務。
2. 社區醫療。
3. 社區復健。
4. 資訊提供。
5. 心理諮商。

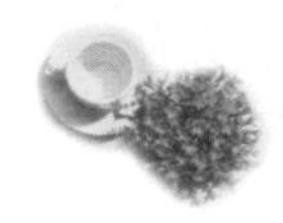

(二)生活照顧類

1. 日間照顧。
2. 日間照護。
3. 家庭托顧。
4. 喘息服務。
5. 營養餐飲服務。

(三)社會參與類

1. 終身教育。
2. 法律服務。
3. 休閒服務。
4. 資訊提供。
5. 退休前準備。

其中生活照顧的五項服務方式，就是一般常提的狹義的社區照顧。

第三節 老人的身心特質

臺灣原本是一個農業社會，由於人力是農業操作的必要條件，「多子多孫多福氣」的概念也應運而生，且深植人心。1945 年二次世界大戰結束，戰後嬰兒潮誕生，充沛的人力及低廉的人工成本，造就臺灣在 50、60 年代的經濟奇蹟。不過 60 年代的節育計畫：「兩個恰恰好，一個不嫌少」雖然有效控制人口大量成長，但也形成日後人口急速老化的原因。到了 1993 年底，臺灣地區 65 歲以上人口，首次突破總人口 7 %（為 7.10 %），邁入聯合國定義的「高齡化社會」之後，高齡化的問題漸趨嚴重。到了 2005 年底老人人口比率已經達到 9.74 %，根據行政院經濟建設委員會的資料與評估，這個數字到了 2017 年將突破 14 %，而形成完全的「高齡社會」。到了2025年，臺灣65歲以上的人口將占總人口的20%，而成為每五個人就有一個老人的現象。

老化本是人類發展必然的過程，不論佛家所謂的「成、住、壞、空」，或是孔子說的「逝者如斯夫不舍晝夜」，我們的老祖宗早就點出了這個哲理。不過老人的定義，各有各的看法。根據《老人福利法》的相關規定：年滿65歲以上謂之老人。而常理所提之衰老，則是指身體功能及結構從巔峰時期逐漸衰退，達到完成崩潰的地步。這個過程的起點及長短，也因人而異，因此會有「日曆老人」、「心理老人」的不同見解。概括整理，老人之身心狀況，大致呈現下述之特徵（黃旐濤，2009）。

一、生理方面的改變

老人的身體狀況，隨著年齡增長，衰退益形嚴重。有人依據生理衰退的情況，把老人分為「小老人」（65至75歲），「中老人」（75至85歲）、「老老人」（85歲以上）三種，年紀越大，生理功能越差，到了老老人階段大都需要他人照顧。一般而言，老人的改變大致如下。

(一)感官功能方面

1.視域減小。

2.視力喪失定向感。

3.遠距離無法判斷。

4.畏懼炫光刺眼。

5.色感降低。

6.無法察覺高頻率聲音。

7.無法分辨混合聲音。

8.觸覺功能遲鈍。

9.痛覺功能遲鈍。

10.溫度感覺遲鈍。

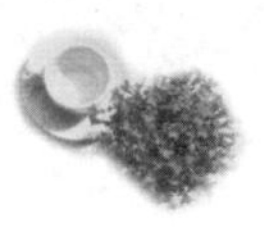

11. 溫度調節功能衰退。
12. 味覺喪失敏銳性。

(二)運動機能方面

1. 步伐狹窄。
2. 足部損壞。
3. 關節僵硬。
4. 肌肉失去彈性。
5. 抬腳角度減小。
6. 腰酸背痛。
7. 手掌手肘之扭轉與握力減弱。
8. 容易骨折。
9. 平衡感喪失。
10. 突發性痙攣抽搐。

(三)循環呼吸機能方面

1. 容易休克虛脫。
2. 突發性心悸 。
3. 胸部常有壓迫感。
4. 心臟負荷量小。
5. 呼吸急促困難。

(四)消化排泄機能方面

1. 牙齒脫落。
2. 頻尿、夜尿。
3. 排泄次數增加。
4. 大小便失禁。

二、心理方面的改變

我們常常說老人有四個特點，就是：以前的忘不掉；眼前的記不牢；坐著直打盹；躺下睡不著。其實老人心理方面的改變，可說是全面性且持續性的，也就是不知不覺地改變著。以下幾點改變較為明顯：

1.記憶力衰退：熟人的名字老是想不起來，或常常記不起隨手放的東西。

2.想像力衰退：理想逐漸喪失，幻想越來越少；對新鮮事物缺乏好奇心。

3.思維能力衰退：不容易集中注意力思考問題；學習新事物感到吃力。

4.情感變得不穩定：較易動感情，經常有莫名其妙的焦慮感。

5.意志衰退：做事缺乏毅力，缺乏強烈的探索精神。

6.能力下降：動作不如從前靈活。

三、社會參與功能方面的改變

不論是「老人貶值理論」或「社會撤退理論」都認為，老人會漸次體認他已不在人生舞臺中央的事實，逐次撤退，尋求脫離社會規範，以求安安靜靜頤養天年。因此老人在社會參與上，常常會有下列的特徵：

1.性格變得暴躁、易怒、情緒低落、憂鬱、孤僻、古怪，甚至不近人情。

2.敏感多疑，常把聽錯、看錯的事以為是對他的傷害。

3.易產生孤獨感：他們的性格由外向轉為內向，深居簡出，懶得交際。

4.容易自卑，主要是感到自己老了，不中用了，自卑情緒也就隨之而來。

5.頑固：長年累月導致老年人的習慣根深蒂固。

第四節 臺灣老人服務的相關規定

社政方面，根據我國《老人福利法》以及 2012 年 12 月 3 日新修正的《老人福利機構設立標準》的規定，老人福利機構可分為長期照顧機構（含長期照護型、

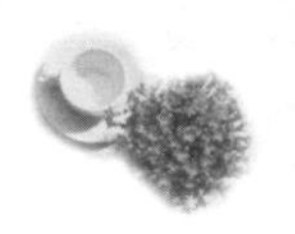

養護型、失智照顧型）、安養機構，以及其他老人福利機構（含文康機構及服務機構）三類，其主要內容如表 1-1：

表 1-1　老人福利機構類型

類型	機構名稱	服務內容
長期照顧機構	長期照護型	以罹患長期慢性病，且需要醫護服務之老人為照顧對象。
	養護型	以生活自理能力缺損，需他人照顧之老人或需鼻胃管、導尿管護理服務需求之老人為照顧對象。
	失智照護型	以神經科、精神科等專科醫師診斷為失智症中度以上、具行動能力，且需受照顧之老人為照顧對象。
安養機構		以需他人照顧或無扶養義務親屬或扶養義務親屬無扶養能力，且日常生活能自理之老人為照顧對象。
其他老人福利機構		提供安置服務及康樂、文藝、技藝、進修與聯誼活動服務及老人臨時照顧服務、志願服務、短期保護。

資料來源：整理自《老人福利機構設立標準》第 2 條（2012）、《老人福利服務提供者資格要件及服務準則》（2015）。

一、長期照護型機構

長期照護型機構之規模為收容老人人數 50 人以上、200 人以下為原則，若收容人數為 5 人以上未滿 50 人者，為小型長期照護型機構。其樓地板面積按收容老人人數計算，平均每人應有 16.5 平方公尺以上。每一寢室至多設 6 床。設日間照顧設施者，應設有多功能活動室、餐廳、廚房、盥洗衛生設備及午休設施，其樓地板面積，平均每人應有 10 平方公尺以上。

二、養護型機構

養護機構之規模為收容老人人數 50 人以上、200 人以下為原則，若收容人數為 5 人以上未滿 50 人者，為小型養護機構。衛浴設備應為臥床或乘坐輪椅老人之特殊設計，並適合其使用。護理站應具有準備室、工作臺、治療車、護理紀錄櫃、藥品與醫療器材存放櫃及急救配備（小型養護機構之護理站應具護理紀錄櫃、急

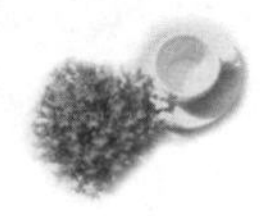

救配備即可）。其樓地板面積按收容老人人數計算，平均每人應有 16.5 平方公尺以上。每一寢室至多設 6 床。

三、失智照顧型機構

失智照顧型機構之規模以收容老人人數 50 人以上、200 人以下為原則，並應採單元照顧模式，每一單元服務人數以 6 至 12 人為原則。護理站應具有準備室、工作臺、治療車、護理紀錄櫃、藥品與醫療器材存放櫃及急救配備。其樓地板面積，平均每位老人應有 16.5 平方公尺以上。

四、安養機構

安養機構之規模以收容老人人數 50 人以上、200 人以下為原則，其樓地板面積以收容老人人數計算，平均每人應有 20 平方公尺以上；但小型安養機構，平均每人應有 10 平方公尺以上。每一寢室至多設三床。護理站應具有護理紀錄櫃、藥品與醫療器材存放櫃及急救配備。

五、其他老人福利機構

文康機構及服務機構，其室內樓地板面積不得少於 200 平方公尺，並應具有下列設施：辦公室、社會工作室或服務室、多功能活動室、教室、衛生設備、其他與服務相關之必要設施，並得視業務需要設會議室、諮詢室、圖書閱覽室、保健室等設施。提供餐飲服務者，應設餐廳及廚房；提供日間照顧、臨時照顧短期保護及安置設施者，應設寢室、盥洗衛浴設備、餐廳、廚房及多功能活動室。

由於社會型態的改變，老人福利機構的形式，已從原有的收容健康老人（安養）與亞健康老人（長照）的機構，轉化出新的日間照顧方式，它雖然屬於「其他老人福利機構」，但功能已不限於文康、聯誼、進修而已。2015 年內政部、衛生署等單位會銜發布的《老人福利服務提供者資格要件及服務準則》，有關日間照顧服務之規定如表 1-2。

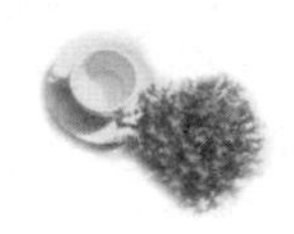

表 1-2　《老人福利服務提供者資格要件及服務準則》（節錄）

第一章　總則	
第 1 條	本準則依老人福利法（以下簡稱本法）第二十條第一項規定訂定之。
第 2 條	老人福利服務提供單位應遵循下列事項： 一、秉持老吾老以及人之老之精神，關懷服務老人。 二、以服務對象安全及健康為首要考量。 三、尊重服務對象之自主性及權利。 四、專業人員執行業務，應遵守相關法令。 五、確保服務品質，並遵守專業倫理及守則。 六、保持與其他照顧團隊之良好互動。 七、不得為誇大不實之宣傳。 八、提供相關資訊，供選擇服務之參考。 九、遵循個人資料保密原則。 十、提供申訴管道。 十一、病歷或個案紀錄，除其他法規另有規定外，保存七年。 十二、於提供服務前，應報經服務所在地直轄市、縣（市）主管機關備查，並接受直轄市、縣（市）主管機關監督及輔導。
第 3 條	機構式服務提供單位，以經主管機關可設立之老人福利機構為限。
第 4 條	依本準則提供老人福利服務之社會工作人員、照顧服務員、居家服務督導員及護理人員，應符合老人福利服務專業人員資格及訓練辦法規定。
第 5 條	本準則所稱社會福利團體，指依法立案，其章程明定辦理社會福利事項者。
第三章　社區式服務	
第六節　社區式日間照顧服務	
第 55 條	社區式日間照顧服務內容如下： 一、生活照顧。 二、生活自立訓練。 三、健康促進。 四、文康休閒活動。 五、提供或連結交通服務。 六、家屬教育及諮詢服務。 七、護理服務。 八、復健服務。 九、備餐服務。

表 1-2　《老人福利服務提供者資格要件及服務準則》（節錄）（續）

第 56 條	社區式日間照顧服務由下列單位提供： 一、醫療機構、護理機構、醫療法人。 二、老人福利機構、身心障礙福利機構。 三、公益社團法人、財團法人、社會福利團體、社區發展協會、照顧服務勞動合作社。 四、社會工作師事務所。
第 57 條	社區式日間照顧服務提供單位應依下列規定配置工作人員： 一、護理人員或社會工作人員至少一人。 二、照顧服務員： （一）失能老人日間照顧服務：每照顧十人應置一人；未滿十人者以十人計。 （二）失智老人日間照顧服務：每照顧六人應置一人；未滿六人者，以六人計。 （三）失智、失能混合型老人日間照顧服務：每照顧八人應置一人未滿八人者，以八人計。 第五十五條第七款之服務內容，應由專任或特約護理人員提供服務。 第五十五條第八款之服務內容，應由專任或特約物理治療師（生）或職能治療師（生）提供服務。
第 58 條	社區式日間照顧服務提供單位之設施設備應符合下列規定： 一、建築物之設計、構造及設備應符合建築法及相關法令規定。 二、樓地板面積平均每人應有六點六平方公尺，並應設下列空間： （一）多功能活動室。 （二）無障礙衛浴設備。 （三）餐廳。 （四）午休設施或寢室，且不得設於地下樓層。 （五）簡易廚房。 三、必要時得為失智老人設適當且獨立空間，並提供個別化服務。 四、機構提供日間照顧服務，其設施設備應符合機構之相關規定。
第 59 條	社區式日間照顧服務人數，每日同一服務時間以三十人以下為原則。 社區式日間照顧服務提供單位應辦理下列事項： 一、訂定工作內容及督導流程。 二、製作個案紀錄。

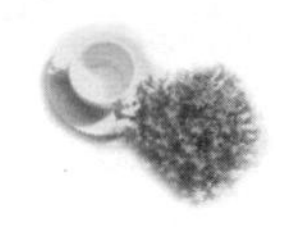

表 1-2　《老人福利服務提供者資格要件及服務準則》（節錄）（續）

第十一節　交通服務	
第 77 條	提供失能老人使用下列服務，所需之交通接送服務： 一、就醫服務。 二、社區保健服務。 三、社區醫護服務。 四、社區復健服務。 五、輔具服務。 六、日間照顧服務。 七、家庭托顧服務。 八、其他社區式服務。
第四章　機構式服務	
第九節　機構式日間照顧服務	
第 111 條	機構式日間照顧服務內容如下： 一、生活照顧。 二、生活自立訓練。 三、健康促進。 四、文康休閒活動。 五、提供或連結交通服務。 六、家屬教育及諮詢服務。 七、護理服務。 八、復健服務。 九、備餐服務。
第 112 條	老人福利機構內設日間照顧設施者，應符合下列規定： 一、依老人福利機構設立標準規定配備必要之設施設備。 二、設有固定隔間、獨立區劃。 三、置專任照顧服務員及相關社會工作或護理人力。
第 113 條	機構式日間照顧服務人數，每日同一服務時間以三十人以下為原則，且不得超過原許可設立之機構規模。機構式日間照顧服務提供單位應辦理下列事項： 一、訂定工作內容及督導流程。 二、製作服務紀錄。

資料來源：《老人福利服務提供者資格要件及服務準則》（2015）。

第五節 社區照顧據點

臺灣源自1965年即開始推動社區工作，但當時社區工作缺乏明確的概念，社會工作的推動尚在萌芽階段，故推行的社區工作多不脫「民生主義建設」範疇，一直到1991年臺灣引進社區照顧（community care）的概念，開始有了老人福利政策的雛形。1995年提出「福利社區化」概念，正式邁開臺灣社區照顧的步伐，2005年「建立社區照顧關懷據點實施計畫」則是臺灣社區照顧的進一步落實。

「建立社區照顧關懷據點實施計畫」中強調社區的自立、自主，多元運用志工和社會資源，充分展現 "in the community"、"by the community" 和 "for the community" 的精神。此計畫要求每一據點至少要提供下列四項之中的三項服務：(1)關懷訪視；(2)電話問安；(3)餐飲服務；(4)健康促進。再依社區的差異性和不同需求，提供其他的正式照顧服務，以建構符合社區需求的多元、延續照顧體系。

是以照顧據點的主訴重點為：

1.社區自主參與，營造一永續成長的社區環境。

2.初級預防照顧，使老人在熟悉環境中成功老化。

根據《社區照顧關懷據點操作手冊》的相關規定，社區照顧關懷據點補助對象與原則如下（苗栗縣政府，2017）：

(一)補助對象

1.立案之社會團體（含社區發展協會）。

2.財團法人社會福利、宗教組織、文教基金會捐助章程中明定辦理社會福利事項者。

3.其他團體如社區組織、農漁會、文史團體等非營利組織。

4.直轄市、縣（市）政府。

5.村（里）辦公處。

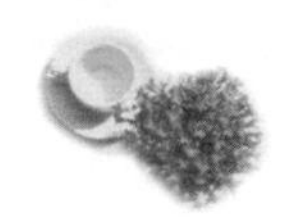

6. 補助對象除直轄市、縣（市）政府外，並應符合下列規定之一：(1)2005 年至 2011 年度間，已申請內政部補助辦理建立社區照顧關懷據點計畫，並經直轄市、縣（市）政府評比考核為辦理績效優良之據點。(2)山地、離島及偏遠地區，或福利資源缺乏、65 歲以上老人人口比率較高、村里涵蓋率未達 40%者，得優先擴增設置新據點。

(二)補助原則

1. 每一據點應至少具備下述服務項目之三項功能：
   (1)關懷訪視。
   (2)電話問安、諮詢及轉介服務。
   (3)餐飲服務。
   (4)健康促進活動。
2. 符合補助對象之民間單位、村（里）辦公處申請時，需依申請補助計畫書格式填列，送請直轄市、縣（市）政府進行初審，內政部核定。
3. 業務費、志工相關費用，直轄市、縣（市）政府應配合編列配合款。

(三)補助項目及標準

1. 開辦設施設備費：最高補助新臺幣十萬元，項目含文康休閒設備、健康器材、溫度計、血壓計、電話裝機費及電腦、辦公桌椅、傳真機、影印機等，以設置社區照顧關懷據點所需設施設備為主，並優先補助老人可使用之設備。
2. 充實設施設備費：營運滿三年之據點，始得申請充實設施設備費補助，每個據點每年最高補助新臺幣五萬元，歷年累計達新臺幣 60 萬元（含開辦設施設備費）時，不再補助。
3. 業務費：每月最高補助新臺幣一萬元，項目含水電、電話費、網路費、書報雜誌、瓦斯費、文具、電腦耗材、文宣印刷費、活動講師費、有線電視裝機費、收視費、公共意外責任險（每年最高新臺幣 3,000 元）、器材租金及維護費、活動材料費（每年最高新臺幣一萬元，不含食材）、血糖檢測耗材（血糖檢測應由護理人員執行，每年最高新臺幣一萬元）、交通費（接送老人參與據點活動往返費用為限，項目含油料費、租車費用，每年最高新臺幣一萬元）、雜支（每年最高新臺幣 6,000 元，含攝影、茶水、郵資）。也就是每個據點每個月 6,000 元的維持費，就在這一萬元限度內。

4. 志工相關費用：依直轄市、縣（市）政府辦理社區照顧關懷據點評鑑結果做為核定補助依據，評鑑為優等之據點，每年最高補助新臺幣二萬五千元；評鑑為甲等之據點，每年最高補助新臺幣二萬元。項目含志工保險費、志工誤餐費、志工交通費（限外勤服務）、志工背心費。

迄 2016 年 12 月底為止，苗栗縣共有 83 個社區照顧關懷據點，18 個鄉鎮市中含山地鄉泰安鄉均已有設立，其中尤以竹南、頭份、苗栗、公館等地最為密集，已形成社區照顧的網絡，對當地老人福利的推動以及老人照顧方面，形成極大之助益；而政府每個月只付出區區一萬元，卻能讓每個據點照顧 30 人以上，甚至上百人，讓這些老人多一個去處，充分實現社區照顧「在社區內」、「為社區的老人」、「解決社區的問題」的目標，不能不說是這個計畫成功的地方。

第六節 社區照顧據點開設日間照顧之可行性

社區照顧據點行之有年，已蔚然形成社區照顧之新的生力軍，如能轉型為日間照顧中心，成本最低、阻力最小。為了瞭解社區照顧據點開辦日間照顧之可行性，筆者於 2015 年依苗栗縣政府提供之資料，就當時之 76 處照顧據點予以問卷調查，回收 59 份，實際有效問卷 57 份，得到下列結果：

(一)社區照顧據點辦理哪一些服務

由於本題為複選題。從表 1-3 中吾人可知：健康促進是照顧據點辦理最多的業務，達 100%，從福利需求論來看，社區老人對健康照顧的需求，將對日間照顧有更多的盼望。

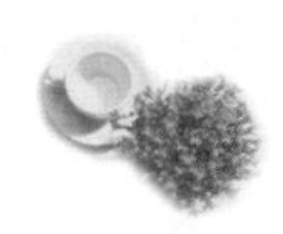

表 1-3　社區照顧據點辦理哪一些服務

區分	次數	百分比(%)
電話問安	48	84
關懷訪視	54	95
健康促進	57	100
老人送餐（到宅）	10	18
老人共食	39	68
長青大學	8	14

註：百分比分母為有效問卷數 57。

(二)據點辦理日間照顧中心的可能性

從表 1-4 中可知：大多數社區把開辦日間照顧中心這件事納入「還在評估」或「列入未來計畫」，雖然有 15 個社區根本沒考慮，但是我們很高興有 5 個社區已經著手進行規劃了。由於苗栗縣有 18 個鄉鎮市扣除山地鄉可充分運用行政院原住民委員會之經費，其日照中心之設立另有其他規定。將來這 5 個社區照顧據點如果開辦日照中心成功，則由社區照顧據點轉型成日間照顧中心的比率將高達 29.4%（5÷17），這個數字誠屬難得。

表 1-4　社區照顧據點辦理日間照顧中心之可能性

區分	次數	百分比%	備考
已著手進行	5	10	
列入未來計畫	9	17	
還在評估	21	41	
沒考慮	15	29	
其他	1	2	
小計	51	100	

(三)社區開辦日間照顧中心之型態

在表 1-5 中，發現社區如果開辦日間照顧中心，最可能的型態，在收容對象方面是失能、失智兩者兼收，其次是收失智者，人數以 10 人以下或 11 至 20 人為佳，走小而美之精緻路線，所在位置以利用原有之社區活動中心為多，幾占一半，其次是三合院。

表 1-5　社區開辦日間照顧中心之型態

	區分	次數	百分比%	備考
對象	失能者	3	13	
	失智者	9	37	
	兩者兼收	12	50	
	小計	24		
人數	10 人以下	9	38	
	11～20 人	9	38	
	21～30 人	6	24	
	小計	24		
位置	三合院	6	33	
	透天厝	2	11	
	電梯大廈	0	0	
	活動中心	9	50	
	其他	1	6	
	小計	18		

(四)在籌設日照中心的過程中，最困擾的事

本題為複選題。從表 1-6 中發現：經費不足還是最大的問題，由於社區照顧據點每個月之業務費只有一萬元，以此區區之數，遑論開辦日照中心。其次是交通接送，因苗栗縣幅員廣大，公共交通工具缺乏，所以這是很大的困擾。此外，沒有專業人員的協助，也是甚大的問題。

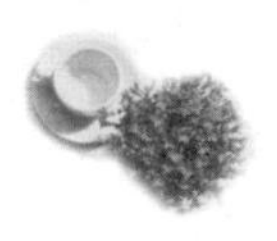

表 1-6　在籌設日照中心的過程中，最困擾的事

區分	次數	備考
不熟悉相關法令	15	
經費不足	33	
沒有專業人員	24	
接送交通	27	
老人用餐不便	12	
與未來據點功能重疊	1	
其他	1	

(五)對設置日照中心的建議

從表 1-7 中，社區照顧據點認為如果要開辦日間照顧中心，最迫切需要的是「提高經費補助」和「協助選派專業人員」，畢竟據點只是一群熱心公益的志工在推動，平時量量血壓、做做操還可以，如果要進一步推動日間照顧，則專業人員和必要經費不可或缺。其次則是補助接送老人之交通車。

表 1-7　對設置日照中心的建議

區分	次數	備考
放寬場地限制	15	
放寬人數限制	5	
提高補助經費	27	
補助業務費	18	
補助交通車	24	
補助文康設施	15	
協助選派專業人員	27	
專業人員定期輔導	15	
其他	1	

(六)不考慮開辦日照中心之原因

於表 1-8 中，我們發現社區不敢進一步申設日照中心，關鍵還是在「錢」與「人」上面：經費不足、人手不足，尤其沒有專業人力。此外，缺乏適當的場地，也是很主要的因素。

表 1-8　不考慮開辦日照中心之原因

區分	次數
缺乏場地	21
老人意願不高	9
經費不足	36
人手不足	24
沒有專業人力	24
沒有意願	1
其他	1

(七)開放性意見

有多份問卷均有填答相關之意見，經彙整如下：

1. 對照顧人力付予酬勞，可鼓勵在地年輕人服務老人，在地就業。
2. 足夠的經費協助，才能有好品質的照顧，進而永續經營。
3. 可聯合附近照顧據點，共同辦理日照中心。
4. 我們活動中心在三樓，可不可以補助裝設電梯，方便老人家上下樓。
5. 社區照顧據點應以臨時照顧為主。
6. 社區照顧據點可以轉介個案。
7. 社區照顧據點可以成為社區照顧諮詢中心。
8. 可先考慮將照顧據點進階為日托服務，等累積經驗及能量之後，再考慮是否開辦日照服務。
9. 日間照顧中心可以每天早上都開，等午餐吃完以後，由老人自己決定是否留下參加下午的活動，或是離開，因為有些老人要回家種菜，或做雜事。

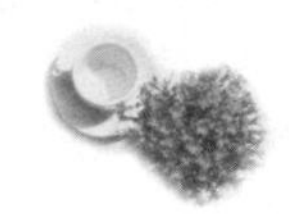

10. 如果成立日照中心，護理人力會是大問題。
11. 失智或失能者的照顧是療養院的事，不是由社區來執行，社區要做的是社區日間托老服務，是社區照顧據點的加值服務。

是以吾人可知：

1. 社區照顧關懷據點，無論功能、規模、專業度等，均與日間照顧中心有相當差異，兩者不宜混為一談。
2. 照顧據點如要開辦日照中心，可先從日托中心開始經營。
3. 社區照顧據點在人力、經費上均有所不足，可以聯合數個據點共同辦理日照中心。
4. 現行日照中心開設辦法中只補助社工人力，但日照中心最欠缺的護理人力也應一併補足。
5. 苗栗為農業大縣，幅員遼闊，但公共交通工具極不發達，老人大多不會開車，因此政府可考慮補助日照中心復康巴士及駕駛人力，以解決老人交通問題。
6. 日間照顧中心畢竟是臺灣社區照顧新的嘗試，大家都在摸索階段，因此地方政府可參考「企業顧問團」的方式，組成專業顧問人力，巡迴輔導；或聯繫會報、個案研討、成果發表……，以交換經驗，提升專業服務水準。

問題與習作

1. 分別拜訪附近的社區照顧據點和日間照顧中心，比較兩者有何不同？在經營上有何困難？
2. 承上題，如果照顧據點想要開辦日間照顧，必須做哪些改變？有無困難？如何克服？
3. 以五至七人為一組，完成一份日間照顧中心籌設計畫書，內容須包括：設立緣由、願景、地點、硬體環境設施設備、軟體設施、五年內財務規劃、人力配置及未來之發展等。

參考文獻

《老人福利服務提供者資格要件及服務準則》（2015）。

《老人福利法》（2015）。

《老人福利機構設立標準》（2012）。

內政部統計處（2014）。**民國 102 年生命表提要分析**。取自 http://sowf.moi.gov.tw/stat/Life/List.html.

行政院主計處（1982）。**臺灣地區國民對家庭與環境意向調查**。

李佳儒等（2015）。**老人福利**。臺北：華都。

苗栗縣政府（2017）。**社區照顧關懷據點操作手冊**。

國家發展委員會（2014）。**中華民國人口推計（103-150 年）**。取自 http://www.nde.gov.tw/dn.aspx? uid=3832

黃惠璣等（2017）。**長期照顧**。臺北：新文京。

黃旐濤等（2007）。**老人服務事業經營與管理**。臺北：心理。

黃旐濤（2009）。**老人退休生活規劃**。臺北：五南。

黃旐濤等（2008）。**社會福利概論：以老人福利為導向**（第二版）。臺北：心理。

黃旐濤（2015）。**社區照顧據點開辦日間照顧可行性之研究**。苗栗：育達科技大學。

黃旐濤等（2016）。**老人學概論：基礎、應用與未來發展**。新北：全華。

簡惠雯等（2015）。**老人照顧概論**。臺中：華格那。

第二章

日間照顧的相關理論

趙任民

本章學習目標

1. 描述全世界各先進國家高齡化日益嚴重的趨勢
2. 說明日間照顧的定義與類型有哪些
3. 瞭解日間照顧生理發展相關理論基礎
4. 認識日間照顧心理及社會發展相關理論

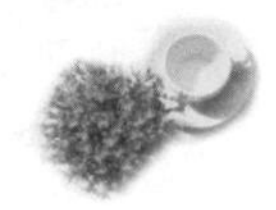

摘要

本章主要讓從事日間照顧的工作人員能瞭解日間照顧的定義與類型，及老人的有關特徵，包括生理、心理及社會等三方面的相關問題與理論，讓讀者能夠對日間照顧相關理論能有一定的瞭解與學習，再透過理論知識學習之後的每個章節，當讀者在閱讀本書時，能結合理論來探討各項問題。從事日間照顧人群服務時，也能透過理論去深入每位老人的生理、心理及社會的特性及狀況，使理論與實務相互結合，讓服務能夠更加貼近老人的需求，並鼓勵老人參與各項活動與學習課程，讓所服務的老人達到在地老化、健康促進與活躍老化之目的。

第一節 前言

全球老年人口已達五億，其中有87%的老年人患有慢性疾病（黃惠玲，2013）。正當世界各地的人口壽命越來越長時，人口老化的嚴重性已經造成「人口海嘯」問題，先進各國無不以嚴肅又積極的態度，來面對高齡長者所延伸出來的挑戰，「長期照顧」問題則是面對老化必須正視的需求，且與日俱增。而人老的時候最害怕的就是「生病沒人照顧」、「孤單沒人陪伴」，因此「誰來照顧」是人們晚年生活最擔憂的事。然而「孝道」一直是我國傳統美德，卻在高齡化帶來的衝擊影響下，將奉養父母的工作外包給外籍看護或送去社區機構，而自己的角色轉換成「監督者」或「主導者」，以確保外籍看護維持高品質照顧的方式，來重新定義自己的孝道實踐。

依據《老人福利法》第1條規定：「為維護老人尊嚴與健康，延緩老人失能，安定老人生活，保障老人權益，增進老人福利，特制定本法。」第16條提到：「老人照顧服務應依全人照顧、在地老化、健康促進、延緩失能、社會參與及多元連續服務原則規劃辦理。直轄市、縣（市）主管機關應依前項原則，並針對老

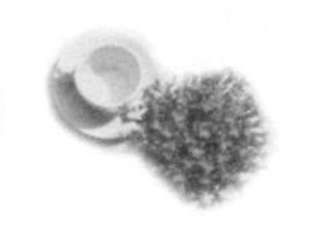

人需求，提供居家式、社區式或機構式服務，並建構妥善照顧管理機制辦理之。」第 17 條提及：「為協助失能之居家老人得到所需之連續性照顧，直轄市、縣（市）主管機關應自行或結合民間資源提供下列居家式服務：(1)醫護服務；(2)復健服務；(3)身體照顧；(4)家務服務；(5)關懷訪視服務；(6)電話問安服務；(7)餐飲服務；(8)緊急救援服務；(9)住家環境改善服務；(10)其他相關之居家式服務。」第 18 條又說：「為提高家庭照顧老人之意願及能力，提升老人在社區生活之自主性，直轄市、縣（市）主管機關應自行或結合民間資源提供下列社區式服務：(1)保健服務；(2)醫護服務；(3)復健服務；(4)輔具服務；(5)心理諮商服務；(6)日間照顧服務；(7)餐飲服務；(8)家庭托顧服務；(9)教育服務；(10)法律服務；(11)交通服務；(12)退休準備服務；(13)休閒服務；(14)資訊提供及轉介服務；(15)其他相關之社區式服務」。最後，第 19 條：「為滿足居住機構之老人多元需求，主管機關應輔導老人福利機構依老人需求提供下列機構式服務：(1)住宿服務；(2)醫護服務；(3)復健服務；(4)生活照顧服務；(5)膳食服務；(6)緊急送醫服務；(7)社交活動服務；(8)家屬教育服務；(9)日間照顧服務；(10)其他相關之機構式服務。前項機構式服務應以結合家庭及社區生活為原則，並得支援居家式或社區式服務。」因此，「日間照顧服務」則是依據《老人福利法》所要求：各地區主管機關均應依當地狀況而設立或鼓勵協助設立各項「日間照顧服務中心」。

然而，隨著人口結構逐漸老化的結果，雖然各國對長期照顧的發展速度不盡相同，且觀念與做法均依國情不同而有所調整，但從近 20 年來各先進國家的長期照顧改革政策趨勢中，不難看出長期照顧服務的發展模式均逐漸朝向「去機構化」的方向邁進，也就是以社區照顧的模式來取代純粹的機構式照顧模式，並結合家庭、鄰里，強化整體社會網絡，提供長者整合性及延續性的人性化照顧為宗旨。而「日間照顧」便是長期照顧服務模式中的一種。我國《長期照顧服務法》於 2015 年 5 月 15 日通過，並於 6 月 3 日總統公布，對我國的長期照顧服務體系可謂有法源依據，在第 9 條規定：「社區式長照服務於社區設置一定場所及設施，提供日間照顧、家庭托顧、臨時住宿、團體家屋、小規模多機能及其他整合性等服務，但不包括機構住宿式服務。」因此，日間照顧更明列於《長期照顧服務法》的立法之中。目前我國的日間照顧服務中央是由衛生福利部「照顧司」（衛政）

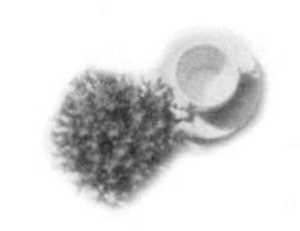

及「社家署」（社政）負責，並提供補助給護理之家、衛生所（室），資源不足區域如山地、平地原住民及離島等偏遠地區，衛生所、室則為優先補助對象（照顧司），與社區式日間照顧服務提供單位為醫療機構、醫療法人、老人福利機構、身心障礙福利機構、公益社團法人、財團法人、社會福利團體、社區發展協會（社家署）等。

第二節 日間照顧的定義與類型

一、日間照顧的定義

日間照顧（Adult Day Care）或稱「日間照護」是指針對身體、認知或社會心理功能失能之人，提供服務方案，是一個社區型的團體方案，目的就是用來滿足功能損傷者的需要，並提供團體支持與互動，延遲或避免機能老化，是一種多元的、健康的、社會性的支持服務。它可以使失能之人或長者平日照樣生活在家中，也能夠接受一些健康及社會支持的服務，並於每星期到各地區的日間照顧中心一次或以上，每次停留數個小時，接受專業人員服務及參加團體課程活動。有些日間照顧是以「健康復健照顧模式」來規劃的，有些則是依照「社會心理模式」來提供社交日間照顧（social day care）服務。健康復健照顧為主的日照中心，最大的好處除了可以提供醫療照護之外，就是可以將高齡長者聚集在一起，使他們彼此產生互動。

目前國內的日間照顧定義，通常是引用 1984 年美國成人日間照顧協會（National Institute of Adult Day Care, NIADC）所發表的「成人日間照顧服務標準」的定義，是指：「日間照顧是以社區為基礎的團體性服務（community based group program），而方案計畫是依個人狀況而設計，並在專人且安全的環境之下提供醫護、社會與其他方面的支持性服務，照顧時間由親友接送到日間照顧定點接受照顧及服務，並以 24 小時為計算單位」。由上可知，日間照顧中心的經營必須有一

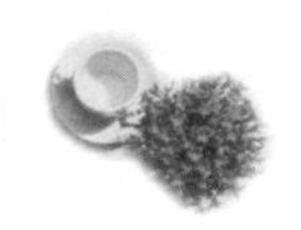

套完善的制度，並使失能者或長者送至中心時能有所學習或與其他老人互動，達到其設立宗旨。

二、日間照顧的類型

筆者整理國外不同型態的日間照顧中心並加以分類：

學者Weissert（1977）將復健取向的日間照顧分為「醫療型」與「非醫療型」兩種，非醫療型又稱社會型，目前通常以「醫療型日間照顧」與「社會型日間照顧」做為實務工作中最常見的分類模式。

美國日間照顧服務區分為三種類型（呂寶靜，2012）：

1. 社會型：此類型的做法是將生理和認知功能有損傷的失能者，以設計活動的方式，進行遊戲、藝術、技能及團體活動與平日生活協助。
2. 醫療型：除了兼具社會型功能的服務與活動外，更提供護理協助與復健服務。
3. 專業化類型：此類型是針對特殊人口族群所設計的服務方案，該族群為精神疾病患者、失智症或具有多發性硬化症的患者。

Robins（1981）則認為日間照顧中心應依照長者的需求與護理、社工區分四種模式：

1. 醫療型：提供密集式的復健服務及醫療與護理相關服務。
2. 初級醫療服務型：該服務係提供短期性的復健服務及醫療與護理服務。
3. 半專業式照顧型：指需要長期健康維持者，所提供的護理及照顧服務。
4. 社會性服務型：一般是提供預防性健康服務及辦理社會心理的互動活動。

Kalish（1975）發展了七項日間照顧方案：

1. 健康照顧取向（健康照顧 vs.休閒活動）。
2. 服務能力（整體服務 vs.轉介服務）。
3. 附屬機構（整合於其他服務 vs.獨立運作）。

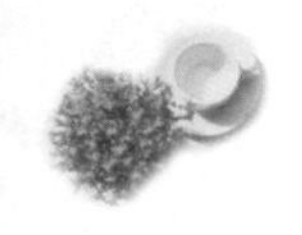

4.成本（便宜 vs.昂貴）。

5.財源（政府補助 vs.案主自費 vs.保險給付）。

6.服務對象（孤立於社區者 vs.整合於社區者）。

7.社區資源可近性（很少 vs.很多）。

日本於 2006 年，針對日間照顧分為三項服務類型（呂寶靜，2012）：

1.預防照顧日間照顧型：針對需支援者提供協助服務。

2.失智症日間照顧型：對社區失智症者提供緊密性的服務措施。

3.療養日間照顧：對需要醫療及照顧的使用者提供服務。

臺灣對日間照顧服務也有其依循模式理論，主要是參考 Weissert（1977）的區分模式，僅分為「醫療型」與「社會型」兩種類型（呂寶靜，2012：177）。社會型是由社政單位負責，醫療型是由衛政單位負責，中央政府於 2013 年 7 月 23 日將負責社會福利最高主管與公共衛生醫療的最高主管單位合併，成立「衛生福利部」，但是日間照顧中心的設立，仍由兩部門各自支持補助機構，並分為社會工作專業人員主導在老人福利機構設立的日間照顧服務中心，以及衛政單位護理人員為主在各區院成立的日間照顧服務中心。不同性質的日間照顧服務中心，其服務項目及內容均會依其宗旨及服務目的而有所不同，瞭解以上模式理論對在日間照顧服務分類概念上有助於區分服務彼此之差異性（王增勇，1997）。但隨著時間及社會問題的變化，有些日間照顧服務模式類型也有相互混合的情形，重點是以案主主要服務需求為主，切不可一成不變做區隔劃分。

第三節 日間照顧生理發展理論

閱覽國內外有關日間照顧的理論，目前較無針對日間照顧相關的理論，然由於日間照顧係屬長期照顧服務體系下的一環，因此，筆者將整理與日間照顧服務體系有關之理論及老人化社會相關理論內容，供讀者參考。老年長者的個人生理

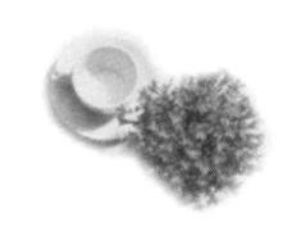

變化過程，常會因為基因、飲食、營養、運動情形、生活習慣、氣候及外在社會環境變遷，而有不同。生理發展就是檢視受到時間的影響，身體器官會呈現衰退老化現象，而產生六種相關生理老化理論，這些情形都會造成老年長者的生理及身體變化與影響。

一、用久必損理論（Wear and Tear Theory）

又稱「磨損理論」，是指人體的器官會隨著時間的變化而讓身體產生耗損情形。持此理論者認為老化是一必然過程，器官也會隨之而耗損，不同生物有著不同的壽命時間，但最終會走向結束。雖然近幾十年來生物科技發達，醫療科技先進，即使能將人類生命延長或延緩老化速度，但是卻不會因為外在的因素而沒有身體機能衰退的情形。加上一些外在負面因素的影響，是更加加速衰老現象的主要原因之一，例如營養不良會造成細胞缺乏養分加速壞損，又例如染上疾病，像癌症，會產生細胞壞死等，任何負面造成身體機能的退化因素，都會使身體明顯產生器官快速老化情形。

二、自體免疫理論（Autoimmunity Theory）

是指人類因生理細胞老化，造成自我免疫能力產生變化，對身體有益的自我免疫系統會下降變差，但其他異常免疫能力系統會增強，如此一旦面臨外來的細菌或病毒感染時，好的細胞無法發揮功用產生攻擊，壞的免疫細胞會產生抗體並攻擊自己身體內好的細胞。此理論主張年長的長輩會隨著時間的流逝而增加疾病的發生率，像癌症、糖尿病、失智症等的好發率通常在老年較常發生。其缺點就是無法解釋為何免疫系統會隨著時間而產生缺陷，未說明其原因為何。

三、交互連結理論（Cross-Linkage Theory）

此理論的觀點認為人的體內有一種「膠原蛋白組織」，而「骨膠原」是一種結締組織，它會隨著年齡的變化產生重要的作用。人體內有一種產生蛋白質，就

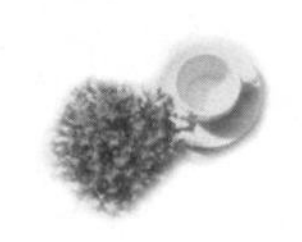

是骨膠原的一種，當人體隨著年齡而增長時，骨膠原就會產生作用及發生變化，如皮膚皺紋，血管組織發生硬化，眼睛水晶體會失去彈性而導致老花眼、白內障等產生，甚至五官或牙齒均會變大情形。這些變化是由細胞經由交互連結和化合物質產生的累積。持此理論者，會視細胞在此過程的運作，發生了何種老化變化。

四、自由基理論（Free Radical Theory）

「自由基理論」是從交互連結理論延伸而來，所謂的自由基是指人體細胞中會產生斷裂分離情形，就會產生自由基，它是一種細胞的分子，並擁有一對不成雙的電子，且會在細胞氧化時與其他細胞分子互動，產生 DNA 的突變，當結締組織產生連結時，蛋白質會產生變化，進而造成其他機能損害。自由基是屬於危險的氧化物，更會造成人體的細胞傷害，在人體自然老化過程中不斷發生，嚴重會造成所謂的癌症、心臟疾病，甚至侵蝕人體腦細胞，產生阿茲海默症或帕金森氏症，進而發生失智現象。自由基對人體有害，就要食用有助體內的抗氧化劑食物或食品，可以達到延緩老化的情形。

五、細胞老化理論（Cellular Aging Theory）

「細胞老化理論」是指我們每個人在自然老化的過程中，會造成身體細胞分裂過程逐漸減緩下來。當我們在成長的階段，細胞會在分裂 50 次後，停止分裂。然而每個細胞內都有 DNA 組成，而 RNA 就是俗稱的「酶」，也是一種不可或缺的物質，可以調節及催化細胞的正常功能，因此，人體一旦失去 DNA 或造成 RNA 減少，最後都會導致細胞死亡。目前醫學研究透過食物控制對壽命長短的影響，雖然已發現老鼠因為飲食獲得控制後可以較為長壽，但現在仍在實驗及研究階段。

六、基因突變理論（Genetic Mutation Theory）

基因突變理論是指身體的基因均有其各自功能，當某些基因突變時，會有不正常情形或發生變異問題，而且年紀越大，機會越高，導致身體功能產生異樣。

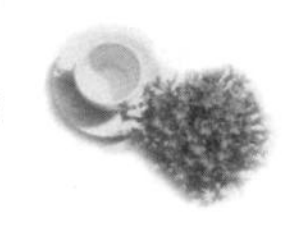

基因突變理論的假設是人類生理的老化過程中，其身體細胞經過長時間後，會呈現異常的結果，並損害其他細胞，當細胞受損嚴重時，就會導致死亡。

第四節 日間照顧心理及社會發展理論

在日間照顧中心的失能者，一般來說均已退出了職場或離開了職場，並因為老化或失能，產生了心理及社交上的變化。綜整國內外資料，並未有針對日間照顧的相關理論，因日間照顧為長期照顧之一環，也是老年化或失能者可能前往受照顧的場域。故筆者將借引老年化社會相關理論及長期照顧相關理論來探討日間照顧問題，然而這些理論都是已在學界探討老化或長期照顧的過程中所引用到的理論。心理及社會發展相關理論有：(1)撤離理論；(2)活動理論；(3)持續理論；(4)次文化理論；(5)需求理論；(6)社會交換理論；(7)家庭壓力理論；(8)角色轉換理論；(9)依附理論；(10)女性主義觀點；(11)心理社會發展理論等。這些理論將一同來探討日間照顧心理及社會發展的情形。

一、撤離理論（Disengagement Theory）

「撤離理論」或稱「撤退理論」，認為每位老人都是一個獨立的生命個體，其發展的歷程及階段都因人而異，並認為該生命不是中年的延續，同時也會以這時期的價值觀和社會規範來約束自己。例如這一時期的老人若對情色有遐想，或對年輕辣妹存有幻想，就會被人以「老不修」等負面用語稱呼。然而，隨著年齡的增長，老人逐漸退出職場，甚至是社會活動，尤其是對於因生理功能損傷而逐漸或被迫退出的人而言，更是會喪失社會的角色或社會地位，而具主管位階的老人退場後，更是會衰老更快，甚至死亡。因此，持此一論點的人，認為日間照顧中心應視受照顧的老人或失能者是正常發展，且此為人生必經過程，並帶引老年長者或失能者勇於接受及面對現況，走出自我，發揮個人第二春生命。

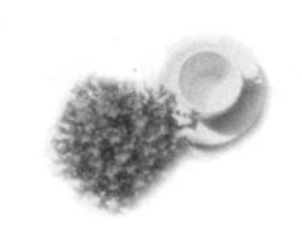

二、活動理論（Activity Theory）

「活動理論」認為老年長者是中年時期的延續發展，並認為當老年到來時，應以中年時期的心情與態度來面對，並且持續社會參與，參加各項社團活動，可從中學到不同事物、獲得不同的社會地位及社會角色。臺灣有句話：「要活就要動」，這裡的活動，包括人力資本互動、社會參與，甚至參加各種志工、遊戲（包含懷舊遊戲）、習藝技能等，透過活動的參與，使自己身體機能能夠繼續運作，繼續思考學習，以減緩老化及失智。在日間照顧中心所辦理的各項活動，目的就是在此，希望藉助活動甚至復健動作，使身體功能仍能繼續活化運作，延緩失能或失智產生。

三、持續理論（Continuity Theory）

「持續理論」則是認為老人的人格養成及生活習慣，不是一朝一夕的，而是持續養成的，年輕時代、中年時代所培養的好習性，到老時，仍會保持不會有太大轉變，相反的，若無培養好的習慣或人格成長時受到負面的衝擊，將帶來難以復加的傷害。而持續理論者認為無法由單一理論來解釋，應採用多面向來探討。在日間照顧中心的失能者或長者，雖然工作人員無法單從持續理論來探討，但是可以透過訪談、聊天及其回應表達，瞭解其以前的人格或習性，以協助老年人或失能者。

四、次文化理論（Subculture Aging Theory）

「次文化理論」是指老年人可藉由老人次文化團體的力量，協助並維繫彼此社會連帶關係，當老人產生自我認同偏差，並喪失自我社會角色，與他人產生疏離時，就會離群而居，甚至不參與社會。如果透過次文化團體能再次獲得社會認同，甚至將其年輕時習得的技藝傳承下去，便可自我認同，並在老人或年輕世代的世界扮演社會傳承的角色。日間照顧中心可以透過加強次文化的連帶關係及連

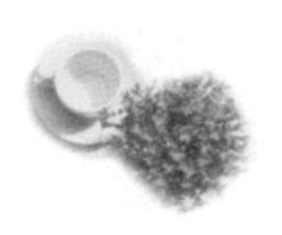

結，使老人或失能者再次找回自我，獲得年輕世代的肯定，即使行動不便，仍可展現自己的優勢，盡情表現自我。

五、需求理論（Need Theory）

Maslow 提出的「需求理論」，將需求分為五個層次：(1)生理需求：維持生存所必須之基本需求，包括食、衣、住、行、性、睡覺等；(2)安全需求：包括人身生命財產安全，應免於恐懼害怕之中，並且避免威脅情形；(3)隸屬與愛的需求：愛的需求包括親情、朋友、異性、手足等愛均屬之；(4)自尊需求：每個人都應尊重他人與被他人尊重，自我尊重包括勝任能力、自信心、成就感、獨立及指揮等，尊重他人包括承認、接納、關心、支持他人等；(5)自我實現與自我超越：這是 Maslow 認為人類需求的最高境界，當一切都滿足達到時，就會走到第五種需求，就是要求自我理想的實現及超越自我，包括圓夢及宗教靈修等。

另外Bradshaw（1972）也提出需求區分為下列四種類型：(1)規範性需求：此項需求主要是由專業、政府官員學者等所制定，因而帶有父權主義（paternalism）的傾向，例如老人生活狀況需求調查等，此需求會隨時代變遷及學者、專家的價值觀所影響，標準也會跟著變；(2)感覺性需求：感覺性需求是指受到個人認知所影響，且難以測量方式得到成績或答案；(3)表達性需求：將感覺性需求付諸行動，然而此項需求有時僅止於感官上享受，並不一定會付諸行動；(4)比較性需求：分析接受服務對象彼此之差異，在同樣背景條件下，如果有些人相對沒有接受到服務，就會感受到與其他人的差異，此種方式適用於區域間之比較。而Bradshaw的需求理論較受社會福利政策專家及機構所採用，以評估案主的需求是屬於哪一類型，以便協助。

然而「需求理論」是最為被長期照顧及老人學者所公認的理論之一，需求理論主要是先確認需求對象及其需求層次與內涵為何，並為其規劃照顧服務，以政策回應個人需求及尊嚴的具體做為。由於日間照顧服務是一種經過人為設計的過程，屬於社會結構變遷下的產物，需面臨市場供需平衡的問題，且因為使用對象多為失能或是高齡長者，服務過程涉及人際間較為私密性的接觸，如何設計福利

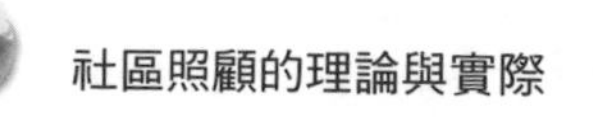

服務及其資訊取得能不產生烙印（stigma）效應，及政策制訂與制度設計不會與人民的需求產生太大落差，實有需要深思與探討。

六、社會交換理論（Social Exchange Theory）

「社會交換理論」是屬於社會學理論的一種，它是將人與人之間的社會互動關係視為一種交換行為，並且認為人際間的互動是因為利益與成本的關係算計所做的交換過程，持該理論者相信人性是自私、自利的，交換行為是以自我為中心，透過計算交換以取得利潤及報酬，一旦發現人際互動關係需要給付昂貴的成本便會迴避。學者 Dowd（1975）認為老人無法在人際關係上投資資源，做為利益交換時，便會失去衡平關係，與年輕人或其他老人互動減少，倘若在年老時握有更多資源和籌碼，就可以增加自己與他人的互動機會了。在日間照顧中心，要如何讓老人能有充足的籌碼以使其獲得更多人際互動，必須由中心設計許多讓老人家有成就感的方案及活動，使老人家勇於走出去與他人互動。

七、家庭壓力理論（Family Stress Theory）

此理論學者認為家中有失能者需要照顧時，家庭中照顧者會因為長期照顧而導致壓力過大情形，產生因為照顧負荷所帶來的身心壓力，尤其是我們在高齡化社會時代來臨時，此種因照顧失能家人而來的壓力，更是層出不窮，造成社會問題頻傳。政府不但要針對家中照顧者有一套完善的喘息計畫，甚至要建構完整的長期照顧體系，日間照顧機構也可以設計相關方案及足夠資源，使照顧者及受照顧者能受到協助及輔導，以降低其壓力。

八、角色轉換理論（Role Transformation Theory）

「角色轉換理論」認為老化的過程中，每個人都應該利用充裕的時間來卸下身上的重擔及社會責任，並且以充分時間面對及適應老化後新的社會角色與新的社會地位，做好心理準備。如果一個人能在退休年老到來前，就已經思考如何過

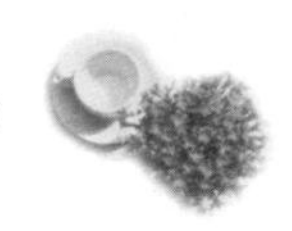

老年生活，並可以從容面對新的角色及社會地位，即使已喪失了較崇高的角色地位，仍能盡快去接受喪失原本的角色地位或找到新的角色。日間照顧中心就是要協助來中心的老人能夠重新找到新的角色及社會地位，使其老年生活能夠繼續活得精彩。

九、依附理論（Attachment Theory）

「依附理論」是英國 John Bowlby 創立的，他認為嬰幼童因為社會與情感需求，而至少與一名主要照顧者發展出親近關係，否則將造成其心理與交際功能長久的不健全，所以在嬰幼兒時期的發展對成人時期將有很大的影響，與日後的人格發展有很大的關係。因此，依附關係是指將之運用在嬰兒與母親兩者之間依賴性強烈的情感紐帶關係。依附理論又分為安全依附型、焦慮矛盾型、逃避型、紊亂型。人們將透過依附關係滿足其基本需求，並依此做為人際關係基礎。Bowlby（1979）將依附理論運用在子女與老邁父母之間的彼此關係連結，認為子女對父母親的照顧行為是因為要回饋與維繫彼此的親密關係（陳燕禎，2015）。由上可知，送老人或失能長者到日間照顧中心，就某種程度而言，也是因為子女要回饋父母親，所做的依附行為以維繫親子之間的關係，並回應外界對子女孝順父母親的定義。

十、女性主義理論（Feminism Theory）

女性主義者看到父權主義下的傳統家庭中所強調男女關係，彼此在家庭中的責任是不公平的，對女性刻板印象就是認為女性應以照顧家庭、專心從事家庭照顧責任為其核心，尤其是面對照顧家庭長者議題時，父權主義社會下更是認為女性照顧家庭長者最為適合且認為是這是女性的天職，使得女性在家庭成為隱性的受害者，在各項福利政策制訂上對女性而言也是另一種制約。女性主義者因此力求改變這個現象，認為應跳脫傳統束縛枷鎖，脫離父權社會的體制，並為自己爭取權益，爭取性別平權的社會。在日間照顧中心對於女性老人，有些則受傳統文化束縛而不忮不求，有些婦女則想擺脫束縛，想要有更多學習與吸取新知，從事

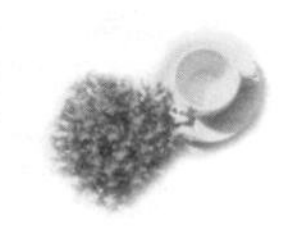

服務後者的人員，應隨時注意其需求變化而有調整工作重點，才能符合這類老人的需求。

十一、心理社會發展理論（Psychosocial Development Theory）

德國Erikson依據Freud的心理發展理論而提出的「心理社會發展理論」，指個人生命週期的發展與產生的影響。他將人的一生從嬰兒期到老年共區分為八個發展階段。每個階段裡，都有各階段所要面臨的問題及要克服的新挑戰，然而每個階段都必須建築在成功完成該階段任務基礎之上。如果無法成功完成本階段的任務，未來將會再次面對。在 Erikson 八大階段的老年期，所遭遇的任務是「自我統整或絕望」，在此階段的老人若回顧其一生均努力完成每個階段，則最後一個階段也可以很樂觀面對，甚至以超脫的智慧面對死亡的到來，如果其一生每個階段都過得不充實，則最後一階段將會缺乏自我統整，並無法面對死亡甚至產生絕望。日間照顧中心尤其針對無法面對最後一階段的老人，應設計一套方案，使其一生即使零落度過仍有其可取之處，並與年輕人分享，或協助其以回顧方式統整過去。

第五節 結論

高齡化的來臨，已是不可逆的趨勢，而我國日間照顧已出現「照顧家庭化」到「照顧社區化」、「照顧國家化」、「照顧產業化」和「照顧科技化」的趨勢。以上理論，主要是讓讀者瞭解每位老人在生理、心理或社會性需求上可能會發生的主要特徵，每位服務者都要清楚瞭解並靈活運用相關理論技巧，始能進一步滿足老人需求。要解決老人在日間照顧的問題，必須先將事後問題的解決轉變為事先服務管理，也就是說，要用有效率的方式、有步驟的做法在日照中心協助老人，達到「活躍老化」、「健康老化」、「在地老化」之目的，並以「老人為中心」的養老政策，讓長輩活在現代科技社會裡，同樣擁有便利、溫馨的全人照顧服務。

問題與習作

1. 請簡述生理方面角度有哪些理論？
2. 請簡述心理及社會發展有哪些理論？
3. 試說明如何結合日間照顧相關理論來協助有需求的老人？

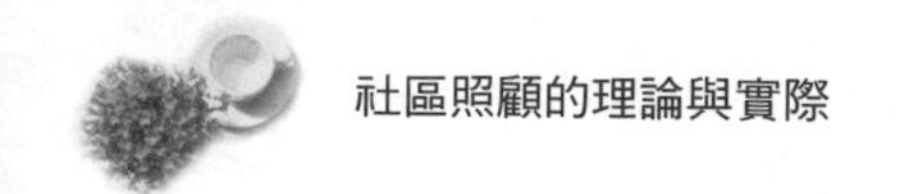

參考文獻

一、中文部分

王增勇（1997）。**臺北市老人日間照顧方案規劃研究報告**。臺北：臺北市政府社會局委託研究。

吳老德（2010）。**高齡社會：理論與策略**。臺北：新文京。

呂寶靜（2012）。**老人福利服務**。臺北：五南。

陳燕禎（2015）。**老人福利服務：理論與實務**（第二版）。臺北：雙葉。

陳燕禎（2012）。**銀髮照顧產業之發展：資源整合的觀點**。臺北：威仕曼文化。

黃惠玲（2013）。親愛的我把復健變好玩了。**天下雜誌**，**536**，72-74。

蕭文高（2011）。長期照顧服務需求估計與規劃之檢視。**高齡服務管理學刊**，**1**（1），47-74。

蕭文高（2013）。南投縣日間照顧中心老人生活品質影響因素之研究。**社會政策與社會工作學刊**，**17**（1），89-130。

二、英文部分

Barusch, A. S., & Spaid, W. M. (1989). Gender differences in caregiving: Why do wives report greater burden? *The Gerontologist*, *29*, 667-676.

Bowlby, J. (1979). The making and breaking of affectional bonds. London: Tavistock Publication.

Dowd, J. J. (1975). Aging as exchange: A preface to theory. *Journal of Gerontology, 30,* 584-594.

Finch, C. E. (1990). *Longevity, Senescence and the Genome*. Chicago: University of Chicago Press.

Hayfilck, L., & Moorehaed, P. S. (1961). The serial cultivation of unman diploid cell strains. *Experimental Cell Reaserch*, *25*, 285-621.

Hall, E. (1980). Acting one's age: New rules for old psychology. *Psychology Thday*, *13*, 139-150.

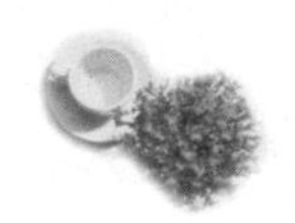

O'keeffe, J., & Siebenaler, K. (2006). *Adult day services: A key community service for older adults*. U. S. Department of Health and Human Services.

Wilson, D. L. (1974). The programmed theory of aging. In M. Rockstein, M. L. Sussman & J. Chesky (Eds.), *Theoretical aspects of aging* (pp. 11-21). New York: Academic Press.

Rose, A. (1965). The subculture of the aging: A framework for research in social gerontology. In A. Rose & W. Peterson (Eds.), *Older people and their social.*

Robins, E. G. (1981). Adult day care: Growing fast but still for lucky few. *Generations, 5*(2), 22-23.

Weissert, W., Elston, J., Bolda, E., Zelman, W., Mutran, E., & Magnum, A. (1990). *Adult day care: Findings from a national survey*. Baltimore: Johns Hopkins University Press.

Weissert, W. (1977). ADC programs in the United States: Current research projects and a survey of 10 centers. *Public Health Reports, 92*, 49-56.

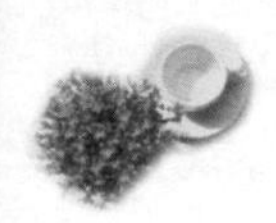

第三章

日間照顧中心休閒活動設計與規劃

林義學

本章學習目標

1. 認識老人日間照顧中心的定義與設立
2. 休閒活動對老人的效益與設計要領
3. 失智老人活動設計規劃

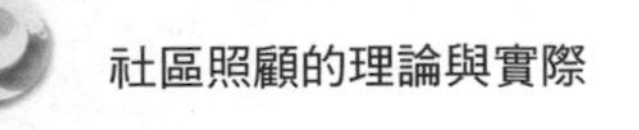

摘要

近年來國際上有關老人與長期照顧服務的發展，越趨重視「在地老化」，「在地老化」目前是世界各國正積極提倡的社區照顧理念，亦是我國長期照顧服務發展的重要理念。目前我國長期照顧服務對象主要是指日常生活功能受損而需要由他人提供照顧服務者。在提供各式長期照顧服務時，健康老化成為服務的標竿，其需要透過各種休閒活動的執行，以達到協助長期照顧者健康老化的目標。老人的休閒活動規劃得因其個人生理與心理狀況不同而設計不同的活動，達到個別化服務設計。同時老人休閒活動亦是各式社區照顧單位皆所需辦理的，涵蓋了長期照顧者需求、課程設計、活動辦理、值評等服務過程，所以認識休閒活動設計與規劃，有助於實務工作者設計適當的休閒活動，使長期照顧服務對象獲得實際效益。

第一節 日間照顧中心的定義與設立

一、前言

我國自 1993 年 9 月，老年人口達 149 萬人，65 歲以上老年人口已達 7%，邁入高齡化社會，迄 2016 年 7 月底止，65 歲以上人數為 293 萬 8,579 人，占全國總人口數 12.87%（內政部統計處，2016）。另依據行政院經建會推估，至 2025 年我國老年人口將達總人口的 20%。從人口數可見，老人族群是我國人口結構重要且不可忽視的族群，因此其相關的生活需求已是備受重視的關注議題，影響所及包括老人的生活各種層面。這些老人照顧的議題值得被重視。

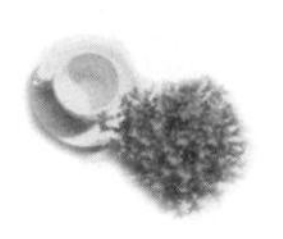

二、日間照顧中心照顧服務的意義及目的

近年來國際上有關老人與長期照顧社會福利的發展，越趨重視「在地老化」，「在地老化」目前是世界各國正積極提倡的社區照顧理念。伴隨著「在地老化」等觀念，近年臺灣發展的社區長期照護資源，即是依照老人的需求而取用，以維持老人盡可能獨立在家中生活，以社區為基礎的照顧應能滿足老人獨立生活的支持需求，使老人生活的有尊嚴、獨立性、參與性，並兼顧安全、公平，及減少機構照顧費用支出之考量（劉曉雲，2012）。社區照顧已是我國現階段長期照顧政策發展的重要策略，以社區為單位，落實長期照顧服務於社區。

近年來隨著老人與失能人口持續增加，為了降低家庭負荷並改善服務使用者之生活品質，政府提出了各種長期照顧政策與方案，2007 年公布之「我國長期照顧十年計畫」所納入之服務需求估計與規劃更主導了當前長期照顧服務之輸送（蕭文高，2011）。長期照顧服務含括居家式照顧、社區式照顧及機構式照顧三個面向。長期以來臺灣的長期照顧以機構式為主，近年來透過長期照顧的發展，臺灣逐漸發展社區式及居家式的長期照顧。其中社區式的長期照顧，以日間照顧中心為主軸，日間照顧中心目的在於延遲高齡者因失智、失能而提早進入機構養護，同時協助家庭持續提供照顧，減輕家庭與照顧者的負擔，更朝普遍設置日照中心為主（蔡倩汝、謝秉銓，2013）。Henry 和 Reiffler（1997）指出日間照顧中心是服務老人的極佳照護方法，也是老人長期照護的發展趨勢（引自陳燕禎、謝儒賢、施教裕，2005）。此外，不同的日間照顧中心，提供不同的服務重點，例如嘉義失智症日照中心是由在地聖馬爾定醫院所附設，採醫院模式照顧，重視患者的照顧、復健和健康評估；三鶯日照中心則採用社會模式的照顧，較強調社會性的活動，老人較無機構化的約束。

三、日間照顧中心發展沿革

1987 年內政部開始獎助各縣市政府及老人安養護機構辦理老人日間照顧服務，並免費照顧低收入者。

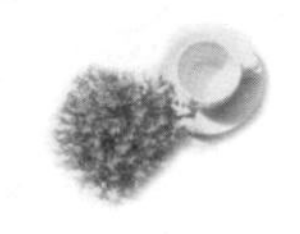

1994 內政部頒訂社會福利政策綱領，明訂加強社區老人、療養設施，結合社區資源建立居家照顧服務網絡。

1996 年加強推展社區發展工作實施方案，做為推廣社會福利社區化具體方法，並選擇五個縣市做為實驗地區。

1996 年內政部頒訂「推動社會福利社區化實施要點」，推動社區照顧服務，涵蓋日間托老服務。

1996 年臺灣省政府開辦「社區日間托老」、「短期托顧」、「居家服務」等服務。

1998 年行政院核定「加強老人安養服務方案」進行全國長期照護供需與資源評估。

1999 年行政院成立社會福利推動小組，研擬臺灣長期照護系統十年計畫。

2000 至 2003 年「行政院社會福利推動委員會」、「建構長期照護體系先導計畫」（簡稱長照先導計畫），2002 年行政院核定照顧服務福利及產業發展方案，建構照顧服務體系，包括居家式、社區式、機構式等資源。

2007 年行政院函核定「我國長期照顧十年計畫」，將「居家服務」、「日間照顧」及「家庭托顧」等三項服務措施併稱為「照顧服務」。

四、現有法令支持

依據《老人福利法》（2015 年修訂），內容明定有關辦理長期照顧服務原則：第 16 條老人照顧服務應依全人照顧、在地老化、健康促進、延緩失能、社會參與及多元連續服務原則規劃辦理。直轄市、縣（市）主管機關應依前項原則，並針對老人需求，提供居家式、社區式或機構式服務，並建構妥善照顧管理機制辦理之。第 18 條明定社區照顧服務應提供服務有：為提高家庭照顧老人之意願及能力，提升老人在社區生活之自主性，直轄市、縣（市）主管機關應自行或結合民間資源提供下列社區式服務：保健服務、醫護服務、復健服務、輔具服務、心理諮商服務、日間照顧服務、餐飲服務、家庭托顧服務、教育服務、法律服務、交通服務、退休準備服務、休閒服務、資訊提供及轉介服務、其他相關之社區式

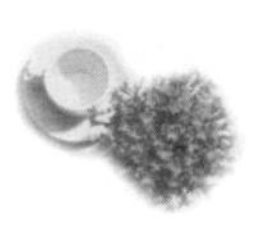

服務。

《老人福利服務提供者資格要件及服務準則》，第 55 條有關社區式日間照顧服務內容如下：生活照顧、生活自立訓練、健康促進、文康休閒活動、提供或連結交通服務、家屬教育及諮詢服務、護理服務、復健服務、備餐服務。第 56 條社區式日間照顧服務由下列單位提供：醫療機構、護理機構、醫療法人；老人福利機構、身心障礙福利機構；公益社團法人、財團法人、社會福利團體、社區發展協會、照顧服務、勞動合作社；社會工作師事務所。

第 57 條社區式日間照顧服務提供單位應依下列規定配置工作人員：

1. 護理人員或社會工作人員至少一人。
2. 照顧服務員：
   (1)失能老人日間照顧服務：每照顧十人應置一人；未滿十人者以十人計。
   (2)失智症老人日間照顧服務：每照顧六人應置一人；未滿六人者，以六人計。
   (3)失智、失能混合型老人日間照顧服務：每照顧八人應置一人未滿八人者，以八人計。

第 58 條社區式日間照顧服務提供單位之設施設備應符合下列規定：

1. 建築物之設計、構造及設備應符合建築法及相關法令規定。
2. 樓地板面積平均每人應有 6.6 平方公尺，並應設下列空間：(1)多功能活動室；(2)無障礙衛浴設備；(3)餐廳；(4)午休設施或寢室，且不得設於地下樓層；(5)簡易廚房。

五、我國現況日間照顧中心服務對象及其補助方式區分

何謂長期照顧，依據衛生福利部（2007）長期照顧的服務對象主要是指日常生活功能受損而需要由他人提供照顧服務者。服務對象的評估需經過日常生活活動功能（activities of daily living, ADLs）或工具性日常生活活動功能（instrumental activities of daily living, IADLs）評估，並且依據身分及家庭狀況又可分為四類：

(1)65 歲以上老人；(2)55 歲以上山地原住民；(3)50 歲以上之領有身心障礙證明書老人；(4)僅 IADL 失能且獨居之老人。使用長期照顧服務可以獲得的資源有：(1)照顧服務（含居家服務、日間照顧、家庭托顧）；(2)輔具購買、租借及居家無障礙環境改善服務；(3)老人營養餐飲服務；(4)長期照顧機構服務；(5)交通接送服務；(6)居家護理；(7)喘息服務；(8)社區及居家復健。

有關服務原則，在長期照顧服務計畫中，服務原則如下述，補助情形詳見表 3-1：

1. 給付型態以實物給付（服務提供）為主，現金給付為輔，並以補助失能者使用各項照顧服務措施為原則。
2. 依民眾失能程度及家庭經濟狀況，提供合理的補助；失能程度越高者，政府提供的補助額度越高。
3. 失能者在補助額度內使用各項服務，需部分負擔經費；收入越高者，部分負擔的費用越高。

表 3-1　長期照顧服務費用與分攤情形表

失能程度	一般戶	中低收入戶	低收入
輕度失能	補助額度： 每月最高 25 小時 分攤比例： 政府 60%＝ 2,700 元， 民眾 40%＝ 1800 元	補助額度： 每月最高 25 小時 分攤比例： 政府 60%＝ 4,050 元， 民眾 40%＝ 450 元	補助額度： 每月最高 25 小時 分攤比例： 政府 100%＝ 4,500 元， 民眾 0%＝ 0 元
中度失能	補助額度： 每月最高 50 小時 分攤比例： 政府 60%＝ 5,400 元， 民眾 40%＝ 3600 元	補助額度： 每月最高 50 小時 分攤比例： 政府 60%＝ 8,100 元， 民眾 40%＝ 900 元	補助額度： 每月最高 50 小時 分攤比例： 政府 100%＝ 9,000 元， 民眾 0%＝ 0 元
重度失能	補助額度： 每月最高 90 小時 分攤比例： 政府 60%＝ 9,720 元， 民眾 40%＝ 6480 元	補助額度： 每月最高 90 小時 分攤比例： 政府 60%＝ 14,580 元， 民眾 40%＝ 1620 元	補助額度： 每月最高 90 小時 分攤比例： 政府 100%＝ 16,200 元， 民眾 0%＝ 0 元

資料來源：作者自行製表。

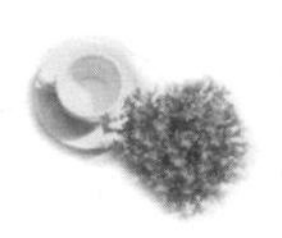

六、日間照顧服務的發展現況

有關社區照顧系統之服務模式，主要以生活照顧最重要，其次為專業護理服務，第三則是醫療服務（呂以榮、林鴻玲、張琪芳、簡姿瑜，2006）。其次日照中心不但可以發揮一種在地老化的精神，也讓長輩不需要因為身體機能的退化而離開原本居住的社區環境，避免產生一些心理壓力（蔡倩汝、謝秉銓，2013）。然而，從經濟的角度而言，日間照顧中心的服務成本，更從醫院附設的日間照護機構型每月 16,000 元降到社區日托型每月 1,200 元（林麗雪，2006），大大降低社區老人運用福利服務的門檻，促使長輩對於社區服務的接受度大為提高。

一般而言，日間照顧中心可以滿足失智症患者日常生活照顧及情感層面的需求；對家庭照顧者來說日間照護可以滿足其醫療照護、心理社會負荷以及情感與情緒層面的需求。對失智症患者來說，接受日間照護之後仍可以持續享受家庭的親情，滿足失智老人獲得家庭關係支持的需要（黃敏鳳、徐亞瑛、楊培珊、葉炳強，2004）。情感層面需求的滿足，是社區日間照顧中心與其他老人福利機構最大訴求發展的差異。此外，在專業人員照顧與服務面向上，失智症專門型日照中心的專業人力配置比較高（除社工員外，也另聘有專任護理人力）；其次，在活動安排方面，失智症專門型中心體認到「延緩或維持認知功能退化」是方案的主要功能之一，故重視輔療性活動（呂寶靜、李佳儒、趙曉芳，2014）。可是社區日間照顧中心，與傳統老人福利機構以照顧為主的型態更不一樣，更著重於身體與心理機能延遲退化的可能性。

第二節　老人休閒活動的意義

一、定義

休閒是一個廣泛的概念，涵蓋休閒活動與休閒運動兩種部分，休閒活動與休閒運動並不完全相同，休閒活動是個人利用非工作時間而進行自身覺得開心的活

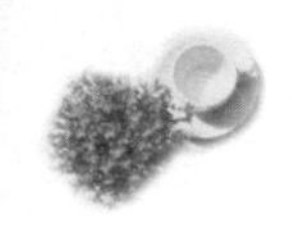

動，如此可以達到身心放鬆的結果；休閒運動則強調身體的活動（張良漢，2002）。謝大才（2007）指出休閒活動除了是利用工作時間外所進行的活動，活動的特性還包括娛樂性、趣味性與健身性。休閒活動對長輩而言，其實並非休閒的訴求而已，閒暇時間的體力活動也是預防老人心理健康問題的重要潛在方法（Lahti, Lallukka, Lahelma, & Rahkonen, 2013）。所以休閒活動在目的性上，對長輩而言是具有特殊功能取向，並非只是放鬆休閒而已。

雖然休閒運動不等同於休閒活動，可是休閒運動亦能達到放鬆身心的效果，休閒運動具有娛樂、滿足成就感、社交功能、改善健康等諸多效果，並非其他休閒活動所能相比。此外，高俊雄（2004）認為休閒運動在參與過程中，順著相關的指令進行，可以感受到生活品質的改變，提升生活的內涵。國外的研究顯示，老年人參與體育鍛鍊的休閒時間與整體的老年人健康狀況有所關連（Simone & Haas, 2009）。藉由休閒運動的媒介，使長輩獲得更好的生活品質。

二、老人老化特徵與影響

一般而言，老人因為生理機能呈現退化的關係，逐漸影響個人不同的品質面向。老人常見的老化特徵如下：

(一)生理面

神經傳導變慢導致感覺遲緩、動作遲緩與反應能力下降；對於溫度的感受明顯；受慢性疾病所影響，身體功能下降、心肺功能衰退。

(二)心理面

認知、智力改變；失落感增加；訊息處理能力下降；焦慮、憂慮、精神壓力增加。

(三)生活品質

生理功能退化、慢性疾病影響、活動能力下降、環境適應能力慢、疾病所帶來的失能情形、失能帶來的生活能力下降、降低維持與提升生活品質的能力。

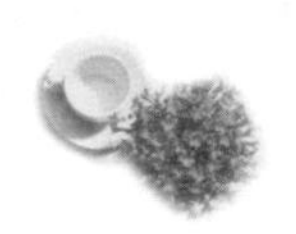

長輩的健康老化包括身體、心理、社會和精神在往後歲月的福祉。在老人老化的過程中，憂鬱症是影響健康老化最大的因素。所以在心理層面，幫助老人感知健康狀態、自我誠信、成就自我、自尊、休閒活動的參與，是促進長輩健康老化的有利影響因素（Han et al., 2015）。此外，也幫助長輩認識到在參與的休閒活動是有益的，如果長輩有身心障礙或與社會隔離的情形，會對長輩參與休閒生活產生不利的影響（Schweitzer, Mann, Nochajski & Tomita, 1999）。所以在長輩老化的過程中，需要瞭解老化特徵對長輩的影響，也需要協助排除一些不利的影響因素。

三、休閒活動功能

休閒活動具有多項功能，對長輩而言，老人休閒活動的功能，包含身心鬆弛、獲得工作以外的滿足感、生活經驗的增加與個人身心發展的增進（張宮熊，2008）。此外，在 Tsai 與 Wu（2004）針對臺灣中老年人休閒參與及知覺幸福感的研究中發現，休閒參與的頻率與心理、情感、身體、社交、心靈及智能的幸福感皆有顯著正相關。所以休閒活動對長輩們而言，是一項有利的健康促進活動。

從社會工作三大角度來看，休閒活動能帶給老人的生活功能如下：

(一)預防

從預防的角度而言，透過休閒活動的辦理，可以帶給老人生理與心理疾病的預防，同時預防生活品質的下降，增進老人的生理與心理健康。

(二)解決

從解決的角度而言，透過休閒活動的辦理，可以解決老人正面臨的生理與心理退化危機，及下滑的生活品質。藉由休閒活動的規劃與執行，重新安排老人的活動情形，逐步提升老人的生理與心理活動，增進老人生理與心理健康，重拾健康快樂的生活。

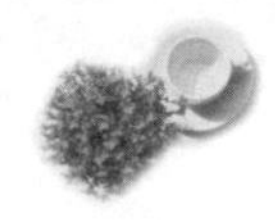

(三)發展

從發展的角度而言，休閒活動的辦理可以幫助老人透過活動的帶領，正式、面對與規劃老人的生活，以充實老人的生活意義，增進生活品質。

在成年和老年日常休閒活動中，成功的老化被視為一個重要的生活方式，以預防與年齡有關的認知能力下降，並且休閒活動具有臨床價值涉及到心理健康，可以做為改變老人生活方式的媒介（Jopp & Hertzog, 2010）。此外中老年參與不同類型的活動，對於預防認知能力的下降有所助益（Wang et al., 2013）。運用休閒活動，可以達到老人老化問題的預防、解決與適度發展的效益。

第三節 老人休閒活動的類型與效益

一、老人休閒活動效益探討

老人的休閒活動規劃會因個人生理與心理狀況不同，而設計不同的活動；此外，老人的興趣需求也是很重要的休閒活動設計考量項目。在陳鴻雁（2000）以「國民參與休閒運動現況調查問卷」對臺灣地區55歲以上的老人進行調查，老人主要參與的休閒運動為散步、慢跑及登山健行。以衛生福利部（2013）老人狀況調查報告結果顯示，老人日常活動項目以「與朋友聚會聊天」、「休閒娛樂活動」及「養生保健活動」較多。顯現老人參與的休閒運動與休閒活動有所不同。休閒活動提供的效益對老人的憂鬱症具有改善效果，在臺灣憂鬱症已知的相關影響因素包含了人口、身體健康和社會支持等，在臺灣發現：(1)女性、年齡偏大、教育程度較低並具有較低的家庭收入是憂鬱症的人口風險因素；(2)較差的身體健康情形，缺乏日常生活能力和身心障礙影響獨立活動也與憂鬱症狀有所關聯；(3)更多的社會支持可以減少憂鬱症狀；(4)在統計上，身體健康、社會支持、積極的休閒活動能減少憂鬱症狀，所以有意義的休閒活動能為成功老化帶來助益（Lu,

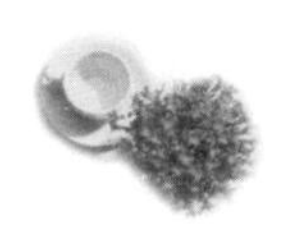

2011）。在國外的相關研究亦顯示，中年期積極的生活方式可幫助促進更好的認知能力（Ihle et al., 2015）。

在臺灣 2013 年老人狀況調查報告中，經分析 2013 年 6 月與 2009 年 6 月相較，整體調查老人休閒活動八種項目中，僅「從事養生保健活動」下降 0.7%，其他七種調查均提升，其中比較明顯的項目是「與朋友聚會聊天」提高 15.0%、「從事宗教修行活動」提高 5.0%、「其他」類提高 4.6%、「從事休閒娛樂活動」提高 3.4%、「從事志工或志願工作」提高 3.3%（衛生福利部，2013），從整體調查可見老人對於休閒生活的需求有增加的趨勢。瑞典一篇對老年人休閒活動分類的研究顯示，老年人從事的休閒活動有 31 大類，並進一步分為心理、社會、生理、生產性和娛樂類型。其中 70%的老年人至少參加一項活動。閱讀（19%）是老人最普遍的個人活動，在精神心理領域活動（43%）中也是最普遍的活動類型。研究顯示老年人參與休閒活動是積極的生活方式中是不可缺少的（Stephanie, Wang, Bengt, & Laura, 2009）。至於老人休閒活動需求增加，對老人具體的幫助部分，國外研究顯示老人的生活品質與「利用媒體」、「運動和戶外休閒活動」和「愛好等休閒活動」具有正相關。分層多元回歸分析的結果發現，利用媒體、宗教活動、運動及戶外休閒活動和業餘愛好等休閒活動，對於提升生活品質具有顯著效果（Lee, Lee, & Park, 2014）。顯示長輩的休閒需求，並非僅是單純的休閒生活，而是對於生活品質的提升有正面幫助的。

在魏素芬（1997）對全省都市及鄉村的老人進行調查，發現在不同的生活空間中，老人參與的活動亦有所不同，都市地區老人較常參與的活動依次為看電視、聊天、散步；而在鄉村地區則是與鄰居聊天、看電視、到寺廟休息、聊天、講古。這與國外休閒活動解釋老年人社會聯繫顯著部分，志願工作、文化活動、渡假、運動、看書、交友和購物被發現能夠預測老年人的社會連結。如果長輩看電視、聽收音機，則沒有與社會聯繫相關（Toepoel, 2013）。所以有關老人的社會參與活動，應鼓勵老人選擇與社會連結有正面相關的活動。

另外在衛生福利部 2013 年對國人 65 歲以上老人進行日常活動調查中顯示，日常生活從事之活動項目以「與朋友聚會聊天」之重要度最高（37.8%），「休閒娛樂活動」（23.1%）及「養生保健活動」（21.6%）居次。其中更特別的部分

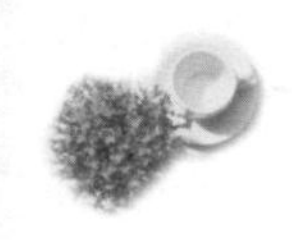

是，從居住方式觀察，住家宅者在「含飴弄孫」及「養生保健活動」上明顯高於住機構之老人；而對於住機構的老人「從事休閒娛樂活動」之重要度明顯高於住家宅者。顯現居住於老人福利機構與居住於自有住宅的老人，對於休閒活動的選擇與重要性是不同的。然而國外研究顯示，多種因素證實社會支持、慢性合併症、性別和戶外休閒活動與生活品質領域有顯著相關，其中家庭參與的因素是更多的社會支持相關的必要性（Onunkwor et al., 2016）。所以衛生福利部 2013 年的調查結果也顯示，居住於住家的長輩，在「含飴弄孫」及「養生保健活動」代表著家庭支持與休閒活動在社區長輩選擇的重要性。

二、老人常見活動類別

為使老人的休閒活動選擇與助益有所連結，作者整理了相關活動分類型態、內容與對長輩的幫助，如表 3-2。

表 3-2　老人休閒活動與助益表

動靜態	活動類別	活動內容	對老人助益
動態	傳統養身保健類	太極拳、香功、外丹功、元極舞、八段錦、氣功、太極拳、武術	對老人的功能可以分為兩類：(1)養身保健：透過相關武術的練習，保持身體固定的活動，增進體能，維持體態，使生理能力得以維持；(2)靈性追求：傳統的武術多半有哲學思想，可以提供長輩練習時追求靈性成長，保持愉悅且樂觀的態度。
	舞蹈類	交際舞、土風舞、社交舞、西方舞蹈	對老人的功能可以分為兩類：(1)培養人際關係：西方舞蹈多需兩人一組，因此在活動中，可以創造兩人互動的人際關係，此外在舞蹈活動中，長輩可以與他人交流，創造多面向人際互動環境；(2)保持良好體態：進行社交舞活動，有助於長輩維持良好體態，保持動力。
	體適能活動	有氧運動、保健操、適性體育	體適能運動符合老人身體老化的需求，可以藉由體適能運動，促進老人舒展身心、維持身體肌力及放鬆壓力。

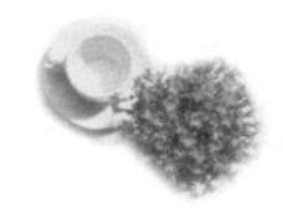

表 3-2　老人休閒活動與助益表（續）

動靜態	活動類別	活動內容	對老人助益
動態	健身與球類	重量訓練、高爾夫、槌球、網球、游泳、乒乓球、桌球、撞球、保齡球、羽球	健身與球類運動有助強化心肺功能，同時可以針對不同的身體部分進行設計，增強不同部位的活動功能。
	園藝	植栽、盆栽、農作	園藝符合多數老人小時候的回憶，因此農藝的設計，不僅幫助老人走出戶外，某部分亦能與年輕經驗連結，甚至可以藉由園藝達到懷舊治療的效果。
靜態	靈性類	靜坐、冥想、誦經、讀經、祭祀活動	靈性類活動主要提供老人透過靈性活動思考人生價值，並且對於人生事物能以更高的靈性與整合層次看待，進而提升自我生命的正面能量，提高生命的存在價值。
	音樂類	中國管樂器、中國打擊樂器、中國弦樂器、西洋管樂器、西洋打擊樂器、西洋弦樂器	音樂活動有助於老人緩和、抒發心情與提高自我價值的感受，並豐富人際關係。
	弈棋	麻將、打牌、象棋、陸軍棋、圍棋、跳棋、西洋棋	弈棋活動有助於促進老人腦力活化，並且對於部分行動不便者也能進行，也有益於與人互動，維持人際關係。
	手工藝	插花、壓花、彩繪、人造花	老人可以獨力完成，並透過手工藝，強化與維持手部功能，對於腦力活化亦有一定助力。
	平面藝術	繪畫、書法、攝影、國畫、素描、油畫、水彩	透過平面藝術活動，老人可以維持手部活動功能，亦能透過繪畫活動，表達生命經驗的連結，有助增進老人心理健康。
動靜混合	影音娛樂	電影、卡拉 OK、KTV、電動玩具	影音活動對老人而言是最容易操作的活動，但它應該被視為一個媒介，透過影音娛樂，幫助老人人際與活動的維持。應避免影音活動的操作，使得老人僅剩餘影音活動可參與。在實務操作上需思考如何預防。
	志願服務	社會服務、宗教活動、慈善活動、社團活動	擔任志工可以使老人生活有所轉變，包括擴大人際關係、增加新知並且生活過得更快樂；在人際關係方面，老人除了可以擴大朋友圈，生活與人際的自信心也會增加。

資料來源：作者製作。

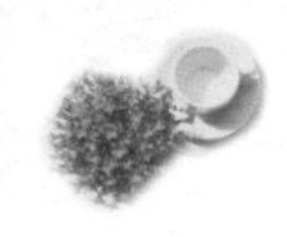

案例

為使讀者能對活動設計有真實的體驗，作者在此將針對實務帶領活動做一案例分享。資料來源為作者自行設計，照片提供：幼安竹南老人日照中心。

園藝活動計畫書

一、目的：

1. 藉由蔬菜種植活動，讓服務對象親自參與，使長者勾起幼時植蔬的回憶與樂趣。
2. 簡易蔬菜種植活動以團體方式進行，有助增加長者社交機會，重拾生活自信。

二、活動日期：2016 年 4 月 1 日

三、活動時間：14：00～15：00

四、活動場地：交誼廳

五、活動主題：花草種植

六、領導者

七、協助者

八、參加人數：服務對象 10 人、服務人員 2 人

九、參與對象：有意願參與之長者

十、準備器材

項目	物品	數量	備註
1	地瓜菜莖葉	10～15 枝	
2	地瓜葉、番薯圖示	3～6 張	
3	不鏽鋼鏟	3 支	
4	相機	1 臺	
5	園藝花灑	1 支	

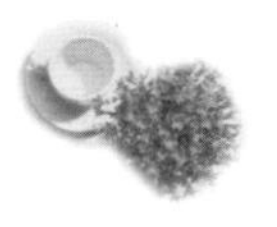

十一、進行流程

時間	內容	備註
13：30～14：00	活動成員聚集時間	協助帶領長者至集合地點
14：00～14：05	認識蔬菜	
14：05～14：10	蔬菜種植方式解說	
14：10～14：30	蔬菜種植	
14：30～15：00	活動分享時間	
15：00～16：00	活動紀錄撰寫	

十二、預期效益：

1. 經由辦理團體活動的方式，提供服務對象進行簡易蔬菜種植休閒活動，達到幫助服務對象身心調適，增進休閒效益。
2. 介紹植物及栽培方式並讓服務對象實際參與，讓他們可以以簡單的方式呈現種植成果以增加自信心。

十三、活動經費概算：

活動所需經費支出如下：

項目	單位	單價	數量	金額	說明
1					
2					
3					
4					
總和					

十四、活動照片：

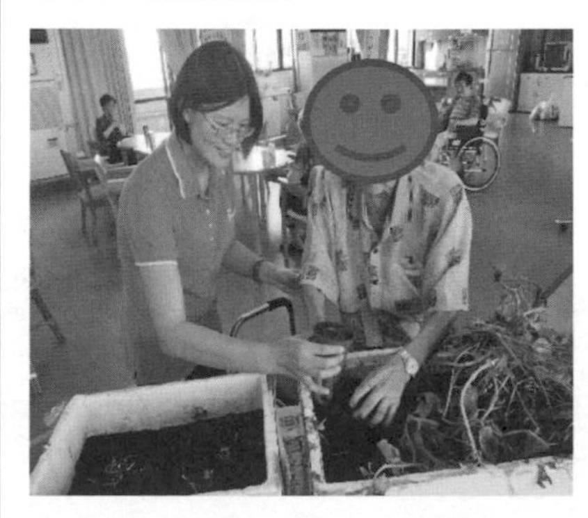

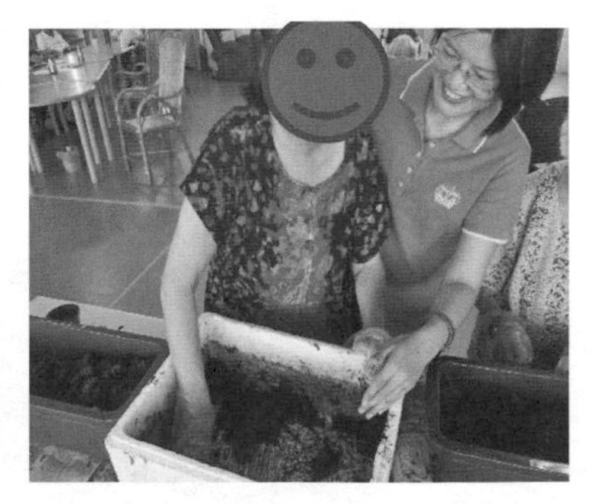

第四節 日間照顧中心休閒活動設計要領

在日間照顧中心面對的長輩是屬於身體健康機能較佳，或可能具有不同慢性疾病，因此在活動設計上，需要考量各別長輩的需求，不能以一個活動設計就期待滿足所有的長輩。

一、個別化設計

老人的休閒活動設計，首先應考量個人的需求，因為每位老人的生理、心理狀態並不相同，所以無法以一致性的活動帶動每位老人，必須進行個別化的活動設計，與安排合適的活動為主要原則（江正發、周財勝，1998），以達到滿足每位長輩的個別需求，促進休閒活動效益的最大化。

二、考量活動的適當強度

每位老人的體力不同，尤其衰退程度不同，因此無法以年齡或身體健康程度進行老人的活動參與區隔，所以活動設計時，必須考量活動強度。高強度活動將增加老人參與的安全性風險，反而低強度活動對老人而言，會是比較適合的活動設計（江正發、周財勝，1998）。同時活動強度亦須考量活動成效產出，如果活動成效太低，也會使得老人的活動參與度下降。

三、考量老人的生理與心理需求

老人因為個別差異性大，所以必須考量老人生理及心理的需求，需求的測量主要是瞭解個別老人的差異。所以在進行老人活動帶領時，這是非常需要考慮的項目，因為涉及老人的行動能力、參與力、參與意願、對健康影響等部分。一般而言，老人參與活動，可以分為活動前評估與活動後評值。

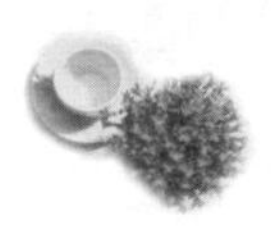

(一)事先評估

1. 生理評估：老人的健康情形、疾病症狀、皮膚狀況、睡眠情形、心肺功能等均是構成生理評估的一部分，活動帶領人員應事先評估老人以上的各種狀況，以決定老人是否適合參與。
2. 認知功能：老人對於人、事、時、地、物是否清楚，包括一些事件的回想，認知功能對於失智症長輩尤其重要，例如對於失智症長輩則應設計現實導向的活動，以幫助老人保持現實上的認知記憶。此外也可以評估老人是否具有一定的表達能力，藉此可以瞭解老人的認知情形，同時幫助老人維持一定表達能力。
3. 心理評估：老人是否具有憂鬱傾向，透過老人憂鬱量表可以測量憂鬱情形，此外平時的觀察中，可以瞭解老人是否具有反覆的情感反應，容易憤怒、緊張、焦慮、產生暴力行為等，都是心理評估時需要加以瞭解的。
4. 肢體活動功能：肢體活動功能則會優先考量老人是否可以下床、是否可以坐輪椅，或者可否獨自行走、行走的步伐是否穩定。然後瞭解老人各個關節的活動程度，透過這些肢體活動的觀察，可以知道老人參與動態性活動的可能參與度，更重要的是避免老人在活動中遭受意外傷害。
5. 人際評估：老人是否願意與他人互動、或者是僅與家屬互動，對於團體性活動是否具有參與意願，這些均需事先評估，以瞭解老人對於團體活動的意願程度。

(二)活動後評值

評值可以分為對服務對象與對活動方案的評值：

1. 對服務對象評值：評估活動內容是否對服務對象達到預期之效益，包含評估服務對象的參與意願、活動過程的表現、人際互動情形等。
2. 對活動方案評值：評估活動方案本身執行是否順利，例如時間、空間與場地的安排是否適合，活動過程是否順利執行完畢，有哪些是下次活動需要改進之處。

四、尊重老人的選擇與多元的活動設計

在老人相關福利機構，為達到照顧服務品質的提升，所以期待相關人員可以針對老人的生心理需求辦理相關活動，以促進長輩的日常生活功能。可是在設計活動時，由於每位老人的需求與屬性不同，實在難以基於「為老人好」觀點，而強迫所有老人參與一致性的活動。所以日間照顧中心更需設計多元活動讓老人可以選擇參與，選擇老人覺得適合、有興趣的活動，更重要的是不應以「為老人好」觀點而強迫所有老人一定得參與。過程中應採取尊重、鼓勵、自願、引發興趣等原則，讓老人自由參與，如此才是真正尊重每位老人的自由意願，落實讓老人具有選擇的權利。

第五節 對失智老人的活動規劃

一、失智症與休閒活動

根據臺灣失智症協會（2015）資料顯示，臺灣 2014 年底 65 歲以上失智人口有 227,137 人，目前臺灣約每 100 人中即有 1 人是失智者。失智症的定義，根據美國精神醫學會診斷及統計手冊第四版（DSM-IV），指出因為疾病因素而造成認知上的多重缺損，並且因為缺損因素，而導致個人產生職業或社交生活上的干擾（陳惠姿、李孟芬，2000）。此外，失智症的臨床表徵部分，可以分為認知和非認知功能障礙。認知功能障礙包括記憶、注意力、計算能力、判斷能力、思考能力、定向感、語言能力、視覺空間等；非認知功能障礙主要是在行為、情緒、精神病症狀等方面發生問題（竇維正、王淑蓉、陳佳鳳、張玉祥，2003）。面對患有失智症的長輩，對長輩確切評估生活的型態與一般日常互動的表徵相當重要，以此來判定應如何正確與長輩達到有意義的互動。

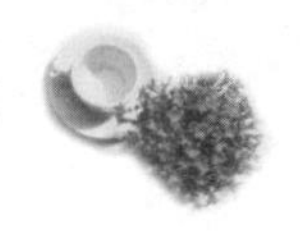

失智症認知功能退化除了對人、時、地、物等定向感產生混淆外，記憶、語言及辨識等能力也會變差，影響人際互動及日常生活處理能力（林金蘭、曾玉玲，2011）。基於失智症長者的認知與非認知功能障礙及退化，使得服務單位的照顧者在活動引領及規劃安排上扮演重要角色。機構提供失智症長輩較多的結構式活動，有助於提高長輩日常活動功能，並提升照顧者士氣及正向照顧態度（高潔純、林麗嬋，2005）。藉由活動的設計，延緩失智症疾病對長輩的影響，幫助長輩重拾生活的信心，增加正向的生活品質經驗。

二、失智症長輩相關活動設計

(一)現實導向活動

由美國 Folsom 醫師於 1958 年提出現實導向療法。現實導向活動主要是由照顧人員透過活動的辦理，幫助失智症長輩知道正確的人、事、時、地、物等訊息，減緩老人的失智退化情形。在現實導向活動中，一些社會活動的安排可以看作是記憶力衰退的保護因素（Mousavi-Nasab, Kormi-Nouri, & Nilsson, 2014），藉此增進長輩記憶能力的運用，幫助長輩在生活中能夠回應所需的活動。

(二)個別化活動設計

在失智症個別活動層面，需考量個別成員認知功能與非認知功能的障礙。所以在設計活動時，考量每位長輩的狀態不同，應提供認知性活動，如現實導向活動；或非認知性活動，如健康休閒活動，以改善或維持失智症長輩的障礙情形。

(三)團體活動設計

團體活動設計的目的主要在藉由團體活動的安排，以幫助失智症長輩維持社交人際互動關係，增加個人在團體中的存在感，以維持失智症長輩在群體中的社交價值功能。

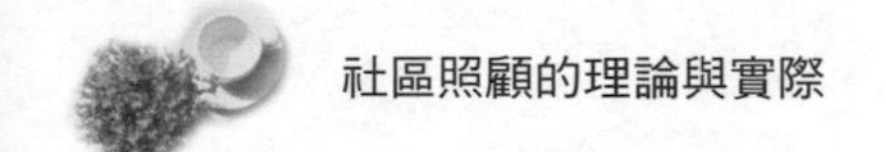

(四)有意義的活動設計

有意義的活動設計主要是指對失智症長輩而言有明確效益的活動規劃。藉此可減緩失智症長輩認知功能退化及問題行為。此外，可以增進語言表達及維持身體功能，發揮個人潛能（林金蘭、曾玉玲，2011）。幫助長輩維持所剩的能力，也補償退化的能力。

第六節 結論

隨著臺灣高齡化社會的來臨，政府的各項老人服務措施日益增加，以往僅著重於機構式照顧，現在則有社區式日間照顧中心與居家式照顧服務，提供老人多元的服務選擇。

社區日間照顧中心是居家照顧服務與機構式照顧服務的中繼站，因此如何透過社區式日間照顧中心提供長輩良好服務，將是影響後續的機構式照顧服務的良窳。社區式日間照顧中心是長輩選擇集體式服務的第一站，因此讓長輩能在社區式日間照顧服務中心獲得良好的服務，對長輩們而言是重要的。透過休閒服務之休閒活動的規劃可以讓長輩感受到社區式日間照顧中心的用心，繼而在社區式日間照顧中心開展其後續的美好人生。

問題與習作

1. 思考如何從社會工作三大角度，設計一個得以涵蓋三大功能的休閒活動。在實務工作上，這對於照顧人員在撰寫活動值能相當重要。
2. 對於休閒活動設計，活動設計者必須瞭解目的與事後的評估一致性，如此設計活動才能符合設計目的且能被評估。所以讀者練習撰寫活動大架構，以目的、活動內容與評估做為初步撰寫架構，如此可以訓練活動設計邏輯與效益一致性。

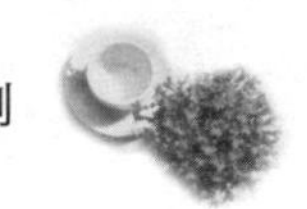

3. 實務設計活動時，會以服務對象狀況為選擇活動的主要概念。讀者可以試圖想像，或者是實務工作者以實務案主的狀況，說明選擇設計的活動，如此可以清楚瞭解為何以案主為焦點設計活動是重要的。

參考文獻

一、中文部分

內政部統計處（2016）。**現住人口按五歲年齡組分**。2016 年 08 月 15 日，取自 http://www.moi.gov.tw/stat/index.aspx

江正發、周財勝（1998）。老年人休閒活動型態之分析。**大專體育**，78，133-137。

呂以榮、林鴻玲、張琪芳、簡姿瑜（2006）。社區老人對日間照顧服務之認知與使用意願調查。**臺灣老人保健學刊**，**2**（2），18-32。

呂寶靜、李佳儒、趙曉芳（2014）。臺灣老人日間照顧服務之初探：兩種服務模式之比較分析。**東吳社會工作學報**，**27**，87-109。

林金蘭、曾玉玲（2011）。減緩日間照護失智症患者認知功能退化之改善專案。**護理雜誌**，**58**（3），31-39。

林麗雪（2006）。長期照顧福利產業的藍海。**長期照護雜誌**，**10**（4），343-354。

高俊雄（2004）。**運動休閒事業管理理論與實務**。臺北市：中華民國體育學會。

高潔純、林麗嬋（2005）。機構失智長者的活動設計。**護理雜誌**，**52**（1），61-65。

張良漢（2002）。**休閒運動參與動機、身體活動態度、休閒運動阻礙及滿意度之相關研究**。臺北：師大書苑。

張宮熊（2008）。**休閒事業管理**。臺北：楊智。

現實導向，銀杏癡呆（失智）症往上資源中心（2009）。取自 http://www.ginkgo-group.org/? action-viewnews-itemid-42

陳惠姿、李孟芬（2000）。臺灣失智者的照護現況與展望。**應用心理研究**，**7**，191-199。

陳燕禎、謝儒賢、施教裕（2005）。社區照顧：老人餐食服務模式之探討與建構。**社會政策與社會工作學刊**，**9**（1），121-161。

陳鴻雁（2000）。臺灣地區五十五歲以上老年人休閒運動行為之研究。**中華民國**

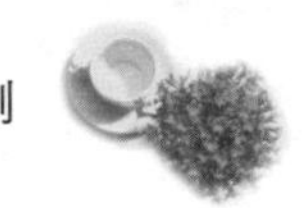

大專院校八十九年度體育學術研討會專刊，頁 59-63。

黃敏鳳、徐亞瑛、楊培珊、葉炳強（2004）。失智症患者及家庭照顧者接受日間照護之服務需求情形探討。**長期照護雜誌，7**（4），355-370。

臺灣失智症協會（2015）。**失智人口知多少**。取自：http://www.tada2002.org.tw/tada_know_02.html

劉曉雲（2012）。社區老人長期照護之文獻探討。**中華職業醫學雜誌，19**（2），83-92。

蔡倩汝、謝秉銓（2013）。**臺北市日間照顧中心空間規劃及服務內容之比較研究**。載於物業管理學會論文集（頁 115-124）。

衛生福利部（2007）。**我國長期照顧十年計畫摘要本**。2015 年 12 月 25 日。取自 http://www.mohw.gov.tw/cht/DONAHC/DM1.aspx? f_list_no=581

衛生福利部（2013）。**老人狀況調查報告**。取自 http://www.mohw.gov.tw/cht/DOS/Statistic.aspx? f_list_no=312&fod_list_no=4695

蕭文高（2011）。長期照顧需求估計與規劃之檢視。**臺灣高齡服務管理學刊，1**（1），47-74。

謝大才（2007）。**教師參與家庭日休閒活動動機及效益之研究——以新竹市為例**。臺灣師範大學體育學系在職進修碩士班碩士論文，未出版，臺北市。

魏素芬（1997）。**城鄉老人休閒活動之探討**。國立臺灣大學農業推廣研究所碩士論文，未出版，台北市。

竇維正、王淑蓉、陳佳鳳、張玉祥（2003）。運用中、晚期失智者照護需求建構護理之家——以舊有醫院建築體改建為例。**護理雜誌，50**（5），84-90。

二、英文部分

Caban-Martinez, A. J., Courtney, T. K., Chang, W., Lombardi, D. A., Huang, Y., Brennan, M. J., Perry, M. J., Katz, J. N., & Verma, S. K. (2014). Preventing slips and falls through leisure-time physical activity: Findings from a study of limited-service restaurants. *PLoS ONE, 9*(10), 1-5.

Han, K., Lee, Y., Gu, J., Oh, H., Han, J., & Kim, K. (2015). Psychosocial factors for in-

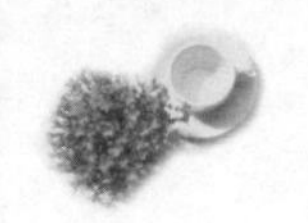

fluencing healthy aging in adults in Korea. *Health & Quality of Life Outcomes, 13*(1), 1-10.

Ihle, A., Oris, M., Fagot, D., Baeriswyl, M., Guichard, E., & Kliegel, M. (2015). The association of leisure activities in middle adulthood with cognitive performance in old age: The moderating role of educational level. *Gerontology, 61*(6), 543-550.

Jopp, D., & Hertzog, C. (2010). Assessing adult leisure activities: An extension of a self-report activity questionnaire. *Psychological Assessment, 22*(1), 108-120.

Lahti, J., Lallukka, T., Lahelma, E., & Rahkonen, O. (2013). Leisure-time physical activity and psychotropic medication: A prospective cohort study. *Preventive Medicine, 57*(3), 173-177.

Lee, J., Lee, J., & Park, S. (2014). Leisure activity participation as predictor of quality of life in Korean urban-dwelling elderly. *Occupational Therapy International, 21*(3), 124-132.

Lu, L. (2011). Leisure experiences and depressive symptoms among Chinese older people: A national survey in Taiwan. *Educational Gerontology, 37*(9), 753-771.

Mousavi-Nasab, S., Kormi-Nouri, R., & Nilsson, L. (2014). Examination of the bidirectional influences of leisure activity and memory in old people: A dissociative effect on episodic memory. *British Journal of Psychology, 15*(3), 382-398.

Onunkwor, O. F., Radman Al-Dubai, S. A., George, P. P., Arokiasamy, J., Yadav, H., Barua, A., Shuaibu, H. O., & Al-Dubai, S. A. R. (2016). A cross-sectional study on quality of life among the elderly in non-governmental organizations' elderly homes in Kuala Lumpur. *Health & Quality of Life, 14*, 1-10.

Stephanie, P., Wang, H., Bengt, W., & Laura, F. (2009). Pattern of participation in leisure activities among olderpeople in relation to their health conditions and contextual factors: A survey in a Swedish urban area. *Ageing & Society, 29*(5), 803-821.

Schweitzer, J., Mann, W., Nochajski, S., & Tomita, M. (1999). Patterns of engagement in leisure activity by older adults using assistive devices. *Technology & Disability, 11* (1/2), 103.

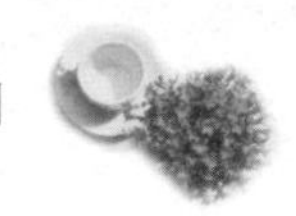

Simone, P. M., & Haas, A. L. (2009). Cognition and leisure time activities of older adults. *LLI Review, 4*, 22-28.

Toepoel, V. (2013). Ageing, leisure, and social connectedness: How could leisure help reduce social isolation of older people? *Social Indicators Research, 113*(1), 355-372.

Tsai, C. Y., & Wu, M. T. (2004). Relationship between leisure participation and perceived wellness among older persons in Taiwan. *Journal of International Council for Health, Physical Education, Recreation, Sport and Dance, 41*(3), 44-50.

Wang, H., Jin, Y., Hendrie, H., Liang, C., Yang, L., Cheng, Y., Unverzagt, F. W., Ma, F., Hall, K. S., Murrell, J. R., Li, P., Bian, J., Pei, J., & Gao, S. (2013). Late life leisure activities and risk of cognitive decline. *Journals of Gerontology Series A: Biological Sciences & Medical Sciences, 68*(2), 205-213.

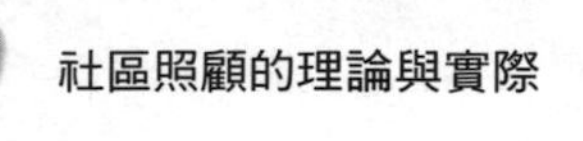

第四章

社區照顧服務輸送模式探討

林義學

本章學習目標

1. 認識我國長期照顧的服務需求
2. 瞭解社區照顧服務輸送的內涵
3. 認識社區照顧服務輸送模式與服務內容

摘要

隨著我國人口邁向高齡化的發展，需要接受長期照顧服務者亦將越來越多，長期照顧服務的發展越顯重要。在社區照顧模式中，日間照顧中心扮演轉換的角色，幫助服務使用者得以在社區中接受照顧服務，又不至於擔心因為身體退化，而需離開原本生活的社區環境。2017 年新公布之《長期照顧服務法》將長照服務依其提供方式，區分為居家式、社區式、機構住宿式，本文主要討論社區照顧服務，針對我國現有社區照顧服務模式與社區資源進行介紹。

第一節 前言

我國長期照顧服務發展，從 2007 年訂定的長期照顧十年計畫（1.0），計畫目標在「建構完整之我國長期照顧體系，保障身心功能障礙者能獲得適切的服務，增進獨立生活能力，提升生活品質，以維持尊嚴與自主」。現在已經進入了第二階段，長期照顧十年計畫（2.0），其主要目標在為實現在地老化，提供從支持家庭、居住、社區到住宿式照顧之多元連續服務，普及照顧服務體系，建立以社區為基礎之照顧型社區（caring community），期能提升具長期照顧需求者（care receiver）與照顧者（caregiver）之生活品質。此外，我國亦於 2015 年，經立法院三讀通過長照服務法，以支持長照服務與長期照顧體系之發展，顯現我國對於長期照顧之重視，不僅於長期照顧服務之提供與昇華，更已有明確的法令得以支持長期照顧服務體系服務輸送之發展，更彰顯本章節探討之重要。

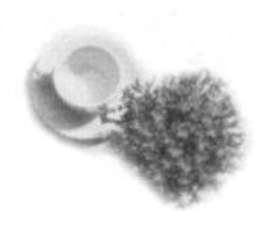

第二節 長期照顧服務的需求

隨著我國人口邁向高齡化的發展，需要接受長期照顧的服務者亦將越來越多，因此長期照顧服務的發展越顯重要。在英國，長期照顧系統被視為一個「安全網」型的系統，用以支持有非常嚴重的需求卻無法被滿足的人（Fernández et al., 2009）。在臺灣，依據2015年公布之《長期照顧服務法》第三條定義為：身心失能持續已達或預期達六個月以上者，依其個人或其照顧者之需要，所提供之生活支持、協助、社會參與、照顧及相關之醫護服務。2007年內政部頒布《長期照顧十年計畫》，自此確定臺灣長期照顧服務的推動。

依照國家發展委員會（2016）公布之2016年至2061年人口推計報告指出，估計我國老年人口會由2016年的167萬人，至2061年增加為406萬人。欲解決社會的長期照顧問題，主要是針對受照顧者需要多少的生活需求、長時間支持與連接到社會的道德與倫理規劃，並視政府的政策而定（Ngai & Pissarides, 2009）。依據衛生福利部公布之「102年臺灣地區老人狀況調查報告」資料顯示，臺灣地區65歲以上老人自訴患有慢性病者占81.1%，所患慢性病主要為「高血壓」、「骨質疏鬆」、「糖尿病」及「心臟疾病」，分別為每百人有54人、33人、25人及21人。就性別觀察，女性自訴患有慢性病的比率為84.1%，高於男性之77.7%，其中女性自訴患有「高血壓」、「骨質疏鬆」及「關節炎」情形均明顯高於男性（衛生福利部統計處，2014）。此外相關研究發現，國內需要長期照顧者，其家庭照顧者在65歲以上者約二至三成，且多是由家庭照顧（邱啟潤、李逸，2015）。顯現我國的長期照顧有明顯由老人照顧老人的現象，可見我國的老人在退休時期並不一定能真正退休，而是還需負起照顧老人的重擔，「家庭」仍然承擔了此刻「照顧」的重責大任。

Henry和Reiffler（1997）指出日間照顧中心是服務老人的極佳照護方法，也是老人長期照護的發展趨勢（引自陳燕禎、謝儒賢、施教裕，2005）。老人社區

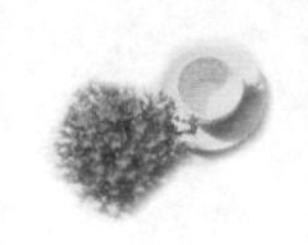

照顧的推展是各國老人福利發展的趨勢，各國均傾力發展送餐服務、沐浴服務、家務服務、日間托顧等以社區照顧為主的老人福利服務措施（莊秀美，2004），此外長期照顧服務不會取代家庭的功能，所以(1)日托服務不會完全替代家人工作；(2)家人照顧和老人日托中心的照顧是「部分相同重複、部分不同分工」，具有補充家庭照顧的意涵；(3)家人仍是老人支持要素中的優勢偏好（呂寶靜，1998）。所以長期照顧服務的責任中，仍是強調家庭責任。

有關老人在地老化之需求，從相關老人生活狀況調查統計數據可以知道，根據衛生福利部（2014）資料顯示，65 歲以上老人認為理想的居住方式以「與子女同住」最多，其次為「僅與配偶同住」，主動選擇機構式照顧者極其少數。而且 65 歲以上老人僅一成四表示「願意」住進老人安養機構、老人公寓、老人住宅或社區安養堂。與 2009 年比較，表示「願意」者減少 3.6 個百分點。顯現在地老化的方向與服務是符合多數老人的期待的。在地老化的實踐中，長期照顧服務是對具有長期功能失常或是困難的人，提供持續性的協助（江武忠，2007）。而且參加自然、社會和宗教活動與中老年人憂鬱症的風險降低有關，參與上述活動的老年人比沒有參與上述活動的老年人，患憂鬱症的比率來得低（Roh et al., 2015）。

此外，近年來國際上有關老人與長期照顧社會福利的發展，越趨重視「在地老化」，「在地老化」目前是世界各國正積極提倡的老人長期照顧理念，為了因應這個理念及國情需要，社區式照顧及居家式照顧是較為理想的做法（黃惠玲、劉錦螢、徐亞瑛，2006）。伴隨著「在地老化」等觀念，近年臺灣發展的社區長期照護資源，即是依照老人的需求而取用，以維持老人盡可能獨立在家中生活，以社區為基礎的照顧應能滿足老人家居的支持需求，使老人的生活有尊嚴、有獨立性、有參與性，並兼顧安全、公平及減少機構照顧費用支出之考量（劉曉雲，2012）。中心不但發揮在地老化的精神，長者也不需要因為身體機能的退化，而離開熟悉的環境，造成心理壓力（蔡倩汝、謝秉銓，2013）。

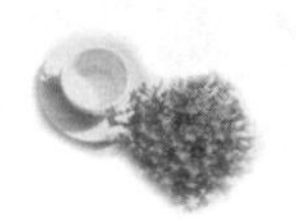

第三節 社區照顧服務輸送概述

一、社區照顧的定義

有關社區照顧的定義，謝美娥（1993）指出社區照顧是指由政府提供法定服務，並利用民間部門、家庭、親友、志願人員之資源結合成資源的綜合體。此社區照顧的定義，乃是強調由政府所主導的社區照顧服務。甘炳光（1995）定義社區照顧是一種社區資源的動員，並透過非正式支援網絡與正式服務的共同使用，讓服務使用者可以在家裡或在社區內的家居環境，得到照顧所需的支援服務與設施，過著正常的生活。此社區照顧的定義，乃強調運用社區的資源，由社區做為社區照顧的主體，連結正式與非正式資源，提供給有需要長期照顧的社區居民，以利居民可以生活在家中。

從以上兩種定義可以發現社區照顧其實具有兩種不同的思維，從而衍生了兩種社區照顧的思維模式，黃源協（2000）則具體區隔說明了這兩種模式：「在社區照顧」即是指運用法定的資源，讓有需求者在家中或社區為基礎的中心接受服務，以取代大規模性的機構照顧。這代表公部門在社區照顧中其實是具有主導性的角色，由公部門的照顧資源為主體，進而連結私部門資源或者是非正式部門資源，共同提供照顧資源予以服務使用者。此外黃源協（2000）提出另一項是「由社區照顧」的概念，係指動員社區內的資源，提供需要照顧資源的服務使用者照顧服務。從此可見社區照顧的主導角色則回歸社區主體，由社區評估服務使用者所需資源，進而連結公、私部門及非正式部門，將所需的照顧服務予以服務使用者。

二、社區照顧的內涵

英國自1950年代以來，逐漸發展社區化服務，減少機構式的照顧服務，其社區照顧服務概念強調「整合」，包括整合健康照護、社會照護及居住照護（周月清，2000）。這種社區照顧朝向社區化的改變，目的在於：(1)讓服務使用者可以在自己的家中或社區獲得一般的生活方式；(2)透過照顧與社會等服務支援，幫助服務使用者能夠獲得較高的獨立性；(3)服務使用者可以有較大的選擇權與決定權，對自己的生活方式與服務進行選擇與決定（陳晶瑩，2003）。此外有關社區照顧的發展內涵，李瑞金（2001）則指出：(1)去機構化的服務提供，讓服務使用者可以在家中接受所需的照顧服務，而非到機構接受服務；(2)多提供有關情感及專業無法解決之服務，以提升服務使用者生活品質；(3)對社區照顧問題及早察覺及反應，以因應問題的惡化；(4)正式與非正式資源的連結，使正式與非正式資源可以共同提供服務予服務使用者。可見在社區照顧的內涵，整體有關老人與身心障礙者的長期照顧需求服務，逐漸回歸由社區提供。社區照顧著重操作執行面，藉由整合社區中各類資源，以提供服務使用者有別於機構化的照顧選擇（黃松林，2005）。由此可見，社區的照顧需求將不斷被強調，以符合社區居民所需。因此相關照顧的能量、照顧人力與照顧的專業化，在以社區為單位的趨勢下，將明顯重要。

近年來隨著老人與失能人口持續增加，為了降低家庭負荷並改善服務使用者之生活品質，政府提出了各種長期照顧政策與方案，2007年公布之「我國長期照顧十年計畫」所納入之服務需求估計與規劃更主導了當前長期照顧服務之輸送（蕭文高，2011）。長期照顧服務含括居家式照顧、社區式照顧及機構式照顧三個面向。長期以來臺灣的長期照顧以機構式為主，近年來透過長期照顧的發展，臺灣逐漸發展社區式及居家式的長期照顧。其中社區式的長期照顧，以日間照顧中心為主軸，日間照顧中心目的在於延遲高齡者因失智、失能而提早進入機構養護，同時協助家庭持續提供照顧，減輕家庭與照顧者的負擔，更朝普遍設置日照中心為主（蔡倩汝、謝秉銓，2013）。這是近年來政府在因應我國高齡化趨勢中，明

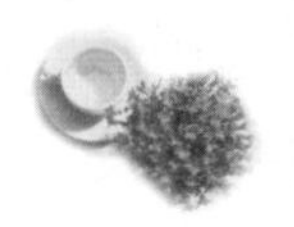

顯的社區照顧政策實現，也是我國目前與未來的主要服務模式，至此以往，社區的人力、經費、能量與專業化程度，都將有明顯的成長與要求。

三、社區照顧服務輸送模式

以現階段我國《老人福利法》與《身心障礙者權益保障法》之照顧服務法令而言，皆分為居家式、社區式及機構式服務的服務內容。然而現在我國政府積極將安養機構之功能擴散至社區中，老人「社區照顧服務」的整體照顧服務現況可以分為居家照顧與社區日間照顧兩種照顧內容（黃啟洲，2014）。這兩種照顧服務功能的差別在於居家服務乃將照顧服務資源連結至居家，服務使用者可以在家中即獲得各式照顧服務資源；日間照顧則是社區中心式的照顧資源服務提供，若社區服務使用者有需要之資源，均可以到日間照顧中心獲得所需的服務。黃啟洲（2014）認為居家照顧是長期照顧的最上游，也是服務資源需求最普遍的；而日間照顧對老人日後入住老人機構的身心適應極為重要，是一種從居家照顧過渡到機構照顧的緩衝過程。例如日照中心不但發揮在地老化的精神，長者也不需要因為身體機能的退化，而離開熟悉環境，造成心理壓力（蔡倩汝、謝秉銓，2013）。在社區照顧模式中，日間照顧中心扮演轉換的角色，幫助服務使用者得以在社區中接受照顧服務，又不至於擔心因為身體退化，而需離開原本生活的社區環境。

然而，臺灣的社區照顧服務發展，為因應人口老化之多元需求，逐漸將機構式照顧發展至多元的外展服務，以具便利性、可近性、個別化、在地化之服務，提供在地社區高齡者多樣的照顧服務（鍾文君，2000）。檢視臺灣長期照顧服務輸送主體（系統）的類屬可大致分為：機構提供單純照顧類型（住宿照顧）、機構提供多元服務類型（住宿照顧、日間照顧、喘息服務、居家服務、居家護理）、社福組織提供配合家庭照顧類型（日間照顧、托老）、醫療機構提供配合家庭照顧類型（日間照護、居家護理）、社福組織團體提供外展服務類型、非專職組織提供部分服務類型（社區、寺廟營養午餐）等六種類型（林明禎，2004）。臺灣現今社區照顧的類型其實相當多元，雖然有其功能體系得以分類，可是因為相關設立的機關不同，衍生了各式的社區照顧的模式。

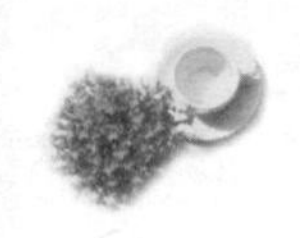

有關社區照顧服務的輸送，主要指的是將各項受照顧者所需的服務資源輸送到其手中。過程中重要的是將照顧服務所需的資源，予以管理與連結，經由服務管理者的操作，將服務資源提供至服務使用者（林明禎，2006）。在服務輸送過程中，為達到服務效益，更需形成社區的資源網絡，使資源得以有效的整合以提供至服務使用者（謝幼緯，2008），以滿足服務使用者的各項需求。除了社區照顧資源的輸送，在資源運送過程，其實也形成了社區的照顧網絡（黃源協，2000），照顧網絡從非正式網絡到正式網絡，可分為六種類型，包括非正式照顧者、互助團體、鄰里照顧團體、志工、正式建構的志願組織、公部門。社區照顧模式的目的就是要取代以往機構安置的模式，連結社區、鄰里及家庭等照顧資源，形成一個堅韌的資源網（陳燕禎，2008），如此社區照顧才能涵括所有正式與非正式資源網絡，這是基本服務網絡的概念（林明禎，2006）。所以在社區照顧的輸送模式中，含括各種正式與非正式的運作網絡，重要的是透過這些網絡的交集運用，以形成一個有效的服務輸送體系，確保社區照顧服務模式得以運作。

第四節 社區照顧相關法令與服務內容

一、社區照顧服務法規

目前臺灣為因應高齡化社會的來臨，民眾對於政府的長期照顧服務與照顧責任訴求越來越高，使得現階段由政府主導的社區照顧模式越來越成為主要的方向。當前臺灣針對長期照顧是以「社區照顧」為服務目標，依序提供居家式、社區式與機構式等三大層面之服務（黃松林、楊秋燕、陳宇嘉，2013）。此與現階段臺灣法令的訂立亦有關係。

依據《老人福利法》（2015年修訂），內容明定有關辦理長期照顧服務原則。第16條規定老人照顧服務應依全人照顧、在地老化、健康促進、延緩失能、社區參與及多元連續服務原則規劃辦理。直轄市、縣（市）主管機關應依前項原

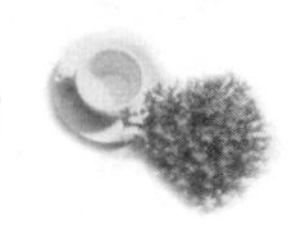

則，並針對老人需求，提供居家式、社區式或機構式服務，並建構妥善照顧管理機制辦理之。第18條明定社區照顧應提供之服務：為提高家庭照顧老人之意願及能力，提升老人在社區生活之自主性，直轄市、縣（市）主管機關應自行或結合民間資源提供下列社區式服務：保健服務、醫護服務、復健服務、輔具服務、心理諮商服務、日間照顧服務、餐飲服務、家庭托顧服務、教育服務、法律服務、交通服務、退休準備服務、休閒服務、資訊提供及轉介服務、其他相關之社區式服務。透過各類的服務資源，提供有關老人餐飲（包括送餐服務）、沐浴服務、家務服務、日間托顧等以社區照顧為主的老人福利服務措施，皆屬老年社區照顧範疇（莊秀美，2004），也是現階段臺灣長期照顧主要服務的範疇。

二、社區照顧服務發展、流程與服務內容

臺灣照顧管理機制的建構最早於1998年的「老人長期照護三年計畫」開始，推動各縣市成立「長期照護管理示範中心」，試辦長期照護單一窗口制度，提供長期照護資源整合與轉介，擔任轄區資源整合與轉介的工作（吳肖琪、蔡誾誾、葉馨婷，2003）。直至2001年行政院經建會推動之照顧服務福利及產業發展方案中，將「建立照顧服務管理機制，加強服務輸送系統」列為重點發展策略，明訂照顧管理的核心工作內容包括：(1)個案需求評估；(2)服務轉介；(3)資源通報系統，即有明確角色定位（吳肖琪、林麗嬋、蔡誾誾、張淑卿，2009）。2005年為實際解決衛政體系「長期照護管理示範中心」及社政體系「照顧管理中心」共同掛牌的現象，以整合照顧服務資源，行政院社會福利推動委員會長期照顧制度規劃小組於5月24日第二次委員會議決議將名稱統一為「長期照顧管理中心」（吳肖琪、蔡誾誾、葉馨婷，2003）。政府為提供服務使用者社區照顧服務，各縣市政府乃成立長期照顧管理中心，讓有需求的民眾可向長期照顧管理中心進行單一窗口申請，經評估符合資格者，即可獲得居家社區或機構式等多元而連續之服務。伴隨人口老化趨勢，我國需長期照顧人口快速增加，為回應長者社區照顧之需求，衛生福利部於2015年度試辦多元照顧中心（小規模多機能）服務，推動以社區為中心、實踐連續性照顧、打造個人化服務之照顧計畫，滿足長者照顧需求，落實全人照顧之政策目標（簡慧娟，2015）。整體臺灣推動社區照顧服務的過程，明

顯可見由政府有政策性的主導發展過程，使臺灣在因應快速人口老化、服務需求激增的過程中，政府不致缺席其角色，並逐步根據人民的需求，開辦各式服務。

有關我國長期照顧服務流程如圖 4-1：

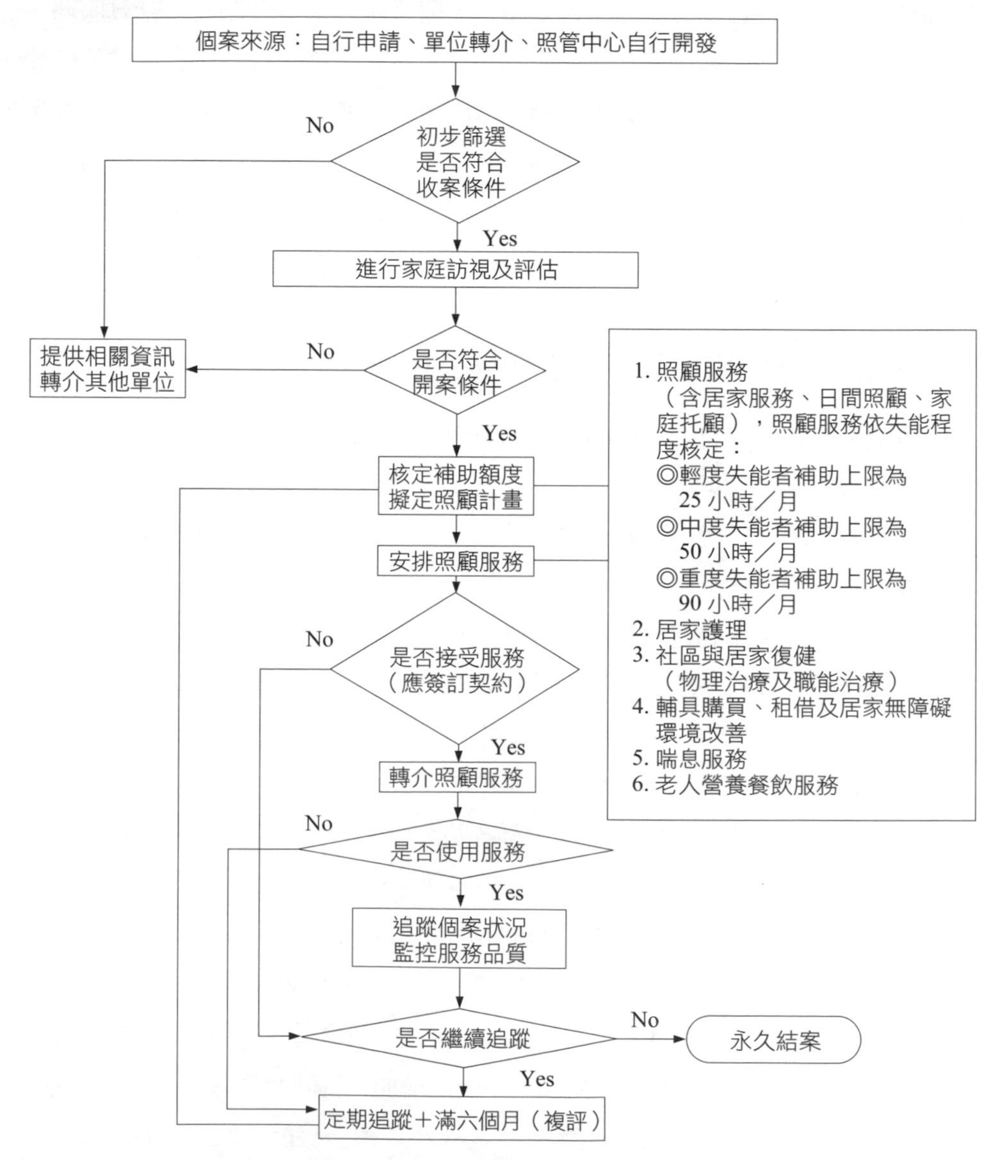

圖 4-1　長期照顧服務流程圖

（經行政院長期照顧制度推動小組 2010.8.2 修訂通過）

資料來源：衛生福利部護理及健康照護司（2013）。

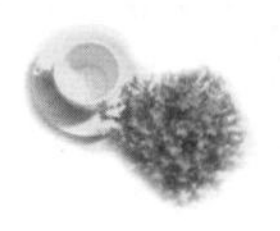

三、老人社區照顧服務模式具體內容

臺灣長期照顧包括居家照顧、社區照顧以及機構照顧三種服務輸送體系（黃旐濤、辛振三，2004）。於 2017 年新公布之《長期照顧服務法》，長照服務依其提供方式，區分如下：(1)居家式：到宅提供服務。(2)社區式：於社區設置一定場所及設施，提供日間照顧、家庭托顧、臨時住宿、團體家屋、小規模多機能及其他整合性服務。(3)機構住宿式：以受照顧者入住之方式，提供全時照顧或夜間住宿等之服務。(4)家庭照顧者支持服務：為家庭照顧者所提供之定點、到宅等支持服務。本文主要討論長期照顧服務，因此僅針對我國現有社區照顧服務進行資源介紹。

(一)居家式照護服務

提供服務使用者能在家中獲得正式與非正式的照顧服務資源，增強服務使用者在家中獨立生活的能力。其服務內容如表 4-1：

表 4-1　居家式照顧服務內容

服務項目	服務特性	服務內容
居家服務（長期照護型與身障型）：為使長期臥床及行動功能障礙、生活自理能力缺損之民眾，能在家中獲得持續性之照顧，經由受過訓練合格的照顧服務員定期至家中提供日常生活及身體照顧等服務，除了舒緩照顧者負荷外，又可提升生活及照顧之品質。	以「身體照顧服務」為主	包含協助沐浴、穿換衣服、口腔清潔、進食、服藥、翻身、拍背、肢體關節活動、上下床、陪同散步、運動、協助使用日常生活輔助器具等相關之居家服務。
	以「家務及日常生活照顧服務」為輔	包含換洗衣物之洗濯及修補、服務對象生活起居空間之居家環境清潔、家務及文書服務、餐飲食服務、陪同或代購生活必須用品、陪同就醫或聯絡醫療機關（構）等相關之居家服務。
家庭托顧服務：係指將服務對象送至照顧服務員住所內，提供身體照顧服務、日常生活照顧服務與安全性照顧，必要時可依服務對象之意願及能力協助參與社區活動。	身體照顧服務	協助如廁、沐浴、穿換衣服、口腔清潔、進食、服藥、翻身、拍背、簡易被動式肢體關節活動、上下床、陪同運動、協助使用日常生活輔具器具與其他相關服務。

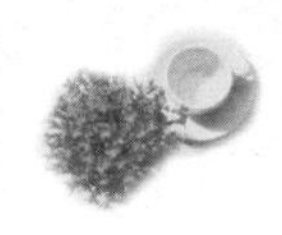

表 4-1　居家式照顧服務內容（續）

<table>
<tr><th>服務項目</th><th>服務特性</th><th>服務內容</th></tr>
<tr><td rowspan="2"></td><td>日常生活照顧服務</td><td>換洗衣物之洗滌及修補、文書服務、備餐服務、陪同或代購生活必須用品、陪同就醫或聯絡醫療機構、文康休閒及協助參與社區活動。</td></tr>
<tr><td>安全性照顧</td><td>注意異常狀況、緊急通報醫療機構、協助危機事故處理與其它相關服務。</td></tr>
<tr><td rowspan="2">喘息服務：喘息服務之補助應以照顧事實為依據，盡可能在照顧者呈現負荷過重前就介入；其次，為避免受照顧者剛離開醫院即接受機構式喘息照顧，降低回到社區生活的可能性，因此限定照顧者需照顧長達一個月以上者始可申請，本服務以本國家庭照顧者為服務對象，對於已僱請外籍家庭看護工之家庭暫不列入。</td><td>機構式</td><td>實際照顧長達一個月以上，因故暫時無法提供照顧，將失能者臨托至合約機構，讓照顧者得以休息。</td></tr>
<tr><td>居家式</td><td>實際照顧長達一個月以上，因故暫時無法提供照顧，委託喘息機構派居家照顧服務員至案家提供連續性六小時之照顧，讓照顧者得以休息。</td></tr>
<tr><td>居家護理</td><td colspan="2">一般傷口護理、符合個別需求的護理措施、一般身體檢查、代採檢體回院送檢、各種依個案需求的護理指導、營養及基礎復健運動指導、醫師訪診、適當社會或醫療資源諮詢。</td></tr>
<tr><td>居家復健</td><td colspan="2">提供居家復健師進行評估、家屬教育及諮詢、平衡訓練、行走訓練、輔具建議及訓練、被動關節活動並增加關節活動度、肌力並增加肌力訓練、環境評估及建議、基本日常生活功能訓練、複雜日常生活功能訓練、其他等服務。</td></tr>
<tr><td>老人營養餐飲服務</td><td colspan="2">對於行動困難者或需特別照顧者提供送餐到家服務。</td></tr>
<tr><td>輔具購買、租賃及居家無障礙環境改善服務</td><td colspan="2">失能者日常生活照顧及機能訓練之輔具、居家環境改善。</td></tr>
</table>

資料來源：作者整理自苗栗縣政府長期照護管理中心。

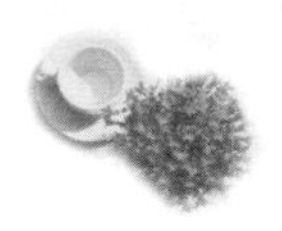

(二)社區式照顧服務

社區式照顧服務主要提供失能者，日間到社區服務單位接受各式服務，夜間則返家享有天倫之樂，是屬於居家式與機構式服務間的中繼服務模式。呂寶靜（1996）歸納了八項日間照顧的目的：(1)維持或改善案主功能；(2)增進案主的社會互動；(3)增加案主的滿足感；(4)維持或延緩案主進住機構；(5)提供照顧者喘息的機會；(6)協助照顧者回歸就業市場；(7)增強並延續照顧者的照顧能力；(8)降低長期照顧成本。社區式照顧服務其服務內容有下列數種（表 4-2）。

表 4-2　社區式照顧服務內容

服務項目	服務內容
社區式照顧服務	社區式照顧可保留長者享受親情的權利，亦可促進老人的健康暨生活品質。對家庭而言，經由將長者送至日間照顧機構，傍晚將長者接回，可預防家庭照顧者疲潰，同時幫助促進他們的生活品質提升，也可增強或延長家庭照顧者的照顧意願與能力，並可協助家庭照顧者回歸就業市場。 目前可以藉著日間照顧這樣的服務，減輕家人的照顧壓力，也讓老人不會一整天與家庭和社會脱節，亦能豐富人生、享受生活。
生活照顧	協助如廁、進食、服藥、拍背、輔具使用及其他相關日常生活照顧服務。
生活自立訓練	日常生活技能（如：進食、穿衣等）訓練。
健康促進	協助建立健康信念（例如：規律運動及均衡飲食）。
文康休閒活動	主要提供老人有關休閒、康樂、文藝、技藝等活動。
提供或連結交通服務	長期照顧專車，提供中、重度失能者交通接送服務。
家屬教育及諮詢服務	提供日間照顧家屬福利諮詢及照顧有關教育活動。
護理服務	監控及量測長輩生理狀況。
復健服務	提供物理治療、職能治療、日常生活功能、社交功能評估與訓練、復健衛教宣導。
備餐服務	提供服務使用者食用餐點。

資料來源：參考苗栗縣政府長期照護管理中心修訂。

(三)社區式日間照顧機構

提供社區中失能者早上到日間照顧中心接受各式服務，夜間則返回家中。屬於居家式與機構式服務間的中繼服務模式。其服務型態可以分為下列三種（表4-3）。

表 4-3　社區式日間照顧機構服務內容

服務項目	服務內容
長期照護型	日間照顧、家庭托顧、機構喘息、餐飲服務／送餐、社區復健及交通接送之服務。
身障型	日間照顧、餐飲服務、輔具及復康巴士之服務。
失智型	長照型內長期照護失智症日間照顧，及一般護理之家設置失智專區提供之失智症日間照顧服務。

資料來源：長期照護服務網計畫（第一期）（2013）。

(四)社區關懷照顧據點

由有意願的村里辦公處及民間團體參與設置，邀請當地民眾擔任志工，提供老人關懷訪視、電話問安諮詢及轉介服務，並視當地需求特性，提供餐飲服務或辦理健康促進活動。社區關懷照顧據點比較屬於關懷支持的型態，主要是提供社區長輩基本關懷與照顧的服務。每一關懷據點應至少具備下述四項服務項目之功能：(1)關懷訪視；(2)電話問安、諮詢及轉介服務；(3)餐飲服務；(4)健康促進活動（衛生福利部及社會家庭署，2015）。

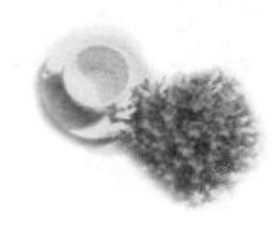

(五)社區照顧服務輸送案例

案例

幼安竹南日照中心

為因應高齡化社會及長期照顧之需求，普設社區式日間照顧中心，是落實社區照顧及在地老化的政策。幼安竹南日照中心的設立，院長林勤妹表示，將提供社區長輩照顧、輔療活動、社區樂活及情緒支持等，回饋在地社區長輩與身障者，讓長輩就近照顧，建立互助關懷的支持網路。

服務時間：週一至週五，上午八點至下午五點。

服務對象：設籍苗栗縣，日常生活活動功能（ADL）與工作性日常生活活動功能（IADL）需他人協助之失能者：(1)65 歲以上之老人；(2)55～64 歲原住民；(3)50～64 歲身心障礙者。

托顧方式：

1. 月托：每月受託日數達 12 天以上以月托計。
2. 日托：當日四小時以上，以一日計算。
3. 臨托：以小時為單位計算。

服務內容：日間照顧中心提供服務計有 12 項內容如下：(1)社會福利諮詢；(2)午餐服務；(3)職能評估；(4)藥事服務；(5)交通接送；(6)家屬支持活動；(7)護理服務；(8)營養評估及供餐；(9)復健及輔療活動；(10)身體照顧服務；(11)沐浴服務；(12)社區走訪活動。

老人日照服務申請流程：社區式日間照顧機構與日間照顧中心不同的地方在於，社區式日間照顧機構是以社區中原本的照顧機構，提供社區長輩日間的照顧服務，且主要是以日間托顧的型態提供服務，並不提供 24 小時的住宿服務。所以在服務理念、服務時間與服務提供上，與社區日間照顧中心相近，可是服務的主體與社區日間照顧中心並不相同。

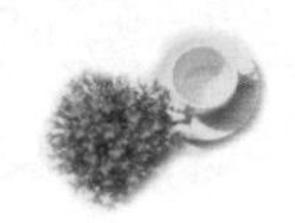

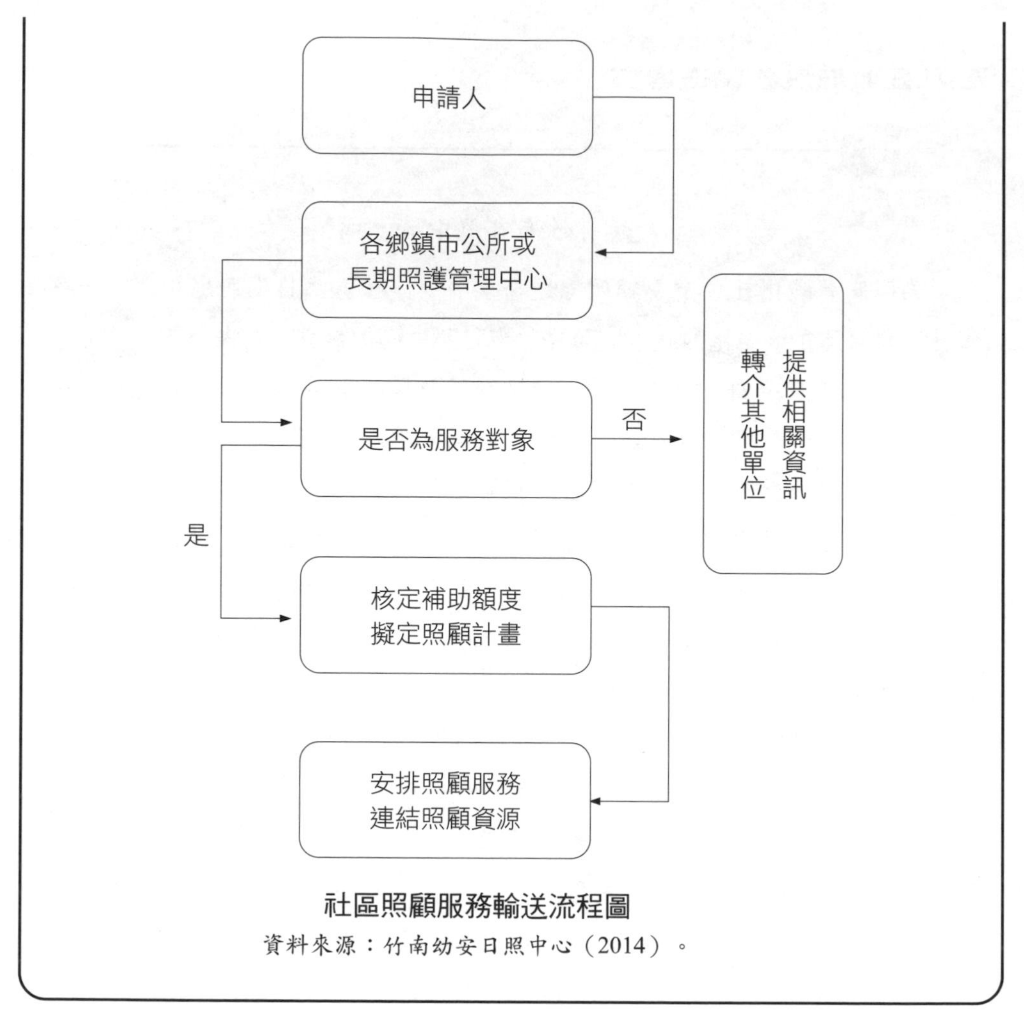

社區照顧服務輸送流程圖

資料來源：竹南幼安日照中心（2014）。

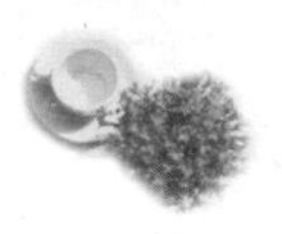

第五節 社區照顧服務目前的問題

目前我國還在摸索社區照顧的服務模式，在發展過程中也面臨一些問題，使得現有的社區照顧服務難以滿足多數人的需求，產生服務品質不一的現象（溫如慧，2011）。此外莊秀美（2009）指出目前臺灣社區照顧的問題有：(1)各式社區式服務單位整體的服務內容與功能重疊或角色模糊；(2)社區的服務場域也產生重疊性的問題。林明禎（2011）則提出目前照顧服務的問題有：(1)主要關注於失能者的居家照護問題；(2)服務使用者的評估過於粗糙；(3)居家服務補助忽略偏遠地區服務使用者的使用習慣；(4)長期照顧內容與居家服務相似；(5)日間照顧與居家服務的內容是可以互相代替的；(6)家庭托顧服務推動不易。基於上述的問題，可知目前我國長期照顧服務尚在摸索期，如何界定各項服務的功能，使各項服務的提供具有互補性，或者在長期照顧服務提供中，各階段有其明確的服務目標，都成了目前我國發展社區照顧服務主要需要思考的地方。

第六節 結論

我國現在已是高齡化國家，且以極快的速度往高齡國家邁進，臺灣從高齡化國家邁向超高齡國家不到 32 年的時間，可是卻得在這麼急迫的時間中，準備好長期照顧服務的提供，這對臺灣長期照顧服務的發展，著實是一項艱困的挑戰。現今我國以長期照顧十年計畫及甫完成的《長期照顧服務法》，希望盡速奠基長期照顧服務的基石，尤其是長期照顧十年計畫的運作，提供了長期照顧服務運行的基礎，即使在運作之初不是非常的盡善盡美，至少也是臺灣整體照顧服務發展很重要的階段。臺灣在相關社區照顧服務的模式上，銜接了機構式、社區式與居家式的服務串聯，逐漸形成以社區為基礎的緊密服務模式，對於需要長期照顧服務

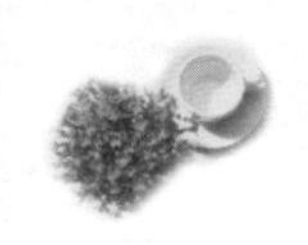

的民眾而言是一項重要的福音。隨著人口高齡化的需求不斷增加，政府與民間各式組織也不斷合作，期待提供一個符合民眾需求的社區照顧服務，因此即使挑戰在即，但在各式組織的通力合作下，相信日後的社區式照顧服務發展，一定會有不錯的前景，並為服務使用者提供完善的服務。

問題與習作

1. 讀者可以目前所在的區域，認識現存的社區照顧服務機構有哪些？分布於哪些社區？此有助於讀者從鉅相概觀角度認識在地社區照顧服務單位。
2. 呈上題，以所認識單位結合社區地圖，形成社區資源盤點的地圖，並在所屬社區地圖上，除了標示社區照顧單位名稱，可以再加上服務對象。如此，讀者可在此習作中建立起社區照顧資源網路分布圖。
3. 讀者除了上述社區照顧資源網路分布圖，可以統整整體社區、社區照顧單位、單位連絡電話、單位詳細地址、服務對象、收費情形，以表格製作呈現，如此即可自行完成社區照顧資源手冊，有利於面對服務對象時，可以立即提供適當的資訊與進行資源連結。

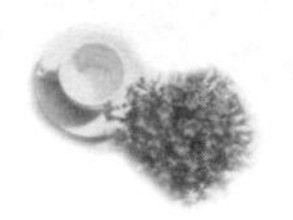

參考文獻

一、中文部分

內政部統計處（2016）。**內政部統計月報**。取自 http://sowf.moi.gov.tw/stat/month/list.htm

甘炳光（1995）。社區概念與推行原則。**社區發展季刊，69**，132-141。

江武忠（2007）。社區化長期照護體系——嘉義市個案管理模式為例。**長期照護雜誌，11**（1），27-34。

行政院（2015）。**「長照」，罩你我的老年**。取自 http://www.ey.gov.tw/pda/News_Content16.aspx? n=E9B83B707737B701&s=B673976FA94C528C

行政院全球資訊網（2017）。**長期照護服務網計畫（第一期）——102 年至 105 年（核定本）**。取自 b009.ttu.edu.tw/ezfiles/45/1045/attach/12/pta_17295_2794991_983 53.pdf

吳肖琪、林麗嬋、蔡誾誾、張淑卿（2009）。**長期照護保險法制服務輸送及照顧管理之評估**。行政院經濟建設委員會委託研究。

吳肖琪、蔡誾誾、葉馨婷（2003）。偏遠地區設置在地且社區化長期照護服務據點之發展。**社區發展季刊，141**，273-283。

呂以榮、林鴻玲、張琪芳、簡姿瑜（2006）。社區老人對日間照顧服務之認知與使用意願調查。**臺灣老人保健學刊，2**（2），18-32。

呂寶靜（1996）。**失能老人非正式和正式照顧體系關係之探就——以日間照顧服務方案之使用為例**。國科會專題研究計畫報告。

呂寶靜（1998）。老人非正式和正式照顧體系關係之初探：從家人和日托中心工作員協助項目的比較分析出發。**社會政策與社會工作學刊，2**（1），P3-38。

李瑞金（2001）。**老人社區照顧理論與實務**。臺北市政府社會局。

周月清（2000）。**英國社區照顧：源起與爭議**。臺北：五南。

林明禎（2004）。談老人社區照顧服務輸送品質。**社區發展季刊，106**，141-149。

林明禎（2006）。從多元資源網絡談老人社區照顧。**社區發展季刊，115**，141-149。

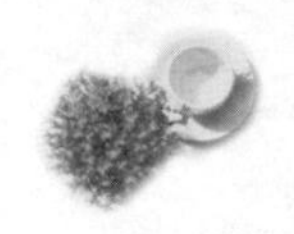

林明禛（2011）。「合作式競合」抑或「衝突性競合」——從日間照顧推動困境評析「長期照顧十年計畫」照顧服務。**臺灣健康照顧研究學刊，10**，17-35。

林麗雪（2006）。長期照顧福利產業的藍海。**長期照護雜誌，10**（4），343-354。

邱啟潤、李逸（2015）。以行動研究建立高齡家庭照顧者之友善性社區照顧服務模式。**福祉科技與服務管理學刊，3**（1），109-114。

苗栗縣政府長期照護管理中心（2016）。**長期照顧服務專區**。取自 http://www.miaoli.gov.tw/longcare/normalIndex.php? frontTitleMenuID=4165。

國家發展委員會（2012）。**中華民國 2012 年至 2060 年人口推計報告**。取自 http://cdnet.stpi.narl.org.tw/techroom/policy/2012/policy_12_037.htm

國家發展委員會（2016）。**中華民國人口推估（105 至 150 年）數據——中推估**。取自 http://www.ndc.gov.tw/Content_List.aspx? n=84223C65B6F94D72

莊秀美（2004）。長期照護的新趨勢——日本的「小團體單位照護」。**社區發展季刊，106**，150-158。

莊秀美（2004）。長期照護的新趨勢——日本的「小團體單位照護」。**社區發展季刊，106**，150-158。

莊秀美（2009）。從老人的類型與照顧需求看「居家照顧」、「社區照顧」及「機構照顧」三種方式的功能。**社區發展季刊，125**，177-194。

陳晶瑩（2003）。老年人之長期照護。**老年醫學，7**（3），404-413。

陳燕禎（2008）。福利？市場？臺灣照顧產業政策之初探。**通識研究集刊，12**，77-100。

陳燕禎、謝儒賢、施教裕（2005）。社區照顧：老人餐食服務模式之探討與建構。**社會政策與社會工作學刊，9**（1），125-165。

黃松林（2005）。重要社區照顧國家現況探討——英澳加的社區照顧。**銀色歲月歡喜尊嚴——老人照顧與服務連結**（頁 17-34）。

黃松林、楊秋燕、陳宇嘉（2013）。原鄉獨居老人社會照顧與社會文化脈絡模型。聯合勸募論壇，2（1），19-44。

黃啟洲（2014）。**長期照護產業的新興市場——日間照顧中心及居家照護中心的創新與整合策略**。臺灣大學工業工程學研究所學位論文，未出版，臺北市。

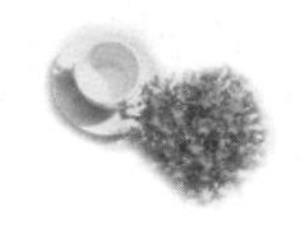

黃惠玲、劉錦螢、徐亞瑛（2006）。以家庭為基礎之社區失智症照顧模式簡介。**長期照護雜誌，10**（4），333-342。

黃旐濤、辛振三（2004）。我國老人長期照護政策執行之研究——以新竹市為例。**玄奘管理學報，1**（2），1-24。

黃源協（2000）。**社區照顧——臺灣與英國經驗的檢視**。臺北：揚智文化。

溫如慧（2011）。老人社區照顧——檢視臺灣、英國、與香港之政策。**臺灣健康照顧研究學刊，10**，73 - 87。

劉曉雲（2012）。社區老人長期照護之文獻探討。**中華職業醫學雜誌，19**（2），83-92。

蔡倩汝、謝秉銓（2013）。**臺北市日間照顧中心空間規劃及服務內容之比較研究**。載於物業管理學會論文集（頁 115-124）。

衛生福利部（2014）。**102 年老人狀況調查報告**。取自 http://www.mohw.gov.tw/cht/DOS/Statistic.aspx? f_list_no=312&fod_list_no=4695

衛生福利部（2013）。**長期照護保險規劃**。取自 http://www.mohw.gov.tw/cht/DOSI/DM1.aspx? f_list_no=213&fod_list_no=873

衛生福利部社會及家庭署（2016）。**社區照顧關懷據點**。取自 http://e-care.sfaa.gov.tw/MOI_HMP/HMPe000/begin.action

衛生福利部護理及健康照護司（2013）。**我國長期照顧十年計畫——101 年至 104 年中程計畫**。取自 http://www.mohw.gov.tw/CHT/DONAHC/DM1_P.aspx? f_list_no=581&fod_list_no=1402&doc_no=3411&rn=997656164

蕭文高（2011）。長期照顧服務需求估計與規劃之檢視。**臺灣高齡服務管理學刊，1**（1），47-74。

謝幼緯（2008）。**社區公設民營老人安居住宅之研究——以新店屈尺社區「頤苑自費安養中心」為例**。國立政治大學地政研究所碩士論文，未出版，臺北市。

謝美娥（1993）。**老人長期照護相關論題**。臺北：桂冠。

鍾文君（2000）。老人福利機構辦理外展服務之發展——以臺灣老人安養、養護機構為例。**社會發展研究學刊，8**，1-32。

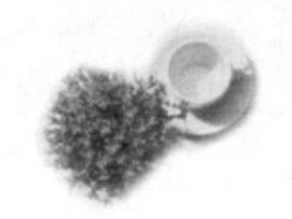

簡慧娟（2015）。社區整體照顧——多元照顧中心（小規模多機能）服務。**長庚科技學刊**，**23**，15-22。

二、英文部分

Fernández, J.-L., Forder, J., Truckeschitz, B., Rokosova, M., & McDaid, D. (2009). How can European states design efficient, equitable and sustainable funding systems for long-term care for older people? *Policy Brief, 11*, World Health Organisation Europe, Copenhagen.

Kump, S., & Sabina J. K. (2010). Intergenerational community learning, education and cooperation. *Teorija in Praksa, 47*(6), 1171-94.

Loughran, K. (2003). *The idea of community, social policy and self*. Belfast: AJP Publications.

McAuley, W. J. (2001). Covenants of care: The symbols of community support for elders in the all-black towns of Oklahoma. *Journal of Aging Studies, 15*, 163-82.

Ngai, L. R., & Pissarides, C. A. (2009). Welfare policy and the distribution of hours of work. *CEP Discussion Paper, 962*.

Roh, H. W., Hong, C. H., Lee, Y., Oh, B. H., Lee, K. S., Chang, K. J., Kang, D. R., Kim, J., Lee, S., Back, J. H., Chung, Y. K., Lim, K. Y., Noh, J. S., & Kim, D. (2015). Participation in physical, social, and religious activity and risk of depression in the elderly: A community-based three-year longitudinal study in Korea. *PLoS ONE, 10*(7), 1-13.

World Health Organization. (2004). *A glossary of terms for community health care and services for older persons*.

第五章

社區型日照中心之運作

何慧英、黃旐濤

本章學習目標

1. 知道社區照顧據點及其運作方式
2. 知道社區型日照中心的內涵
3. 清楚社區型日照中心的運作模式
4. 能將所學之社區型日照中心的運作技巧，實際運用於附近社區中

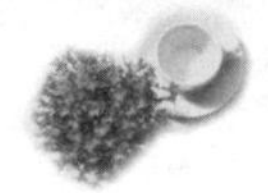

摘要

1. 建立社區照顧關懷據點計畫是目前台灣最普及的社區照顧方式。
2. 建立社區照顧關懷據點必須完成下列四項工作中之三項：電話問安、關懷訪視、健康促進、餐飲服務。
3. 社區型日照中心就像長輩的托老所：白天到中心接受適切的照顧並安排活動，晚上則回到各自家中，與家人共享天倫之樂。
4. 社區型日照中心的服務項目，包括生活照顧、生活自立訓練、健康促進、文康休閒活動、生活才藝、社交發展、餐飲服務等。
5. 社區型日照中心的工作人員，除了主任之外，尚有社工、護理、照顧服務員等專業人員。
6. 社區型日照中心收托對象，包括 65 歲以上老人，55 歲以上山地原住民，50 歲以上身障者，且 ADL 或 IADL 符合規定者。

案例

老王過了 81 大壽之後，記性就越來越不行了。先是東西亂擱亂放，經常在找東西；然後出門以後忘了回來的路。這一次是正在燒開水時隔壁陳伯伯來訪，兩個老人聊到忘我，開水都燒乾了，鐵壺也發出焦味，如果不是陳媽媽過來叫陳伯伯回家吃飯發現，肯定會釀成巨災！

王家子女商量結果，白天放老人家一人在家也不是辦法，因此就把他送去村頭的社區型日照中心。現在每天早上七點半，老王與兒子、孫子同時出門，搭日照中心的交通車「上學」去。下午四點半，才與孫子同時回到家。日照中心有幾位跟他一樣輕度失智的長輩，常常一起聊童年趣事、玩竹蜻蜓、摺紙飛機，過著樂不思蜀的生活。

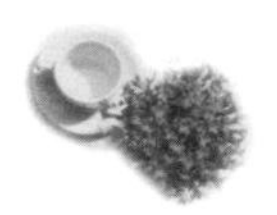

第一節 社區照顧據點

隨著醫學的發達，公共衛生的進步，以及國人對健康觀念的日漸重視，台灣國民的平均餘命，也逐年延長。根據2014年底的統計資料，台灣男性的平均餘命為79歲，女性更高達83歲，然而壽命越長，老化以後機能退化的情形也日漸明顯，在同一份調查顯示，台灣65歲以上的老人，80%有一項以上的慢性病，雖然生活能夠自理，但放任他們獨居確實有潛在的危險。加上年紀大了以後，社會參與日益退縮，更難達到世界衛生組織（WHO）對健康（Health）定義：「生理、心理以及社會參與的全面無礙」。因此如何讓輕度失能、失智長輩，獲得更周延的照料，一直是台灣政府、民間努力的目標。

1995年，內政部提出「福利社區化」的概念，正式開始了台灣社區照顧的腳步，而2005年的「建立社區照顧關懷據點實施計畫」，則是落實台灣的社區照顧。迄2016年止，苗栗縣共有76個照顧據點，推估全台灣有1,550～1,750個據點（因據點不斷新設，故很難有確切數字），且遍及各鄉鎮市，幾乎每個村里都有一間，可說已經完全普及到如過去柑仔店的地步。而且除了沿襲原來柑仔店溝通鄰里情感、建立社區共識之功能外，更增加了衛生促進、電話與家訪關懷，甚至供餐等功能，因此對社區的影響也就更加深化了。

根據社區照顧關懷據點操作手冊的規定，每一據點應至少具備下述四種服務項目之任三種。

1. 電話問安。
2. 關懷訪視。
3. 健康促進。
4. 餐飲服務。

一、電話問安

(一)實施目的

藉由定期或不定期電話聯絡，瞭解個案近況，適時予以關懷，並及時發覺不正常之狀況。

(二)操作方式

1.週期：一般個案每二至三天一次，新個案或特殊個案則是每天。

2.問安內容：身體狀況、生活狀況、心理狀況、活動邀請、其他宣導等。

3.談話完畢，填寫紀錄，呈閱。

(三)注意事項

1.請注意保密原則。

2.應遵守工作倫理。

3.如發現狀況異常或沒人接聽，應迅速反應，俾便透過其他管道查證或實施關懷訪視。

二、關懷訪視

(一)實施目的

前往案家訪視，得以觀察個案狀況，適時予以協助。

(二)操作方式

1.週期：一般個案一個月一至二次，新個案為接案後三天內，特殊個案則隨時或每天。

2.訪視內容：身體狀況、生活狀況、心理狀況、活動邀請、其他宣導等。

3.訪視完畢，填寫紀錄，呈閱。

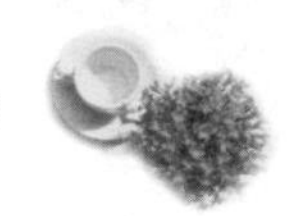

(三)注意事項

1. 請注意保密原則。
2. 應遵守工作倫理。
3. 如發現狀況異常（如個案生病等）應迅即處置，並立即回報。
4. 可利用訪視機會與個案家人或鄰居建立關係，以利協助個案平日生活照顧及健康促進。
5. 可趁機進行其他服務，如：環境整理、生活用品提供（米、麵條……）、衛教宣導等。

三、健康促進

(一)實施目的

藉由健康促進活動，消極減緩老人健康惡化，積極強化老人預防醫學的措施，減少病弱機會，使老人更健康。

(二)操作方式

1. 健康操。
2. 量血壓、血糖（需護理人員操作）。
3. 體適能訓練。
4. 飲食控制（真食物、好食物、全食物）。
5. 健康講座。
6. 衛教宣導。

(三)注意事項

1. 健康促進要求每天做，持之以恆。
2. 長輩之交通方式要事先安排；如以步行方式，特別注意安全。
3. 可將三至五人分為小組，選出小組長，由老人來管理老人，互相督促，互相打氣。

4.不定期以競賽方式進行（如：每天走路5,000步等），可收到令人驚喜的效果。

四、餐飲服務

(一)實施目的

藉由餐飲服務，均衡老人營養，並鼓勵老人走出家門，積極參與社會，與他人互動。

(二)操作方式

1.供餐頻率視可運用之經費或食材而定，原則上每週不少於一餐；且考量長者作息，盡量以中餐為主。

2.食材可在市場購買，或接受贊助。可鼓勵社區民眾將自己種植之蔬菜或雞鴨蛋，以定期定量方式提供，以表支持。

3.經費來源可寫方案申請補助。社區民眾如願共襄盛舉，亦表歡迎。但依台灣勸募條例之規定，未經主管機關同意，不得公開募款。

4.供餐地點盡量以集中方式為主，以鼓勵長者走出家門與他人互動。社區活動中心、廟埕，甚至國小空教室都是不錯的選擇。

5.膳煮方式可利用社區活動中心的設備，或與國中小訂營養午餐。

(三)注意事項

1.衛生安全第一，食材如不新鮮絕不使用。隔餐亦盡量不要使用。

2.如有長者因傷病不便出門，可由志工送餐到宅，不要疏忽。

3.用餐當日活動盡量多元，如：健康操、量血壓，健康講座等，以擴大效果。

4.可與當地衛生所合作，推動公共衛生，或協助營養設計。

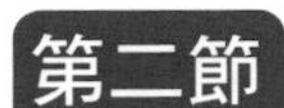

第二節 社區日照中心——以苗栗縣象山園日間照顧中心為例

一、設立緣起

因應高齡化社會及長期照顧之需求，普設社區型日間照顧中心，是落實社區照顧及在地老化的政策，也是中央為達成 2016 年底布建「一鄉鎮一日照」的目標。依據人口統計資料顯示，苗栗縣截至 2014 年 5 月止，老人人口數為 78,090 人，占總人口數 13.79%，在台灣地區排名第五位；然而頭屋鄉 65 歲以上老人有 1,929 人，高於全縣平均，達 16.91%，更需要設置日間照顧中心，頭屋鄉象山社區發展協會於開辦前後至各單位拜訪、宣傳、推動，陸續讓長者來到中心，終於在 2015 年 6 月 26 日開辦了「象山園日間照顧中心」，並由縣長親自揭牌正式開幕了。

社區型日間照顧中心就像是長輩的托老所，白天家人外出工作時，家中失能或失智的長輩可安排到日照中心接受適切的照護，包括生活照顧、生活自立訓練、健康促進、文康休閒活動、生活才藝、社交發展、餐飲服務等。藉由照顧人員的照顧、陪伴及帶領活動，滿足失能或失智長者身體及心理的需求，建立長輩的自信與尊嚴，進而延緩退化並獲得良好的生活品質，可讓子女安心去工作打拼，也減輕照顧者的壓力。

象山園日間照顧中心設立於苗栗縣頭屋鄉象山村象山路 4 鄰 197 號，位於頭屋鄉象山社區（鄉村型）以農業、客家為主的村落，民風純樸，富有苛刻耐勞、勤儉持家之風尚，社區產茶結合在地生活文化進行，對老人具有生活機能上特定意義並增添生活樂趣，讓每天生活宛如在家、有話家常、熟悉、又可一起與夥伴同樂，快樂過著每一天。

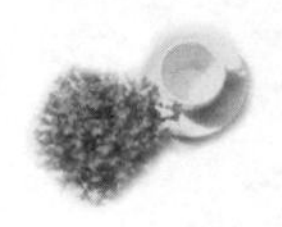
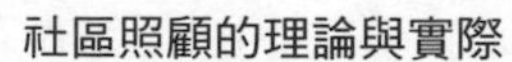

日間照顧中心可以服務頭屋鄉及鄰近如苗栗市、公館鄉、造橋鄉及後龍鎮的長輩們，家中失智或失能有長期照顧服務需求的65歲以上長者，或50歲以上身心障礙者，只要向苗栗縣長期照護管理中心申請，經評估核定者則可獲得日照中心之服務，並依照服務對象、經濟狀況及失能程度，來提供不同比例的補助費用。

二、服務目標

1. 依據《老人福利法》，維護老人尊嚴與健康，安定老人生活，保障老人權益，增進老人福利。
2. 老人照顧服務應依全人照顧、在地老化及多元連續服務原則規劃辦理。
3. 經日間照顧中心一定期間的機能訓練後，回到家中能主動繼續練習。

三、服務內容

生活照顧、生活自立訓練、健康促進、文康休閒活動、提供及連結交通服務、家屬教育及諮詢服務、護理服務、諮詢服務、備餐服務等。

四、服務對象

1. 符合我國「長期照顧十年計畫2.0」收托對象者：
   (1) 實際居住苗栗縣之65歲老人／IADL獨居老人、55歲以上（山地／失能平地）原住民、50歲以上身心障礙者、49歲以下失能身心障礙者、65歲以上失能／衰弱者，與50歲以上失智者。
   (2) 經日常生活活動功能（ADL）或工具性日常生活活動功能（IADL）評估，日常生活需他人協助者。
   (3) 未接受機構收容安置、未聘僱外籍看護工或幫傭者、未領有政府提供之特別照顧津貼或其他照顧費用補助者。但接受長期照顧十年計畫之其他服務補助（不含長期照顧機構服務）者，不在此限。
   (4) 重度失能或有特殊需求者將由中心社工評估是否收托。
2. 其他經主管機關或中心社工評定（自願全額自費）之老人。

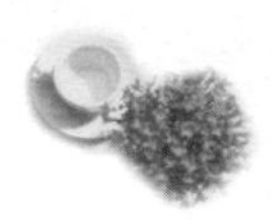

五、服務項目

1. 生活照顧：提供單元照顧、生活陪伴、個別化照顧及靈性照顧。
2. 生活自立訓練：與老人一起生活、塑造生活樂趣。
3. 午餐／點心：提供健康、優質之點心與餐飲。
4. 午憩：提供住家式溫馨之午休場所。
5. 多元健康促進系列活動：配合節慶、慶生及其他各活動，提供老人多元健促活動。
6. 文康休閒活動。
7. 設計適合老人之文康活動、身心機能活化運動。分為動態與靜態活動，協助老人培養個人喜愛之休閒活動。例如：懷舊、唱歌、手語、舞蹈、香功、太極拳、美勞、槌球、元極舞、健康操、按摩、影片欣賞、唱遊律動、電視、戶外活動、散步、聊天等。
8. 提供或連結交通服務：提供快樂上下課的交通服務。
9. 護理服務：每日測量血壓、體溫，定期測量血糖，牙、眼科等健康諮詢服務。
10. 多元系列課程。
11. 不定期舉辦銀髮族系列講座、生活保健系列講座等。

六、收托條件

1. 需長時間臥床或身上需三管之一維持者則無法收托，具下列三項條件皆吻合者，得提出試托申請：
   (1) 檢附三個月內體檢單，項目應該包含：皮膚、抽血基本檢驗、尿液檢驗、胸部X光、A/B肝炎、愛滋病、梅毒、肺結核、糞便檢驗（阿米巴性痢疾、桿菌性痢疾及寄生蟲感染檢查）。
   (2) 無法定傳染病、不具暴力行為，不致嚴重干擾其他老人者。
   (3) 具備基本行動能力，至少能使用助行器行走或能坐輪椅者。

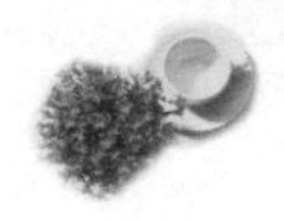

2. 試托期間為兩天，試托期滿，經中心社工評定適應狀況良好者，始得提出收托申請（上述適應狀況標準為關係適應情形、對日照中心接受度、對環境熟悉度、膳食適應情形、作息適應情形、活動適應情形）。
3. 試托期滿，不符合收托條件標準，中心將予以婉拒收托。

七、需備文件

以下資料於確定試托前需至中心繳交：

1. 身分證影本。（供填寫資料使用）
2. 三個月內體檢單，項目如前述。
3. 老人簡易自傳表、簡易疾病史。
4. 身心障礙手冊（證明）影本。
5. 低收入戶或中低收入戶證明文件。
6. 臨床失智症評估量表（CDR）。

（4～6 點無則免附）

八、攜帶物品

於試／收托期間，請攜帶個人用品至中心使用（■為必備，□為個人需求）

■喝水用杯（建議為不銹鋼保溫杯）

■餐具（碗、湯匙、筷子）

■寢具（枕頭、棉被或被單）

■備用衣物（衣服、褲子、內衣褲等）

□口腔清潔用品（牙刷、牙膏、杯子、假牙清潔劑等）

□常備藥品（例：個人慣用的萬金油、綠油精等）

□其他（依個人需求，例：衛生紙、復健褲、老花眼鏡等）

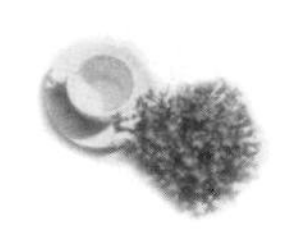

九、其他注意事項

1. 需於中心用藥者請帶附有藥名及醫囑之藥袋及藥物，並簽訂托藥同意書。
2. 若有約束之需要，須簽訂受照顧人約束同意書。
3. 為維護受照顧人健康，預防團體交互感染，當受照顧人有咳嗽現象時請戴口罩。若體溫達 38°C 有發燒現象或疑似感冒症狀，請留在家中休息，並告知中心以利辦理請假作業。
4. 有請假、陪同就診需求者，請於一天前告知中心。
5. 試托申請或臨托亦應繳付體檢單。

十、照顧服務費補助、收費一覽表

表 5-1　象山園社區日照中心收費標準

類型	失能程度／福利身分別	輕度失能 每月補助 25 小時	中度失能 每月補助 50 小時	重度失能 每月補助 90 小時
		自付	自付	自付
以月計算	一般戶	7,500	6,000	5,400
	中低收入戶	6,500	4,000	1,800
	低收入戶	6,000	3,000	0
以日計算	一般戶	790	580	440
	中低收入戶	730	460	280
	低收入戶	700	400	200
備註	※每月托顧費用：輕度 11,000 元、中度 13,000 元、重度 18,000 元。 ※每日托顧費用：1,000 元，每小時托顧費用 200 元。 ※月費內含：午餐、早（晚）點心、照顧服務費、護理技術費。 ※月費未含：交通費、個人耗材、洗澡、復健、醫療掛號、陪同就醫費。 ※失能或失智程度依長照管理中心的判定為補助標準。 ※長照管理中心規定當月照顧服務日未達 15 日以上時，依實際收托天數計算。 ※其他費用：洗澡、早餐、晚餐、陪同就診。			

十一、交通接送費用

表 5-2　社區日照中心交通接送費用

政府補助	1. 政府補助標準：輕度失能補助每月 6 天、中度失能補助每月 12 天、重度失能補助每月 20 天。 2. 路程未滿 20 公里者，每天每趟（來回）補助 60 元；路程達到 20 公里者，每天每趟（來回）補助 75 元。
自行負擔	1. 家屬自行接送無須負擔交通接送費用。 2. 交通接送費用以每日來回里程數計算，目前每公里費用為 10 元。 3. 若因交通接送成本持續增加，將呈報主管機關後適度調整費用。
備註	※有位入住者為中度失能，住家離日照中心 5 公里。 交通費用為 5×2（每日往返）×10（每公里費用）×22（日照天數）＝ 2,200 元，補助費用為 60×12 天（中度失能）＝ 720 元，自付費用 2,200 −720 ＝ 1,480 元。

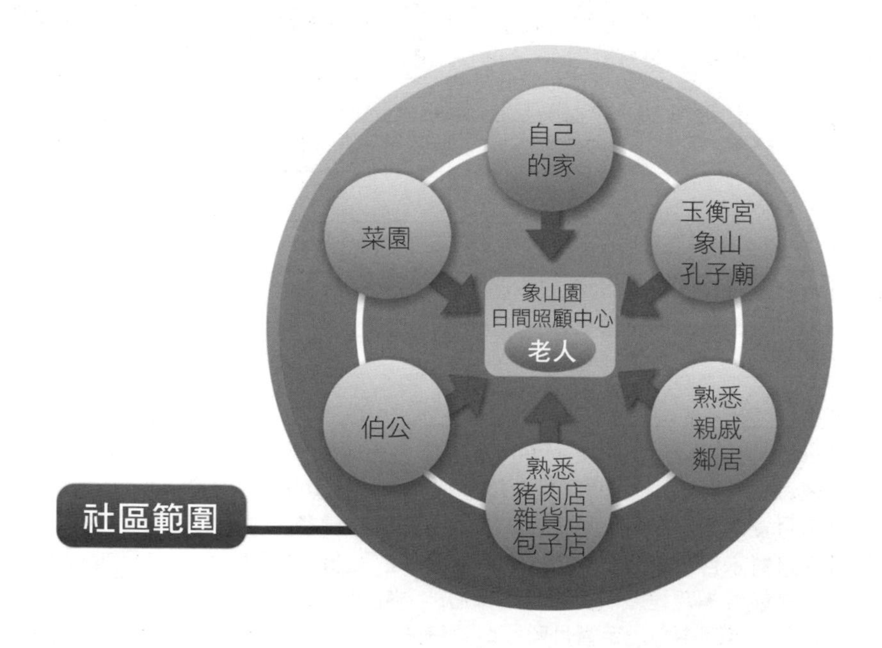

圖 5-1

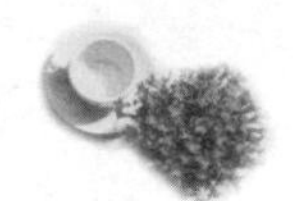

第三節 社區日照中心的操作實務

一、社區型日照中心的服務內容

1. 生活照顧：協助如廁、進食、服藥、拍背、輔具使用及其他相關日常生活照顧服務。
2. 生活自立訓練：日常生活技能（如：進食、穿衣等）訓練。
3. 健康促進：協助建立健康信念（如：規律運動及均衡飲食）。
4. 文康休閒活動。
5. 提供或連結交通服務。
6. 家屬教育及諮詢服務。
7. 護理服務。
8. 復健服務。
9. 備餐服務。

二、行政組織及人力配置

表 5-3　社區日照中心行政組織及人力配置

職稱名稱	職務內容	職務代理人
主任	統籌、規劃日間照顧服務中心各項業務。	社區總幹事
內部督導	個案管理、方案執行、督導中心各項業務。	無
外部督導	提供顧問諮詢、協助學術與實務的整合。	無
社會工作員	個案管理及心理評估、方案執行與評估、社區活動規劃與執行、社會資源連結與運用、人員教育訓練規劃、家屬聯繫。	其他社工
護理師	個案健康照顧管理、護理照顧、身心功能評估、方案執行、日間活動規劃。	其他護理師
照顧服務員	個案照顧服務、活動帶領、生命徵象監測、課程協助、環境維持及清潔、庶務協助。	其他照服員 社會工作師
司機	個案交通接送、車輛保養、活動帶領、課程協助、環境維持及清潔、庶務協助。	社會工作師

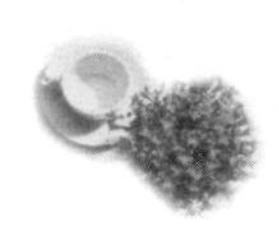

三、日間照顧中心服務流程

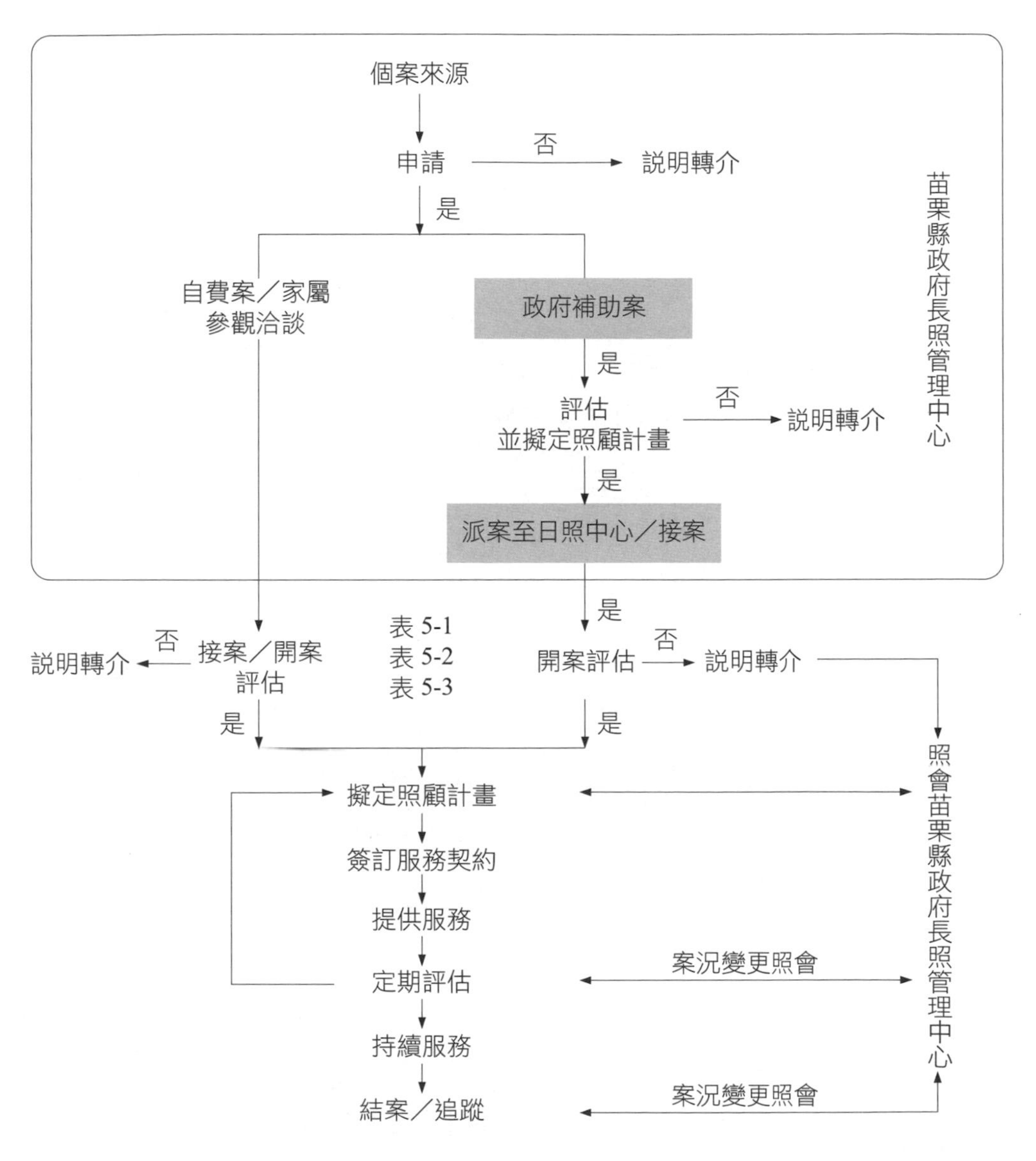

圖 5-2　日間照顧中心服務流程

四、開案與結案流圖

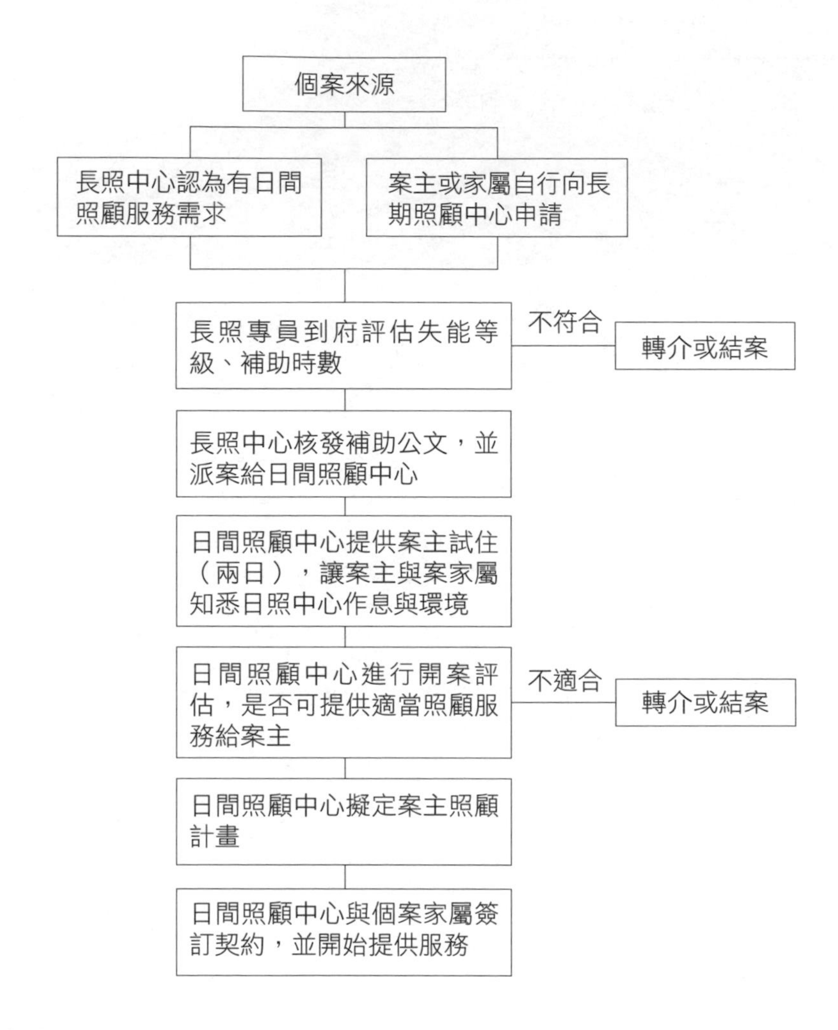

結案流程圖：

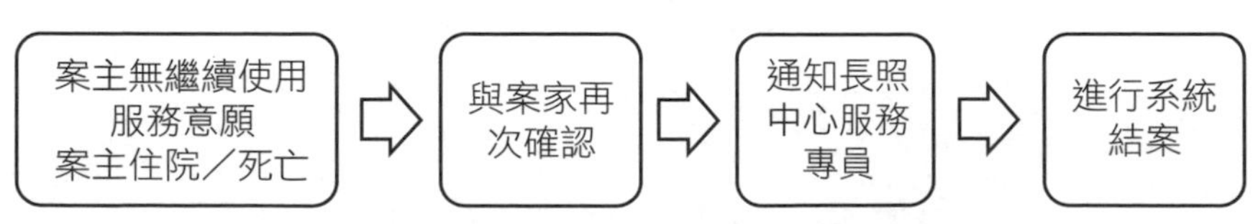

圖 5-3　社區日照中心開案與結案流程

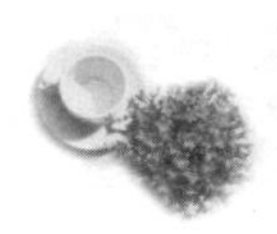

五、照顧服務員的工作內容

表 5-4　照服員的工作內容

日常照顧	1. 日常生活照顧（早餐、餵食、洗臉、刷牙、洗澡、如廁、梳頭髮、更換衣物）。 2. 每月依照排定日期測量體重並詳細記錄。 3. 協助行走和肢體運動。 4. 定時如廁和更換紙尿褲。 5. 促進個案的自理能力。 6. 必要時協助個案洗澡及換衣物。
活動帶領	帶領活動並記錄：現實導向、讀報、早操、認知小組、感官小組、懷舊小組、音樂輔療、外出活動、美食時間、身心活化、體能運動、肢體運動。
記錄	1. 詳細填寫各項工作紀錄表單、簽名處亦應完整清晰。 2. 當日紀錄當日完成，不可拖延及遺失。 3. 除蟲記錄、冰箱溫度記錄。
環境清潔	1. 依設定的工作內容和時間流程執行每日地板、桌面、廁所、廚房等清潔及消毒。 2. 隨時維持中心各項硬體設施的清潔及整齊，並定期整理過期物品，將損壞物品報修、報廢。
會議	1. 每週一次內部會議，針對各照顧個案的狀況報告，並提出改善措施。 2. 會議記錄由照顧服務員輪流記錄。 3. 參加每月內部營運會議及個案研討會。
安全維護	1. 注意長輩異常情緒和問題行為，並加強處理技巧及預防意外措施。 2. 發現個案任何異常的狀況時，應立即通報護理人員或主管並協助處理。 (1)環境安全設施設備的維持及報修。 (2)個案的安全評估與意外事件的預防。 (3)意外事件發生過程、處理技術及記錄。
交通協助	1. 每日交通車到達時的接送和安全維護。 2. 每日送個案安全上交通車，並攜帶個案的個人物品和聯絡資料。 3. 必要時協助交通車駕駛工作。
問題行為的處理	1. 接受護理人員的指導，瞭解個案問題行為、異常情緒等發生原因，並學習處理模式、定期記錄，盡量降低發生的頻率。 2. 執行正確的處理方法和記錄。 3. 每週記錄，做為提升照顧品質的參考。

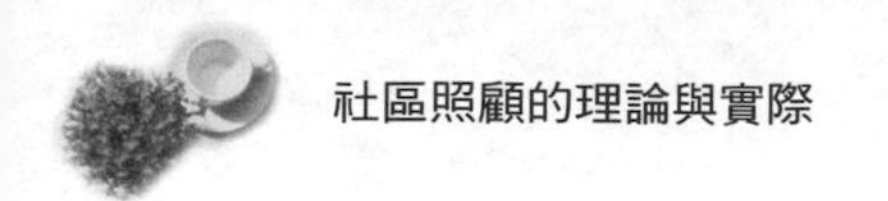

六、社工員的工作內容

(一)偕同照服員擬定照顧服務計畫

1. 參考資料
   (1) 家屬聯絡簿。
   (2) 第一線照服員觀察回報。
   (3) 用藥、就診情況。
   (4) 定期 ADL 評量。
2. 完成紀錄
   (1) 個案照顧計畫。
   (2) 護理計畫表。
   (3) 家屬聯絡簿。
3. 運用方式：依長者的需求評估，擬定個人化的具體照顧計畫，定期檢視及修訂照顧計畫，確實執行照顧計畫並記錄，至少每六個月與家屬討論長者身心狀況，並依需要修正服務計畫。
4. 常見之個案資料記錄
   (1) 日間照顧中心服務接案表。
   (2) 服務契約書。
   (3) 新進個案適應評估表。
   (4) 個案基本資料。
   (5) 簡易智能量表與快樂及痛苦指數。
   (6) 巴氏量表 ADL 評估表。
   (7) 個案照顧計畫。
   (8) 護理需求評估表。
   (9) 護理計畫表。
   (10) 個案就醫、用藥紀錄表。

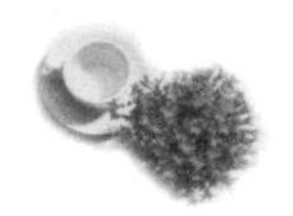

(11) 個案動態紀錄表。

(12) 家系圖。

(13) 緊急意外事件報告單。

(14) 其他。

(二)與家屬建立聯繫

常見之聯繫方式如下：

1. 電話訪問：案主未能正常接送時，使用每週電訪關心近況。
2. 家庭訪問：案主有異常傷口、瘀青時，先電話詢問家屬，若有異常將進行家訪，視情況決定是否通報。
3. 家庭聯絡簿：進行本周長輩情況、事件通報。若家屬於聯絡簿無回應，將進行電話訪問，若仍無回應，則安排家訪。
4. 聯誼座談會：如週年慶、生日活動、三節活動等。
5. 設立諮詢專線。

(三)建立社區資源連結

常見的社區資源及運用方式如下：

1. 公私產業機構：經費、人力及物力支援。
2. 人民團體及社團：
   (1) 電腦研習訓練。
   (2) 導覽人才訓練。
   (3) 講習訓練。
   (4) 客家糕點 DIY 製作。
   (5) 阿公阿婆客家戲坊。
3. 學校單位：
   (1) 教育指導。
   (2) 配合各項活動、場地協助及指導。
   (3) 提供人力、場地。

(4) 現場技術指導。

4. 醫療機構：

(1) 新陳代謝症候群、各種癌症防治講座。

(2) 每個月與醫師健康有約——牙醫、眼科、健檢。

(3) 血糖檢測。

(4) 失智和憂鬱防治宣導及諮詢。

5. 公部門行政機關：

(1) 健康促進系列活動。

(2) 配合活動宣導。

(3) DIY 教材發放。

(4) 宣導品提供。

(5) 活動秩序維持。

(6) 提供人力及場地。

第四節 結語

長輩的樂園、朋友同樂、終生學習

安享晚年、在地老化

落實照顧服務與關懷社區化

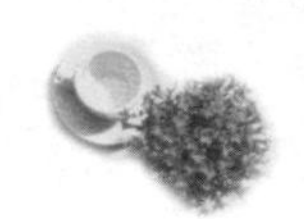

問題與習作

1. 拜訪附近的社區關懷照顧據點，瞭解他們的服務內容，並訪問兩位老人，瞭解他們對服務的滿意度和建言；訪問社區理事長，請問他們有無成立日照中心的規劃。
2. 拜訪附近的社區型日照中心，瞭解他們對服務的滿意度和建言；訪問社區理事長，請問他們有無成立日照中心的規劃。訪問中心主任，有無向上延伸承辦十年長照 2.0 計畫中的 A 級旗艦店的意願？
3. 幫前兩個單位試作一份SWOT分析，比較有何差異？並指出他們的前進策略與撤守策略。

（本章部分內容由象山園日照中心提供；工作人員在受訪時無私地分享工作經驗和心得，特此致謝。）

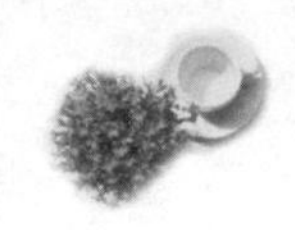

參考文獻

苗栗縣政府（2014）。社區照顧關懷據點操作手冊。

苗栗縣政府（2016）。日間照顧服務輔導考核表。

陳怡如等（2013）。老人福利服務。台中：華格那。

陳燕禎（2012）。銀髮族照顧產業之發展。新北：威仕曼。

黃久秦等（2010）。老人學概論。台中：華格那。

黃旐濤（2016）。老人學。新北：全華。

第六章

護理之家型照護中心的運作

鄭涵菁

本章學習目標

1. 以「尊重生命」及「長者為尊」的服務精神，熟悉人性化、個別化的照護，使長者享有安全、溫馨、尊嚴、舒適的生活品質
2. 熟悉照護管理系統工作準則

摘要

護理之家照護理念是引導照護團隊提供合宜的長期照護過程，機構住民以多重慢性病長者居多，為使住民能獲得人性化、個別化的照護，使其晚年仍能享有安全、尊嚴、舒適的生活品質。

人性尊嚴——尊重住民，依其個別需要，提供人性化的照護及關懷。

安全安心——熱忱的醫療團隊專業人員，提供全年無休每日24小時專業照護服務，採用安全可靠的輔具、無障礙設施，有專業物理治療師執行日常生活功能訓練，將其剩有功能發揮至極盡，照護團隊專業、愛心、親切、溫馨的照護，使家屬能放心。

靈性關懷——除日常生活照護、每日安排休閒活動外，提供定期戶外活動增進交誼與維持社區互動，並透過靈修使其身、心、靈達到和諧狀態。

專業化照護——由護理人員提供護理照護，及照顧服務員提供日常生活照護，使其獲得完善的照護。

案例

一、某地區依其設立位置進行調查，約已設立19家護理之家及安養機構，優等僅有一家，而各機構占床率均高達85%，該地區為全國老化人口第五名，且老齡人口眾多。

二、以原有建築及其地理位置位於市郊區，故設立時，依市場性調查及空間規劃，設置80個床位，齊備建物文件（土地使用、依照變更、空間規劃），送交縣政府審查。

三、因交通便捷度不佳，故考量設置一部交通車接送。

四、運作依開業所需，含軟硬體設備，向衛生局及長照中心報備、備齊送審文件。

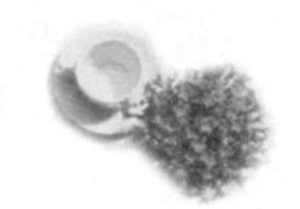

五、召聘人員依設置標準及排班如下表：

類別	人力計算	人員數	類別	人力計算	人員數
護理人員	80 床÷15 床／人× 當年度休假係數	7	醫師	兼任	1
照顧服務員	80 床÷5 床／人× 當年度休假係數	22	醫師	兼任	1
傳送／清潔		2	營養師	兼任	1
書記		1	復健師	兼任	1
廚工		2	社工人員	兼任	1

六、制定照護常模及相關作業標準，含工作手冊、評鑑、督考、長照品質管理指標等文件，召開說明及教育訓練，使工作人員熟悉，維護照護品質。

七、依據個案數增加的速度，分階段收案及逐步調整工作人員照護量。

八、每月定期召集會議，進行檢討改善，含軟硬體設備設施管理、照護品質管理、運作異常事件管理、感染管制。

九、申請評鑑、督考，取得認證，得以應接多元化長照相關服務項目。

※依評鑑設置標準每 15 床需一人照護。

護理之家型照護中心於各地多有設立，依地域、人文，有著多元化的照護常模，本章節以某醫院附設護理之家為例，按其運作模式供同儕參酌。

第一節 照護團隊人員角色職責

一、護理長／護理部門負責人

1.配合院方／機構推動相關政策，秉承護理服務理念、目標，推廣長期照護業務。

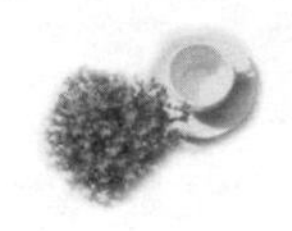

2.參與院內／機構相關委員會議。

3.訂定並執行護理之家年度計畫，並定期檢討評值追蹤成效。

4.訂定護理之家照護工作手冊、業務相關手冊。

5.查核、監測及有效運用設備、醫材，成本控制、行銷策略和營運績效管理。

6.負責機構內所有工作人員的督導及考核。

7.負責機構內外的溝通與協調。

8.發展專業公共關係，參與社區或專業團體之活動。

9.參與機構內人員進用的過程。

10.監測及維護機構內照護品質與感染控制。

11.負責督導及維護安全、舒適、清潔的居住環境和治療性環境。

12.防範意外事件發生及因應緊急事件之處理措施。

13.為護理人員提供在職教育的機會和訊息。

14.負責新進人員的教育訓練，並督導考核之。

15.安排機構內在職教育訓練並追蹤執行成效。

16.安排實習護生及照顧服務員之教育及督導規劃。

17.領導並考核交班，以掌握機構動態。

18.安排並參與個案入住合適性之評估及相關事宜。

19.定期評值業務推展及成果。

20.安排住民日常生活活動事宜，並督導考核執行成效。

21.參與各種討論會（個案討論會、家屬座談會、工作檢討會……）。

二、護理師／護理人員

1.接受護理負責人指導及督導。

2.參與執行個案入住合適性的評估過程。

3.評估個案需求，並依需求提供護理服務、諮詢、指導等。

4.擬定並執行住民照護計畫及評值。

5.參與醫師定期迴診與個案醫療照護需求之診察。

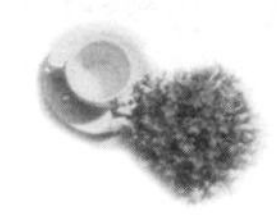

6. 主持個案研討會及家屬座談會。
7. 辦理個案門診／退住之照護服務。
8. 與家屬及工作人員維持良好的互助關係，發揮互助合作、同心協力之精神。
9. 意外事件的防範及因應策略和有效妥善的處理。
10. 依照護標準執行護理技術與作業流程，如更換鼻胃管、更換氣切套管、更換導尿管等護理技術，並能負有指導新進同仁熟悉機構內護理常規及技術的精神。
11. 依規定書寫護理記錄。
12. 準備、執行治療及給藥相關事宜和檢查前後之照護。
13. 維持安全、舒適、整潔之環境。
14. 接受院內外相關教育訓練及參與專業研討，以增加護理能力。
15. 安排並帶領住民日常生活活動、休閒、康樂等聯誼活動。
16. 參與定期、不定期之會議和工作討論會。
17. 協助督導考核照顧服務員之工作績效。
18. 協助實習護生在實習中對住民問題的處理。
19. 執行感染控制的監測及預防。
20. 接受各級長官指導與臨時交辦事項。
21. 定期舉辦照顧服務員在職教育訓練。

三、照顧服務員

1. 遵從護理主管及護理人員的輔導，依照住民照護計畫，執行住民生活照顧。
2. 協助並滿足住民的生活需要：如個人清潔衛生、身體清潔、擦澡、洗澡、更衣、如廁、更換紙尿褲、服儀整潔、住房單位整潔維護、姿位改變活動如翻身擺位、移位、拍背、上床下床、坐輪椅及常規測量生命徵象等工作。
3. 維護與保護住民的安全。
4. 住民的單位及整體環境之整潔與安全。
5. 預防意外事件，接受指導妥善的處理及執行措施。

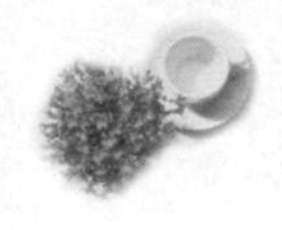

6.維護與尊重住民的隱私。

7.接受指導與執行傳染病預防及妥善處理措施。

8.隨時掌握住民狀況，並向護理人員報告住民健康照護相關訊息。

9.參與機構相關會議，如個案討論會、業務討論會、品質會議。

10.虛心接受醫護人員指導和考核。

11.執行單位物料使用登記及管理，並執行認養設備維護及清點。

12.協助住民就醫及參與住民意外狀況與急救之處置。

13.參與單位舉辦住民的慶祝活動。

14.參與及協助單位相關人員實習及訓練。

15.測量並詳實記錄生命徵象、輸出入量和體重。

16.依護理人員指導，協助蒐集非侵入性檢體。

17.協助住民入住／退住／轉介／就醫流程與照顧工作及照護計畫。

18.與住民、家屬保持良好互動關係，與工作同仁分工合作、同心協力。

19.正確使用與維護輔具及醫療用具設施。

20.配合與執行護理長／護理師臨時交辦事項。

四、醫師

1.負責個案入住時健康疾病狀況合適性之評估。

2.參與個案照護需求評估與擬定照護計畫。

3.對特殊照護需求住民，訂定診斷與治療醫囑和計畫。

4.對新收案住民於 48 小時內完成評估及記錄。

5.指導機構同仁預防保健之醫療服務，如預防營養不良、脫水、感冒、感染等現象。

6.提供必要的急／慢性醫療服務，確保醫囑確實執行，並評估其治療成果。

7.至少每兩週迴診一次並重整醫囑一次。

8.每個月參與並協助主持跨專業照護團隊會議。

9.提供機構內工作人員與家屬相關醫療諮詢服務。

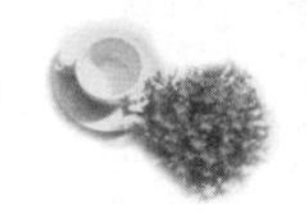

10. 參與個案入住／退住／轉介／就醫之照護服務與醫療諮詢。
11. 與家屬及工作人員保持良好溝通關係，並提供醫療指導。
12. 參與機構內各種相關研習與活動。

五、營養師

1. 督導飲食的調配。
2. 參與住民的營養評估與追蹤。
3. 個案營養計畫的執行。
4. 參與個案討論會。
5. 參與個案轉介／註銷之照護服務。
6. 提供營養諮詢及指導。

六、藥師

1. 參與個案入住時藥物評估，對新收案住民於48小時內完成住民用藥評估及記錄。
2. 每月評估每位住民使用藥物治療與評估其合適性，並提供改善建議。如住民服用不同科別、不同疾病之藥物，則有無重複用藥、藥物交互作用或其他應注意事項等專業建議。
3. 每月參與跨專業照護團隊會議，配合照護計畫提出評估後有疑慮之處方（如不當藥物治療、藥物不良反應、交互作用等），與醫護團隊共同討論並提出合適之建議。
4. 制訂與協助護理之家藥物管理規範。如急救藥品、各級管制藥品之存放管理，每月查核藥品之有效期限。
5. 每星期至護理之家確認藥品儲存、發送之正確性，針對不良或幾近錯誤之給藥情況，適時指導改善，同時告知護理負責人改善並追蹤與記錄。
6. 提供護理之家專業團隊人員藥物諮詢與指導，如提供新藥資訊及藥物不良反應、藥物交互作用等相關資訊之在職教育。

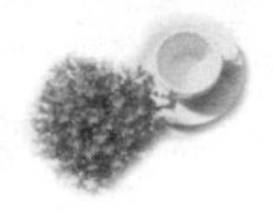

7.對護理之家住民與家屬進行用藥指導，減少用藥疑慮，提高服藥依從性。

8.提供在職教育訓練與護理人員、家屬對藥物相關諮詢服務。

七、社工人員

1.參與住民入住前的協談與家庭評估。

2.對新收案住民於 72 小時內完成評估及記錄。

3.提供住民居住期間相關問題之諮詢。

4.接受住民入住期間問題之轉介。

5.住民入住期間每三個月至少一次的評估並記錄。

6.參與跨專業照護團隊會議，共同擬定住民整體性照護計畫，執行與記錄。

7.當住民財務困難時，協助尋求社會資源。

8.參與個案轉介／退住之照護服務。

9.負責志工教育訓練、人員招募、提供志工服務。

10.配合並協助機構於特定節日舉辦相關慶祝活動。

11.個案社會問題之協助與諮詢和指導。

12.配合與協助其他臨時相關事項。

八、物理／職能治療師

1.對新入住住民應於兩日內完成初評與記錄報告。

2.提供住民的身體功能評估，擬定與設計住民個別化物理／職能治療計畫。

3.每月評估住民一次，如病情有變化，得隨時記錄。

4.治療住民尚未達預期目標，治療師因故（如調班或連續請假三天）不能繼續治療該住民時，除口頭交待接班者外，應書寫交班報告。

5.於結束治療後一週內完成記錄。

6.每月參與跨專業照護團隊會議，共同擬定住民整體性照護計畫，執行與記錄。

7.每週巡查住民一次（包括治療及監督照服員及住民執行運動）。

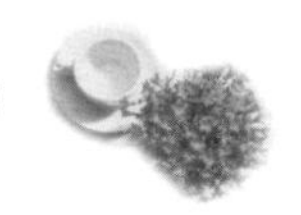

8. 維持或增進住民恢復最大的動作功能程度，減少身體機能損傷，預防次發性傷害。
9. 提供住民積極的治療服務，讓住民能更自主與獨立。
10. 提供住民、家屬及其他醫療團隊等成員之物理治療教育與諮商。
11. 執行及指導住民、家屬等人員從事簡易復健運動。
12. 按時書寫及存放病歷紀錄（包括評估、治療項目、進展紀錄、停止治療紀錄等）。
13. 接受院內外在職教育，提升專業角色及自我成長。
14. 參與長期照護相關教學與研究。
15. 提供護理之家醫護團隊對物理治療相關諮詢、指導與在職教育。
16. 參與研究、教學計畫（如：讀書、研究、繼續再教育與各機構間交流）。
17. 協助輔助醫護及相關科系學生實習。
18. 完成上級主管交辦之其他任務。

九、書記

1. 護理之家住民每月的照護費用等記帳，確保社會局低收入住民補助費用之申請程序之完整性。
2. 辦理新案入住／退住的手續，轉住院、住民返回護理之家、檢查、門診、急診等健保與手續流程。
3. 協助入住登記、接待及必要時協助環境介紹等庶務性質工作。

十、傳送人員

1. 輸送與陪伴住民就醫（門急診與住院流程），如掛號、輸送、陪伴、檢查、治療、會診、復健、領藥、繳費等。
2. 傳遞公文、各類文件至相關照會部門，並負保密之責。
3. 依護理人員指示領藥並需將處方箋交給護理人員。
4. 每週領取醫衛材、藥品、各類物品，並點交無誤後協助歸位。

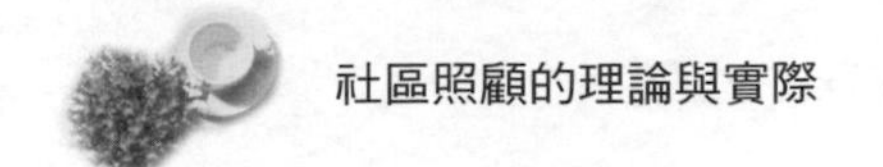

十一、清潔人員

1. 執行清潔工作，定期清潔病房環境、門窗、住民單位、床等，隨時維護環境整潔乾燥。
2. 協助清點設備、物品，更換及推送氧氣筒，床單、布類送洗和清點保管，並維護用品完整性及損壞之提報以便維修。

第二節 照護作業管理

為使護理之家照護作業推展順利，使人員在實務工作中有所遵循，及照護服務品質更臻周全，本章節依服務對象（收案／退住）、服務項目、入住前置作業、照護服務管理流程（入住流程、病情變化時就醫流程、住院流程、轉介／退住流程）、病歷管理、居住期間的照護原則、住民日常生活活動、跨專業聯繫討論、家屬聯誼座談等九大項目，以下逐項說明。

一、服務對象

(一)收案對象

有關收案服務的對象，除具有傳染病、急性病或精神病伴有攻擊性者外，有下列情況之一者均為服務對象。

1. 凡慢性病或老年人出院，經醫師或護理人員評估為需要繼續照顧者。
2. 不需住院，但需人扶持照護的老年人。
3. 出院時仍需護理照顧，而家庭無法自行照顧者。
4. 重度依賴護理照護者，如植物人、中風；外傷重度傷殘者。
5. 活動能力如下的個案：

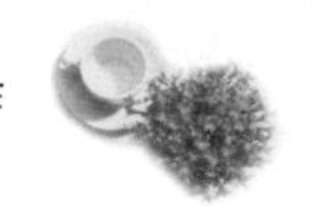

(1) 只能維持有限之自我照顧，少於 50%的時間清醒，活動侷限在床上、椅子上。

(2) 完全無法活動，不能進行任何自我照顧，且活動完全限制在床上或椅子上。

(3) 經護理之家評估小組人員評估符合收案條件者。

(二)退住對象

1. 病情穩定或進步，經評估小組評估符合轉介或回家者。
2. 因病情變化需住院治療、未辦理保留床位者。
3. 未經評估小組評估，住民／家屬要求自動離開者。
4. 因病情惡化或老化而死亡者。
5. 違反護理之家規定情節重大，經評估小組評估終止委託照護關係者。

二、服務項目

(一)日常生活照顧

1. 由照顧服務員每日為住民執行日常生活照顧，如：翻身、擺位、移位、上下床活動、擦澡、洗澡、會陰沖洗、口腔清潔、灌食、餵食、更衣、住民單位清潔維護。
2. 每月監測體重及／或特殊情況時依護理人員指示監測體重。
3. 日常生活照顧和訓練，如：肌肉關節運動、穿衣訓練等。

(二)護理服務

1. 由護理人員每日督導照顧服務員為住民監測生命徵象，並評估與執行異常變化的監測和處理，做藥物指導，日常生活之照顧及自我照顧的訓練。
2. 疾病方面的身體照顧，如身體評估、護理問題處理、病情變化的處置、協助就醫、轉診、壓瘡傷口護理、換藥、抽痰、鼻胃管、氣切套管、尿管、造瘻口等之更換與處置，及胸腔物理治療等護理照護。

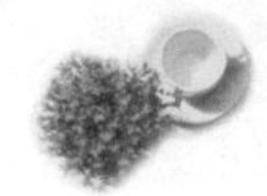
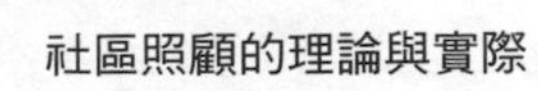

(三)醫療服務

1.由家庭醫學醫師每週至少迴診一次。

2.住民有特殊變化時，採不定期迴診。

3.視住民病況需要協助就醫。

(四)復健服務

1.由物理治療師擬定住民復健治療計畫。

2.復健項目包括熱敷、按摩、日常生活起居動作訓練、平衡感或各種輔助器材之使用、肌肉力量之訓練等。

(五)職能訓練

針對慢性住民及老人生活品質方面的照護，設計具運動性之休閒活動，並增加其育樂及身心的健康。

(六)營養服務

由專業營養師針對住民需要，提供飲食配方及營養諮詢服務。

(七)休閒康樂

1.定期舉辦聯誼活動、慶生會、家屬座談會。

2.每日安排文康活動如卡拉OK、帶動唱、看書報、說故事、影集欣賞、種植苗圃、益智遊樂等。

3.音樂療法活動——運用音樂活動紓解老人身心障礙，維持其內在世界與外在世界平衡，以緩和情緒。

(八)靈性活動

設置宗教室，提供不同宗教信仰之住民心靈需求空間。

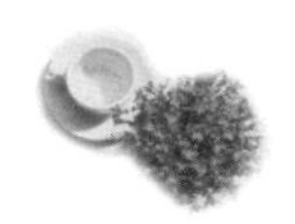

(九)社區生活化活動

每年至少兩次由工作人員陪同活動能力較佳之住民進行社區戶外活動，提升社區復健及生活功能。

三、入住前置作業

有關入住前置作業，包括床位申請（預約）程序、入住前協談、初步評估時應注意事項、入住評估的原則（醫院轉介、自行聯繫、其他醫療機構所轉介）等說明。

(一)床位申請（預約）程序

1. 床位申請程序可電話預約，或家屬到護理之家登記，並依委託照護契約書內容與權利義務向家屬說明，交付「委託照護契約書」給家屬攜回審閱。
2. 依入住登記表單登記，包含個案基本資料及評估個案過去疾病、現在狀況、護理照護需求，家屬聯絡人姓名、地址、電話。
3. 安排協談／初步評估。
4. 若為家屬電話諮詢或家屬至護理之家協談而個案未到者，其協談單位按相關文件資料，經評估小組人員評定符合入住條件，再回電給家屬安排陪同個案至本院依入住流程評估。

(二)入住前協談初步評估注意事項

1. 依入住登記單評估之，詳細瞭解個案目前健康疾病狀況、護理照護項目等。
2. 瞭解家屬的需求，並協助處理。
3. 協談時態度要誠懇、親切、有禮、熱忱。
4. 詳細說明服務內容、項目、收費標準、原則。
5. 告知住民居住期間病情變化時的就醫流程及家屬的配合要件。
6. 介紹護理之家的特色及環境介紹。

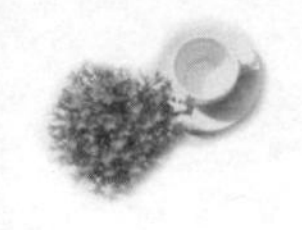

7.經與家屬協談／初評結果，符合入住者，擇期請家屬帶個案到院評估及抽血檢查，並告知當日評估就醫流程。

8.請家屬詳閱委託照護同意書，並針對疑點委婉詳細說明之。

9.為讓住民、家屬入住順利及提供較適切服務，原則上半天安排一位入住評估。

10.倘若個案尚在其他醫療機構住院，請家屬準備病歷摘要及相關資料交給護理之家人員，由護理人員與專責醫師討論，依書面資料初步評估，符合入住者安排入住評估。

(三)入住評估的原則

1.醫院病房轉介

(1)請病房醫護人員於住民出院前三天，病房護理人員電話通知護理之家，並請家屬至護理之家協談（填寫入住登記單）。

(2)護理長經入住登記單評估後，安排時間至病房評估個案。

(3)請社工員安排時間與家屬訪談。

(4)通知家醫科醫師安排時間至病房評估，並由護理人員與醫師討論是否符合收入住。

(5)若無法收案，應委婉將原因告知家屬、病房護理長、護理人員、診治醫師。

(6)分析無法收案原因，其原因可在醫院處理解決者，與醫師研討處理措施並續追蹤檢查結果；符合收案時協助辦理轉介護理之家。

(7)符合收入住護理之家者，安排入住日期、時間，並將資料寫在行事曆及交班表。並告知該單位工作人員及家屬，辦理入住護理之家手續。

(8)辦妥病房出院手續，請家屬陪同個案至護理之家。

(9)個案至護理之家，由主護護理師做身體評估→社工師（視需要）→醫師等共同評估個案情況。

(10)辦理入住護理之家，向家屬說明服務內容並瞭解個案情況之後，與家屬討論書寫委託照護同意書及相關資料。

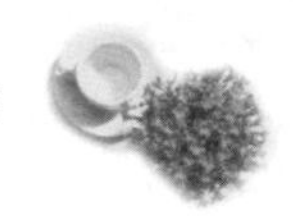

(11) 填妥資料，請家屬至住院組辦理入住手續（依入住手續流程辦理）。

(12) 請照顧服務員送個案至浴室沐浴，主護護理師到浴室再詳細評估個案外觀及皮膚完整性。

(13) 主護護理師處理個案相關事宜，另一位同仁協助文書處理及接待家屬。

2. 自行聯繫（由家中入住）

(1) 初步登記或電話登記及親臨護理之家登記者均需登錄。

(2) 無法收案者需委婉告知原因，必要時請提供轉介適當照護機構，如使用呼吸器者，可轉介至可收容之機構或呼吸治療中心，癌症末期則轉至安寧照護機構。

(3) 可收入住者，應告知入住時評估程序及應攜帶物品、證件。

(4) 與社工師、醫師協調入住評估日期、時間，確認評估時間之後，聯絡家屬入住評估日期、時間流程。

(5) 經評估結果無法收案者，則安排轉介適當照護機構，如住院等，並持續追蹤照護成效。

(6) 符合收案者，則詳細說明服務內容、照護項目，以辦理入住護理之家手續流程。

3. 其他醫療機構轉介

(1) 蒐集、評估個案之相關資料。

(2) 請備妥個案病歷摘要、相關資料給護理之家（可直接送達或以傳真方式）。

(3) 與評估小組討論符合收案者，應聯絡轉介機構或家屬，並告知到院評估的日期、時間、流程及安排入住評估時間。

(4) 必要時，護理長／師可前往轉介機構做入院前之初步評估。

(5) 到院評估，依入住前置作業流程評估之。

(6) 評估結果若因疾病因素無法收案者，則安排就醫／住院治療。

(7) 持續追蹤，待病情穩定時重新評估，符合入住時依護理之家入住流程辦理之。

(四)入住評估的重要性

由於護理之家服務對象大多為有功能障礙、不能獨立自我照顧、罹患慢性疾病且病情穩定不需住院治療，以及有長期醫療和護理技術照護需求的個案。因此，對入住護理之家的老人照護，應發揮團隊精神，提供綜合性照護服務；再者，老人的疾病是複雜且多樣化的，一旦老年人因某種因素需入住護理之家時，無論其入住時間的長短，均應讓長者、家屬的入住過程順利，入住期間也能有良好的適應；因此，在入住前應蒐集對個案有利的資料，如健康疾病狀況是否穩定、護理照護內容、身心社會狀況、個人特質、家庭互動功能等，讓護理人員能更瞭解並掌握住民情況，使護理人員在提供護理服務上更具時效性；同時，依其個別的問題需求，提供不同的醫療照護和社會資源。

(五)評估的時間與方式

由以上資料顯示評估無論對個案、家屬或護理機構均具有正面意義，評估期間包括：

1. 入住前評估。
2. 居住期間的評估，可比較個案情況變化與進展及平直處置的有效性。
3. 退住的評估可瞭解問題處理的成果。
4. 轉介的評估，可便利機構間對個案的瞭解與家屬間的聯繫，同時瞭解個案須協助程度和提供合適的服務種類，評估方式依各機構照護人力及理念有別，常採用的評估方式為專業評估及小組評估，以下將逐項說明。
   (1) 專業評估：係由一名受過專業訓練的人員（醫師或護理人員）做綜合性評估，有問題時，再會商其他專業人員做進一步評估，此種方式較能節省人力及時間。
   (2) 小組評估：係由各專業小組成員依自己的專業領域評估個案的狀況，然後彙整各項資料，會商研討是否裁定入住；此種評估模式，可使個案得到各專業人員的評估及建議，亦為了提供較符合個案及家屬多元化的服

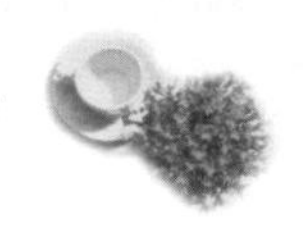

務，採小組團隊評估方式，雖然較為費事費力，但在收案服務方面，個案及家屬均能獲得完善的照護，且家屬的接受度及滿意度較高。

(六)評估時注意事項

依機構的收案標準採用的評估工具評估之，但護理評估時仍應注意以下幾點如下：

1. 選擇合適的評估環境，避免干擾。
2. 注意個案的生理、身體、心理狀況，如坐姿或臥姿應採取舒適姿勢，精神方面則需注意是否有疲倦、情緒起伏等。
3. 身體外觀：如衣著、臉部、身體、頭髮是否乾淨整齊，指甲有無乾裂，皮膚是否完整，有無壓瘡、傷口或瘀青，膚色有無發紺、蒼白、潮紅，上下肢體功能活動度，是否有過度肥胖或瘦弱等營養狀況。
4. 能交談的個案應觀察其心理狀態的接受度，及談論的話題有無不當或言詞閃爍等。
5. 觀察個案有無不當表現，同時評估個案有無受虐情形，若懷疑有受虐之可能性時，應進一步追蹤及尋找相關資源協助個案。

四、個案照護服務管理流程

護理之家提供住民24小時日常生活照顧與訓練、護理處置、醫療、復健、社會資源等綜合性服務，針對住民入住護理之家評估的重要性和評估應注意事項、入住時照護流程、病情變化時就醫流程、住民住院流程、轉介退住流程等分別逐項說明（參見圖6-1至6-5）。

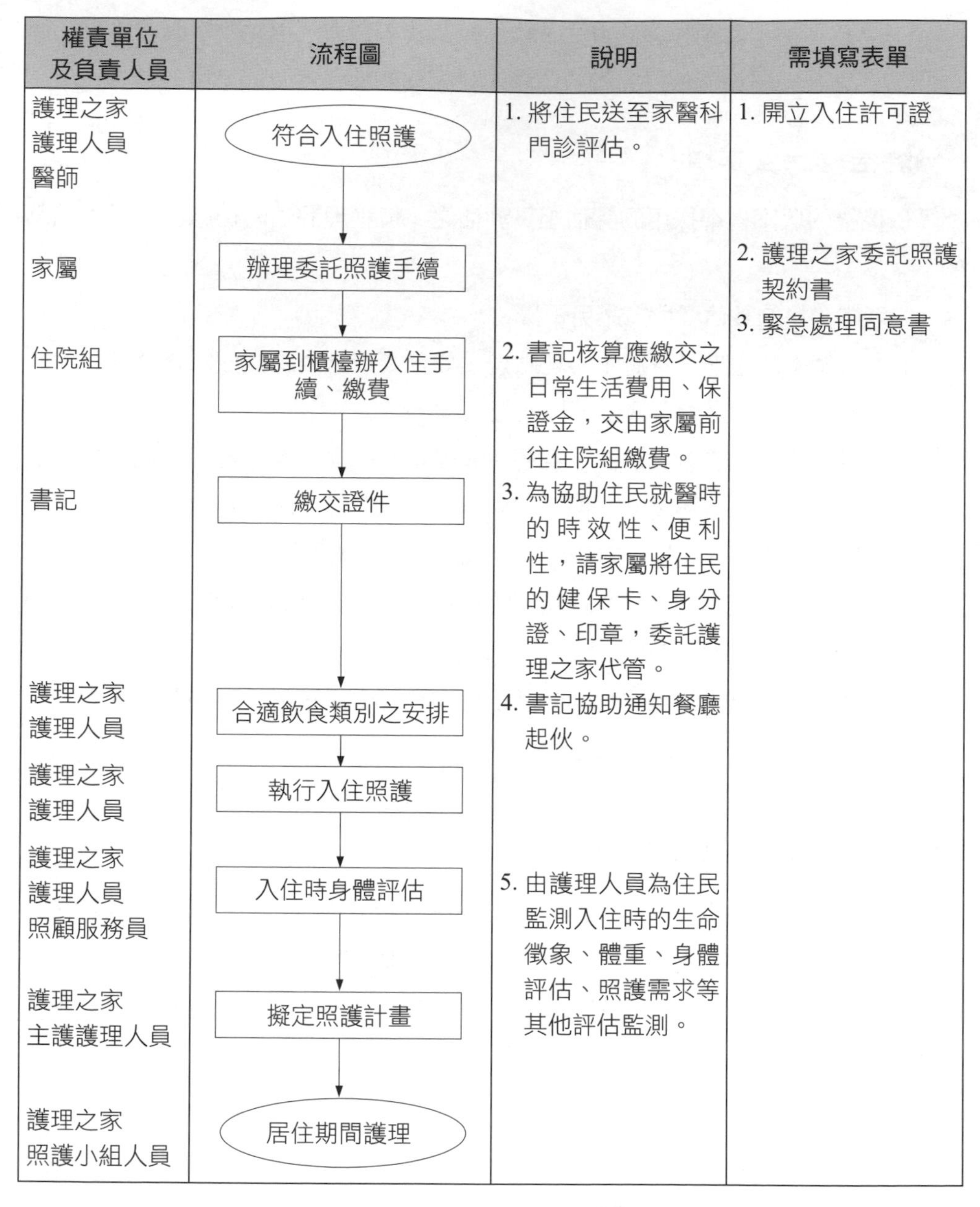

權責單位及負責人員	流程圖	說明	需填寫表單
護理之家 護理人員 醫師	符合入住照護 ↓	1. 將住民送至家醫科門診評估。	1. 開立入住許可證
家屬	辦理委託照護手續 ↓		2. 護理之家委託照護契約書 3. 緊急處理同意書
住院組	家屬到櫃檯辦入住手續、繳費 ↓	2. 書記核算應繳交之日常生活費用、保證金，交由家屬前往住院組繳費。	
書記	繳交證件 ↓	3. 為協助住民就醫時的時效性、便利性，請家屬將住民的健保卡、身分證、印章，委託護理之家代管。	
護理之家 護理人員	合適飲食類別之安排 ↓	4. 書記協助通知餐廳起伙。	
護理之家 護理人員	執行入住照護 ↓		
護理之家 護理人員 照顧服務員	入住時身體評估 ↓	5. 由護理人員為住民監測入住時的生命徵象、體重、身體評估、照護需求等其他評估監測。	
護理之家 主護護理人員	擬定照護計畫 ↓		
護理之家 照護小組人員	居住期間護理		

圖 6-1 入住時照護流程範例

資料來源：衛生福利部苗栗醫院護理之家入住各項照護流程圖。

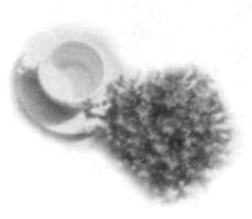

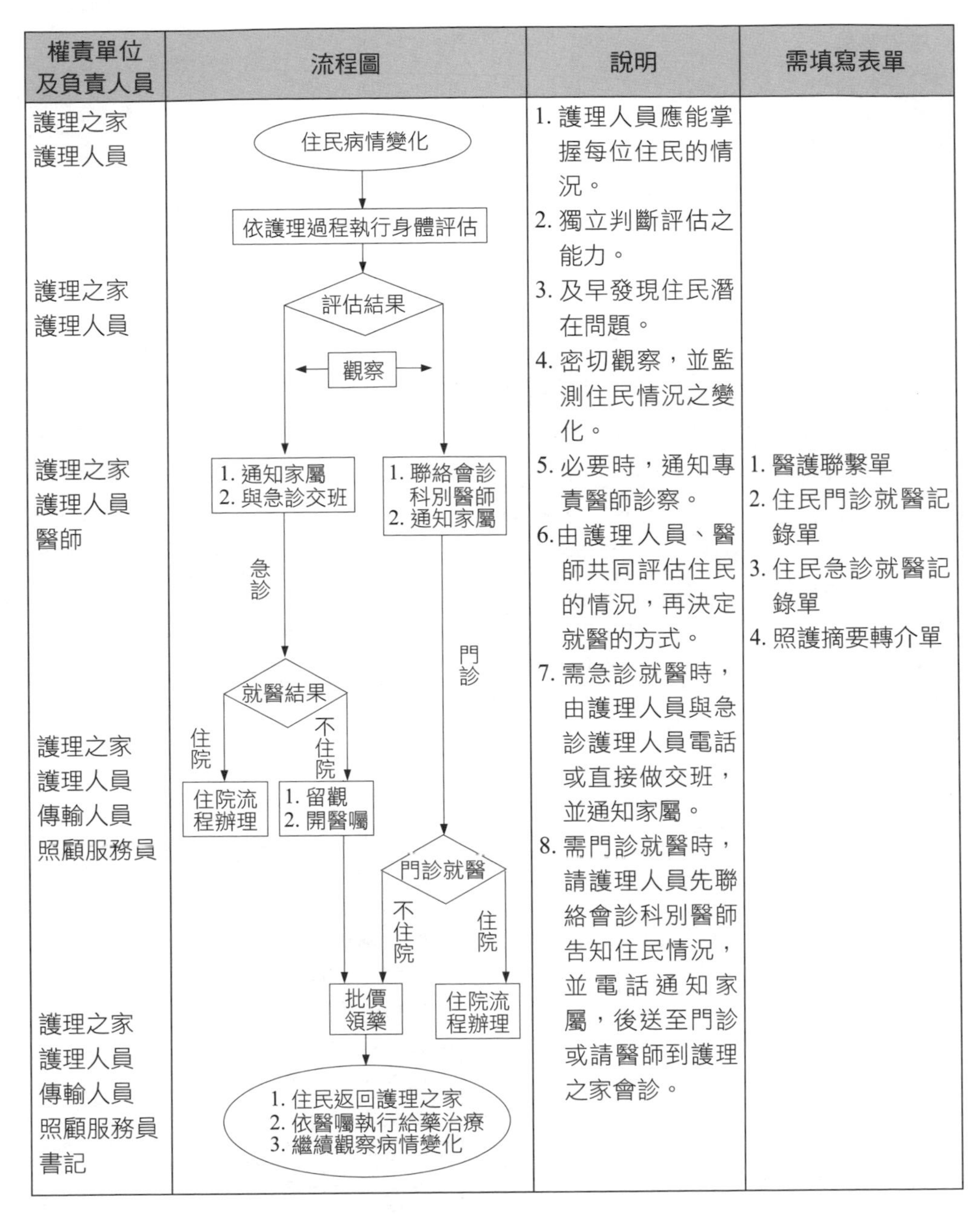

權責單位及負責人員	流程圖	說明	需填寫表單
護理之家 護理人員	住民病情變化 ↓ 依護理過程執行身體評估	1. 護理人員應能掌握每位住民的情況。 2. 獨立判斷評估之能力。	
護理之家 護理人員	評估結果 觀察	3. 及早發現住民潛在問題。 4. 密切觀察，並監測住民情況之變化。	
護理之家 護理人員 醫師	1. 通知家屬 2. 與急診交班 （急診） 1. 聯絡會診科別醫師 2. 通知家屬 （門診）	5. 必要時，通知專責醫師診察。 6.由護理人員、醫師共同評估住民的情況，再決定就醫的方式。	1. 醫護聯繫單 2. 住民門診就醫記錄單 3. 住民急診就醫記錄單 4. 照護摘要轉介單
護理之家 護理人員 傳輸人員 照顧服務員	就醫結果 住院 → 住院流程辦理 不住院 → 1. 留觀 2. 開醫囑 門診就醫 不住院 住院	7. 需急診就醫時，由護理人員與急診護理人員電話或直接做交班，並通知家屬。 8. 需門診就醫時，請護理人員先聯絡會診科別醫師告知住民情況，並電話通知家屬，後送至門診或請醫師到護理之家會診。	
護理之家 護理人員 傳輸人員 照顧服務員 書記	批價領藥 住院流程辦理 1. 住民返回護理之家 2. 依醫囑執行給藥治療 3. 繼續觀察病情變化		

圖 6-2　病情變化時就醫流程

資料來源：衛生福利部苗栗醫院護理之家入住各項照護流程圖。

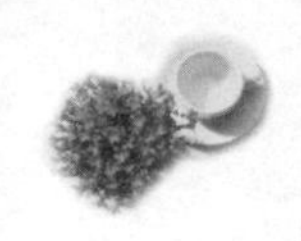

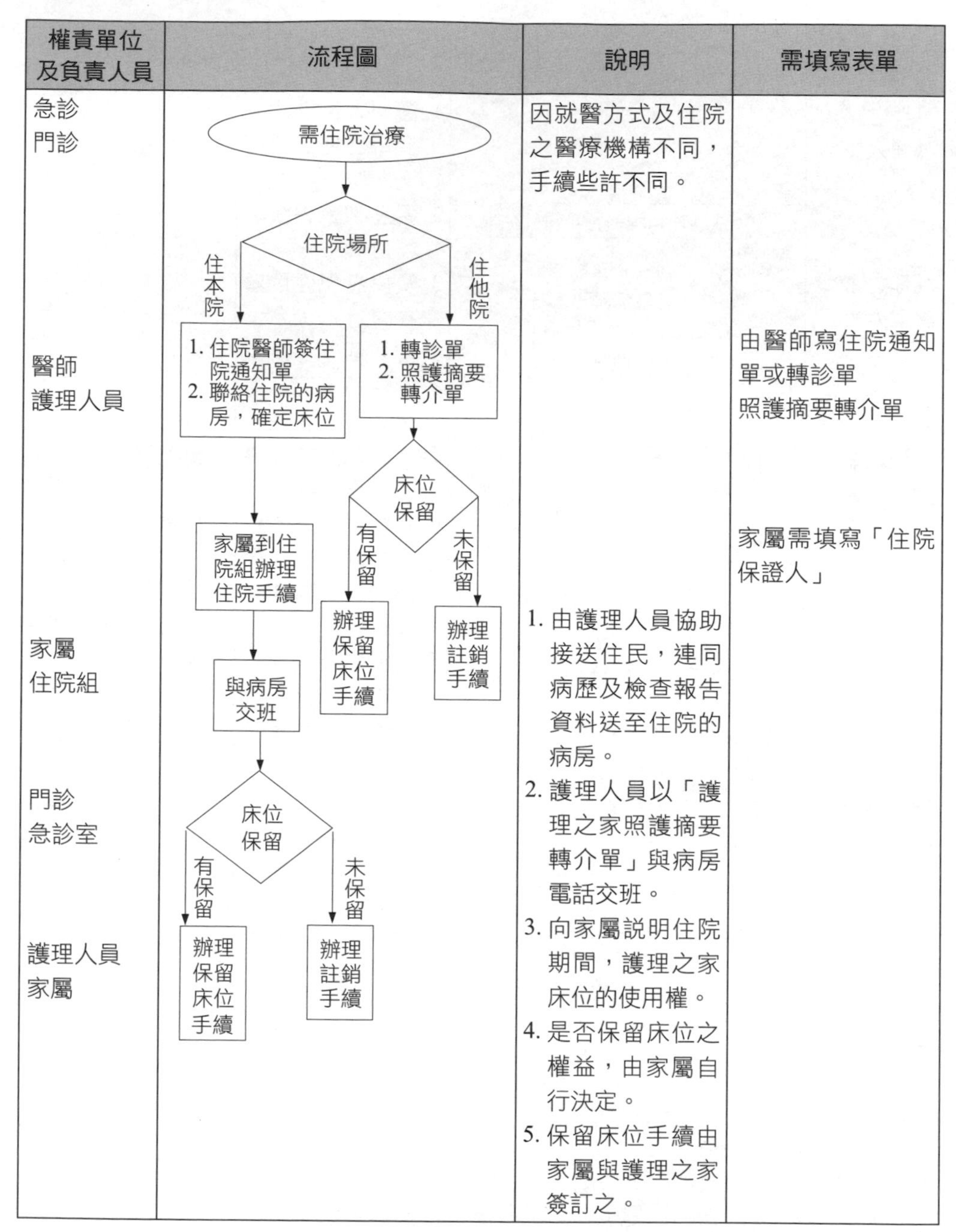

權責單位及負責人員	流程圖	說明	需填寫表單
急診 門診	需住院治療 住院場所	因就醫方式及住院之醫療機構不同，手續些許不同。	
醫師 護理人員	住本院：1. 住院醫師簽住院通知單 2. 聯絡住院的病房，確定床位 住他院：1. 轉診單 2. 照護摘要轉介單 床位保留：有保留→辦理保留床位手續；未保留→辦理註銷手續		由醫師寫住院通知單或轉診單 照護摘要轉介單 家屬需填寫「住院保證人」
家屬 住院組	家屬到住院組辦理住院手續 與病房交班	1. 由護理人員協助接送住民，連同病歷及檢查報告資料送至住院的病房。 2. 護理人員以「護理之家照護摘要轉介單」與病房電話交班。 3. 向家屬說明住院期間，護理之家床位的使用權。 4. 是否保留床位之權益，由家屬自行決定。 5. 保留床位手續由家屬與護理之家簽訂之。	
門診 急診室	床位保留		
護理人員 家屬	有保留→辦理保留床位手續 未保留→辦理註銷手續		

圖 6-3　住民住院流程

資料來源：衛生福利部苗栗醫院護理之家入住各項照護流程圖。

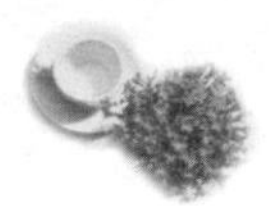

權責單位及負責人員	流程圖	說明	需填寫表單
護理之家	退住／註銷要求	1. 如為註銷流程原因，辦理中止托護請求權由家屬決定之。	
家屬	↓ 辦理退住／註銷手續	2. 如為違約或違反護理之家規範，經通告未接受者，則由護理之家提出聲請中止委託照護請求。	中止委託照護請求同意書
醫師 護理人員	↓ 開列退住許可證		
書記	↓ 開列材料費		
書記 家屬	↓ 與書記結算住民零用金	3. 書記協助辦理之	
	↓ 1. 持退住許可證 2. 持保證金收據	1. 住院組收費員依退住手續、繳費／退費手續辦理之。 2. 請家屬將保證金收據聯交回櫃檯。	保證金收據
住院組	↓ 辦理退住繳費／退費手續		
書記	↓ 收回收據聯	若住民之退住並非護理中止，應於連續性照護關懷，電訪追蹤三次，個案獲得妥善照護則中止。	
護理之家 護理人員	↓ 追蹤		

圖 6-4　住民退住流程

資料來源：衛生福利部苗栗醫院護理之家入住各項照護流程圖。

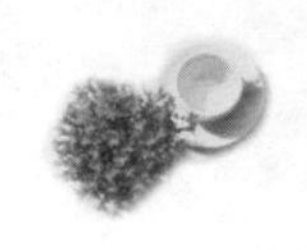

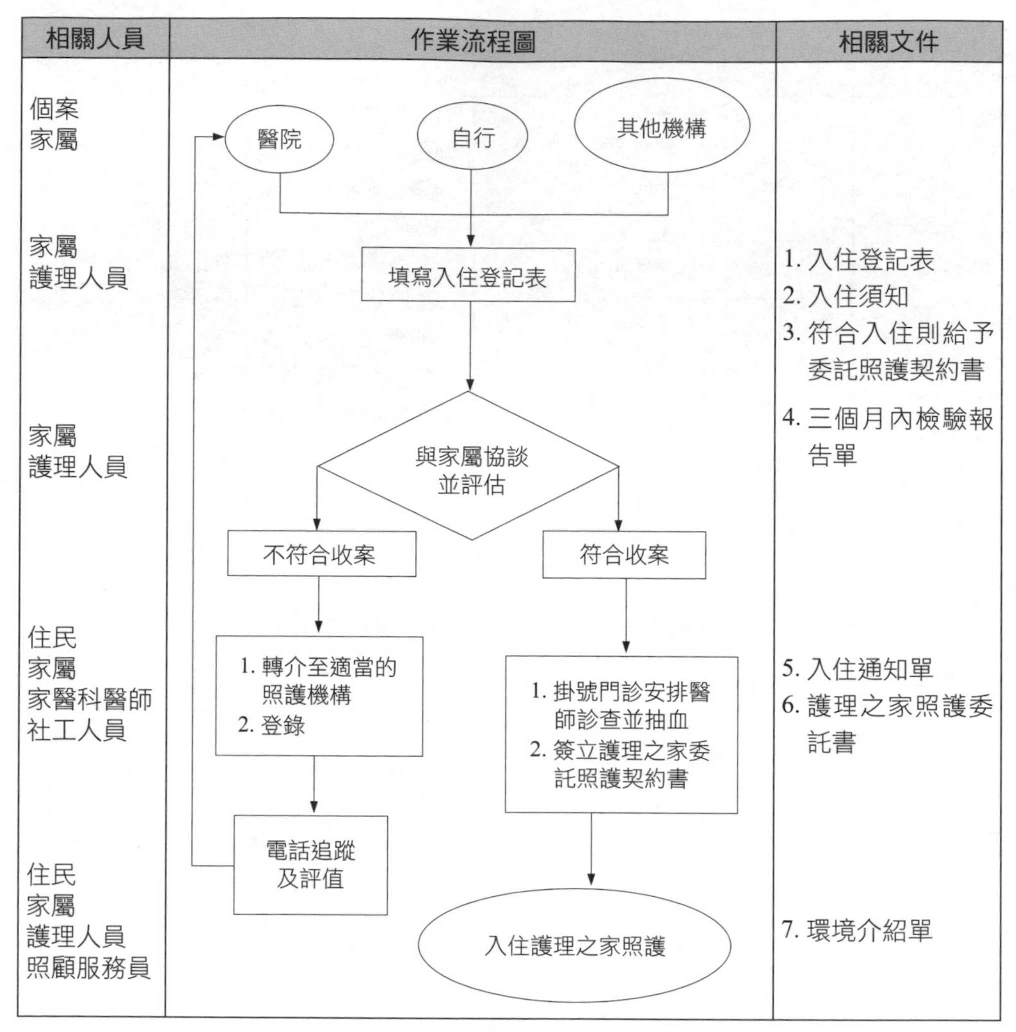

圖 6-5 收案轉介流程圖

資料來源：衛生福利部苗栗醫院護理之家入住各項照護流程圖。

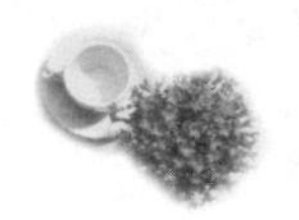

五、病歷管理

護理之家病歷之製作及各類單張，經機構病歷管理小組審核通過後方可使用，其管理規範依照病歷管理條例辦理之，且保存期限依照《護理人員法》第25條保存七年，另護理之家亦依病歷書寫及護理紀錄書寫品質定期審核之。有關病歷管理包括病歷存放、入住／退住病歷之內容與排列說明如下。

(一)病歷存放

1. 若護理之家為醫院附設，然護理之家病歷為獨立病歷，不與醫院健保（門診、急診、住院病歷）病歷合併。
2. 訂定病歷之書寫方式、格式及注意事項供護理人員遵守。
3. 住民就醫時（如門診、急診），將住民送至該院門診或急診室，並列入交班、追蹤。
4. 住民需住院治療，護理人員繕寫「護理之家照護摘要轉介單」，連同住民一同送至住院之病房。
5. 若辦理保留床位，需將護理之家病歷依護理之家病歷管理，依序整理妥為保管。
6. 住民居住期間病歷妥善保存於護理之家內護理站，非專業團隊人員不得隨意取閱，且不得任意外借。
7. 如住民退住時，護理人員需將病歷各項紀錄單張書寫完整，並由主護依退住病歷排列整理，交由護理負責人審閱無誤後，三天內將病歷歸回病歷室統一保存。

(二)病歷的內容、排列

護理之家的病歷內容，依病歷審核之各類單張、表格使用酌增減使用，其書寫內容與方法參閱各家病歷範本，其排列順序依入住期間及退住後的病歷排放，可依各家機構文書內容整理，建議如表6-1。

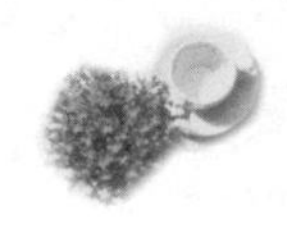

表 6-1　入住期間／退住之病歷排序

順序	入住期間病歷排序	順序	退住後病歷排列
1	生命徵象紀錄單	1	生命徵象紀錄單
2	生命徵象異常處理及紀錄單	2	生命徵象異常處理及紀錄單
3	理學檢查紀錄表	3	理學檢查紀錄表
4	住民病歷摘要／醫師	4	住民病歷摘要／醫師
5	NURSING HOME CARE NOTE	5	NURSING HOME CARE NOTE
6	醫囑單（長期、臨時）	6	醫囑單（長期、臨時）
7	處方箋黏貼單	7	處方箋黏貼單
8	住民用藥評估表	8	住民用藥評估表
9	入住綜合評估表／物理治療師	9	入住綜合評估表／物理治療師
10	物理治療神經科／骨科紀錄表	10	物理治療神經科／骨科紀錄表
11	入住綜合評估表／職能治療師	11	入住綜合評估表／職能治療師
12	職能治療紀錄報告	12	職能治療紀錄報告
13	營養諮詢紀錄表	13	營養諮詢紀錄表
14	營養評估建議表	14	營養評估建議表
15	迷你營養評估紀錄單	15	迷你營養評估紀錄單
16	社會工作個案紀錄	16	社會工作個案紀錄
17	入住綜合評估表／護理人員	17	入住綜合評估表／護理人員
18	入住住民護理評估	18	入住住民護理評估
19	住民生活適應評估表	19	住民生活適應評估表
20	老人憂鬱量表	20	老人憂鬱量表
21	MMSE	21	MMSE
22	ADL 及柯氏量表／ IADL	22	ADL 及柯氏量表／ IADL
23	身體評估表	23	身體評估表
24	壓瘡護理記錄評估表	24	護理計畫黏貼單
25	血糖測量紀錄表	25	護理紀錄
26	胰島素注射表	26	壓瘡護理記錄評估表
27	投藥與治療紀錄	27	血糖測量紀錄表
28	住民院訪紀錄	28	胰島素注射表
29	約束同意書	29	投藥與治療紀錄
30	檢驗黏貼單	30	住民院訪紀錄
31	入住證明單	31	約束同意書
32	護理計畫黏貼單	32	檢驗黏貼單
33	護理紀錄	33	入住證明單
		34	委託照護合約書

資料來源：衛生福利部苗栗醫院入／退住病歷排序表。

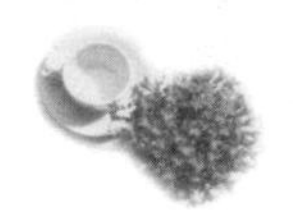

六、居住期間照護原則

護理之家除了提供日常生活照顧及訓練外，仍有部分醫療及護理技術照護服務，和啟動心靈活動的效果，因入住護理之家住民大多罹患慢性病及有部分身體功能障礙，其病程時好時壞。因此，護理人員應具個別化的照護計畫，提供更多元的照護服務，以下就住民居住期間護理人應盡之責及住民照護原則列舉說明。

(一)護理人員應盡之責

1.應本著尊重生命、維護人性尊嚴的信念服務老人。

2.接受及尊重住民獨特性、自主性、個別性的需求並滿足之。

3.對住民與家屬應採開放、協調、尊重的態度，並鼓勵參與照護計畫。

4.對於新入住住民，應詳實、誠懇的向家屬解說護理之家服務項目及內容、居住期間的照護，避免住民權益受損。

5.當住民接受檢查、治療護理時，應充分說明並給予心理支持，同時尊重與維護隱私。

6.尊重住民隱私、保守住民秘密。

7.執行照護活動時應注意安全，保護住民免於受傷害。

8.隨時關懷老人，及早發現問題，並設法協助解決，和提供指導與諮詢。

9.當住民有特殊情況時，應立即緊急處理，並向護理長、行政主管報告。

10.當住民需繼續接受醫療照護時，應妥善轉介處理，同時告知家屬並追蹤。

(二)住民居住期間的照護原則

1.飲食方面：

(1)採寢食分離，創造用餐情境、促進交誼活動。

(2)用餐過程應注意安全（如防止嗆到）、清潔、衛生。

(3)注意住民進食量、食慾情形。

(4)自行進食或需餵食者，可使用圍兜兜，以維護住民的清潔、衛生。

2. 衣著方面：

(1) 採用居家式、有親切感的衣服，由家屬自備，清洗可委託機構或攜回自洗。

(2) 保持衣物乾淨、整潔，必要時需隨時更換。

(3) 住民上下床宜著鞋襪、合宜服儀、頭髮梳理整潔。

(4) 每季整理住民衣物，視情況（春夏秋冬衣物、有損壞、破損等）須告知家屬更換衣物。

3. 居住環境：

(1) 安排安全、寧靜、舒適的環境。

(2) 保持居住環境清潔乾燥、合宜溫濕度、個人單位的整潔。

(3) 物品、材料依分類放置整齊。

4. 身體清潔：

(1) 因老年人皮膚老化，較易乾燥、癢，除兩天沐浴一次外，每日為其執行床上擦澡。

(2) 沐浴後，予以適當的乳液按摩皮膚。

(3) 三餐飯後及睡前執行口腔護理。

(4) 每日擦澡、洗澡時及睡前執行會陰沖洗。

(5) 隨時保持服裝、儀容之整潔。

(6) 隨時保持床單、蓋被之平整。

5. 健康照護：

(1) 每日監測生命徵象，有異常變化時，護理人員採密切監控及妥善處置、記錄、追蹤。

(2) 依病情變化向專責醫師報告病情變化之處理。

(3) 評估、判斷是否需門診或急診就醫，依病情變化就各流程執行之。

(4) 侵入性的護理由護理人員執行，如更換氣切套管、鼻胃管、導尿管、換藥、抽痰及給藥、注射等。

(5) 對於糖尿病住民，營養師調配飲食外，並依醫囑採定期與不定期血糖監測。

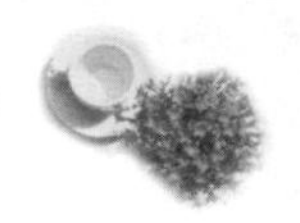

(6) 定期（每週一次）及不定期（病情變化或有醫療需求時）由專責醫師診療。

(7) 定期（每個月1～5日）及不定期（特殊情況或體重明顯上升或下降時）監測體重。

(8) 定期（每三個月）做理學檢查追蹤，如血液、白蛋白、電解質、尿液……。

(9) 定期執行依賴程度評估，營養、復健的評估。

(10) 每個月一次的跨專業團隊討論會（包含個案討論及專題討論）。

6. 休閒活動的安排：

為增進住民肢體活動程度及提升日常生活活動功能，與身體、心靈的活動，每日為住民安排靜態、動態的活動。

(1)定期舉辦慶生會及家屬聯誼會。

(2) 定期舉辦各種節慶活動。

(3) 每日下床活動至少兩次。

七、住民日常生活活動

(一)活動安排

藉由活動安排使住民在護理之家的日子過得有點「忙」又不會太「忙」，讓老年人增進身體功能和提升生活品質，活動項目如下。

1. 安排活動如下床、職能活動、益智活動、插花、唱歌等有目的的活動，使身體及心智持續運作，並維護身心健康功能，且能紓解生活中的壓力。
2. 安排交誼相關活動，如團康活動、社區活動等，提供住民社會化經驗，擴展生活層面及視野，使生活更有目標及重心。
3. 藉由活動設計的安排，確立自我價值與社會角色功能，彌補生活及工作上所無法獲得的自我肯定，實現理想的途徑。

(二)活動安排的原則

1. 活動特色主題應考量人、事、時、地、物各種因素，分述如下：
   (1) 住民：年齡、性別、程度、人數多寡、活動能力。
   (2) 工作人員：能力條件、服務熱忱、分工合作、應變能力及人數多寡。並需注意影響活動進行及安全維護之因素。
   (3) 時：活動時間長短、心情、體能狀況、吸收能力、時間配合、時刻與情緒變化。
   (4) 事：瞭解活動型態、活動涵義、重點所在、有無價值。
   (5) 地：需要場地（如：室內或室外），注意環境氣氛的塑造（如：採光是否太亮或太暗、空間是否太大或太小）、安全性，以及自然環境、地形及設備的配合。
   (6) 物：器材準備，如何支援搬運、回收、保管，有無需要或可替代的器材。
2. 活動教材必須考慮團體與個人之需要及興趣。
3. 方式由簡入繁，由易而難，適合住民能力。
4. 活動安排者需熟悉規則方法、活動特性及突發狀況應變之處理。
5. 注意住民身體功能障礙度，避免過度活動而產生反效果。
6. 要有雙套作業因應，如：天氣狀況變化或場地、器材改變，在另一種狀況下設計另一套活動方式，與原來設計在原則上相同，只是在不同情況下進行的另一種活動。

(三)活動安排應注意事項

1. 注意安全：確定住民的能力範圍，切勿操之過急。下床予輔助器使用，及使用輪椅時背心約束帶需正確使用。
2. 從粗動作到精細動作，活動要新奇活潑、有趣，並富有教育性、娛樂性等，但需考慮住民的活動能力。
3. 住民完成動作後，給予適當的鼓勵與心理支持。
4. 工作人員態度應積極、堅定，不要把住民當作小孩看待，以免住民養成依

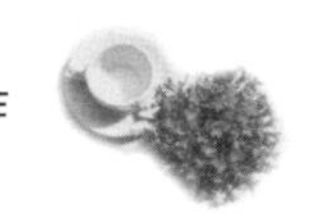

賴心理。

5. 如辦慶生會、聯誼會需注意餐點的準備，可讓住民自由參與選菜的工作，並以住民的健康狀況為主要考量，隨時觀察進餐時的反應。
6. 做戶外活動時，需事先妥善規劃地點選擇、人力配合，考量突發事件的應變與處理。
7. 進行職能活動時，注意住民正確的操作，護理人員需在旁指導並注意住民安全。

八、跨專業聯繫討論

就住民的特殊情況（如：新入住、異常情況）定期討論，藉由專業團隊人員的專業素養及經驗，提供對住民健康狀態最有益的意見，團隊成員彼此交換心得，共同協助改善住民的情況。建議開會頻率每兩個月至少召開一次，一次以 30 分鐘至一小時為限，以不得超過一小時為原則，必要時得召開臨時會議。與會人員有護理人員、醫師、藥師、營養師、復健人員（物理治療師、職能治療師）、社工員、及相關工作人員（如心理治療師、照顧服務員），視需要可請住民及家屬參與。

九、家屬聯誼座談

藉由機構與家屬之聯誼座談會，增進住民、家屬及工作人員彼此間有更進一步的認識與溝通，且促進住民的人際互動及團體成員間的瞭解與友誼。建議每季辦理一次，亦可在節慶活動當天辦理，每次座談會時間以 30 至 60 分鐘為原則，辦理流程如圖 6-6。參加人員可有護理之家之護理負責人、護理人員、醫師、照顧服務員、社工員、營養師、家屬、志工及相關工作人員。

每次座談會時安排專業團隊人員，對家屬進行健康照護議題專題宣導，時間約 15 至 20 分鐘，接下來由負責人及跨專業團隊人員與家屬座談，時間約 20 至 40 分鐘。座談會結束後，由團隊人員帶領家屬至交誼廳參與住民活動，增進家屬與住民間親情交流與互動。座談會活動與討論，必要時照會相關專業人員，針對

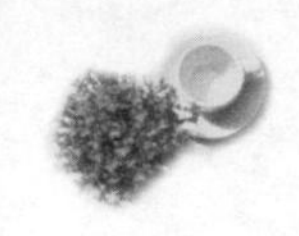

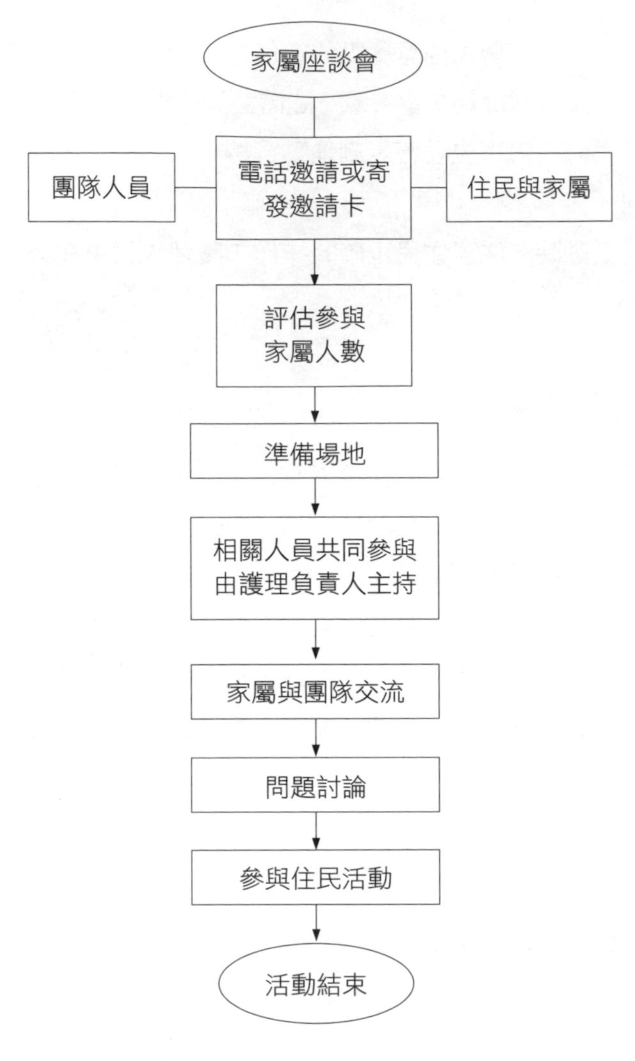

圖 6-6 活動辦理流程

住民家屬的意見做適宜回覆，並由護理負責人追蹤改善執行成效。

護理之家型照護中心之運作以「照顧團隊人員角色職責」與「照護作業管理」進行分享，但因各機構作業不同，可依各家常模修改／正。

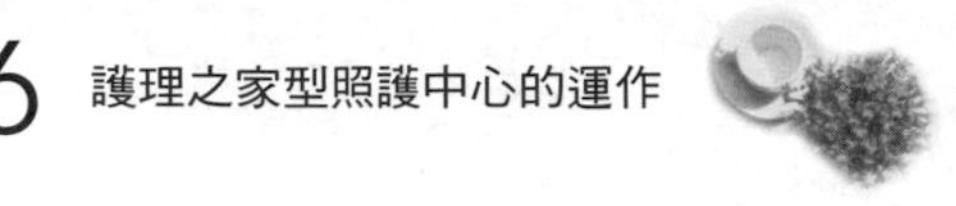

問題與習作

1. 社工人員於護理之家之角色與功能為何？
2. 護理之家照護作業提供住民24小時日常生活照顧與訓練、護理處置、醫療、復健、社會資源等綜合性服務，共有九項流程及活動，請分項簡述之。

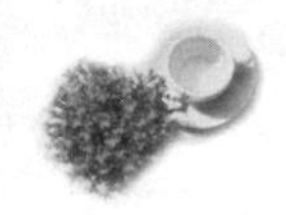

參考文獻

鄭涵菁、郭淑珍、江孟貞、謝欣倪、黃千玳（2015）。苗栗醫院附設護理之家工作手冊。全冊。

第七章

失智型日照中心之運作

黃照

本章學習目標

1. 對失智症有基本的認識
2. 瞭解失智症日間照護的基本原則
3. 認識失智症日間照護活動內容

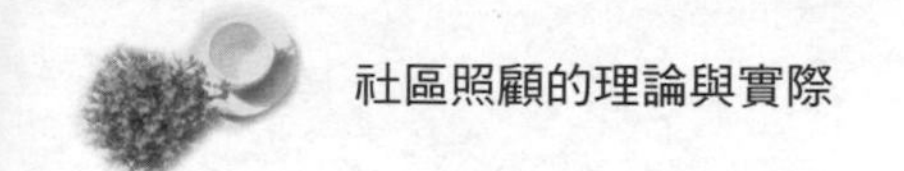

摘要

1. 臺灣目前老年失智症患者的長期照顧，主要是家庭或機構式照護。
2. 輕中度失智長者比較適合社區型失智日間照顧。
3. 失智症成因主要為退化性（60～70%）、血管性（20～30%）、其他（10～15%）。
4. 目前臺灣老年失智日間照顧可分為：以醫院為基礎的日間留院和以社區為基礎的日照中心。
5. 失智症日照團體治療活動有體能活動、社交活動、認知活動、日常功能活動等。
6. 失智症日照個人治療活動有個人照顧、護理照顧、日常生活照顧、現實導向、感官認識等。

案例

胡美麗最近真的心力交瘁！

自從公公三年前過世以後，婆婆就出現狀況了。剛開始是出現恍神狀態，常常獨坐半天不吃不喝不語，家人以為她是悲傷過度，也不以為意。然後出現健忘症狀，常常吃完晚餐，碗筷還沒洗好，就催促說肚子餓死了，趕快吃飯。上個月燒開水忘了，如果不是對面李伯伯發現，肯定釀成巨災。今天上午則是大廈管理員打電話到公司，要她去接婆婆，原來她去市場買菜，找不到回家的路，好心人把她帶到派出所。

老公長年在大陸，小孩一個國二、一個小六，也幫不上忙。胡美麗現在要怎麼辦？

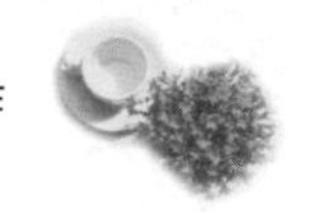

第一節 前言

人口老化已是一個重大的全球社會問題，2017 年臺灣將步入老齡社會（老人超過 14%），國內失智人口將驚人成長，據世界衛生組織發布的全球失智症報告，全球每四秒鐘就新增一名失智症患者，全球每年花費在失智症的相關支出高達 6,040 億美元，約合臺幣 20 兆元。依衛生福利部（2011 年）委託臺灣失智症協會進行之失智症流行病學調查結果，臺灣 65 歲以上老人中輕微認知障礙（mild cognitive impairment, MCI）佔 18.45%；失智症人口佔 7.98%（包括極輕度失智症佔 3.24%，輕度以上失智症佔 4.74%）。也就是說 65 歲以上的老人每 13 人即有一位失智者，而 80 歲以上的老人則每五人即有一位失智者。另外依此流行病學調查之結果，每五歲之失智症盛行率分別為：65～69 歲 3.40%、70～74 歲 3.46%、75～79 歲 7.19%、80～84 歲 13.03%、85～89 歲 21.92%、90 歲以上 36.88%，年紀越大盛行率越高，且有每五歲盛行率即倍增之趨勢（表 7-1）。臺灣失智症協會依據經建會人口統計推估，2061 年失智人口逾 85 萬人，每 100 位臺灣人有近 5 位失智者。因此，臺灣應加迅針對長期照顧資源、人力培育與政策規劃。

表 7-1　五歲分年齡層失智症盛行率

年齡（歲）	65～69	70～74	75～79	80～84	85～89	≧90
失智症盛行率（%）	3.40	3.46	7.19	13.03	21.92	36.88

資料來源：邱銘章等人（2013）。

目前臺灣對於老人失智症患者所接受的長期照護模式不外乎是家庭照護或機構式照護（如老人養護機構、護理之家等），其他對於輕中度失智症患者所能提供的照護模式並不多。失智症長期的家庭照護常常帶來家人身心靈的負擔及造成家庭衝突，到最後仍是要把長者送至安養機構，但是全日住宿型機構照護常常加速失智者失能的狀況，以及產生家庭倫理議題。在臺灣近年來政府所宣導的在地老化概念，社區型失能老人日間照顧服務在臺灣正迅速發展中，各縣市政府皆積極投入推展建置，老人失智症日間照護為一種社區照護的模式，可取代純粹的機構安置模式，老人日間照顧中心提供輕度、中度失能或失智症長者一個白天可以社會互動及活動參與的地方，以非藥物治療方式，藉由專業照顧人員的陪伴、引導及鼓勵，使其在安全、安心的社群及環境中獲得身體、心理以及社會層面需求的滿足，建立自信與尊嚴，進而延緩退化並獲得良好之生活品質。而家屬也能夠重新擁有生活的原貌或得以安心工作，緩解因長時間照顧衍生的照顧壓力及情緒，有機會恢復和長者相處的品質，不失為雙贏的照顧策略，本章就以老人失智症日間照護的相關議題進行探討。

第二節 認識失智症

失智症（Dementia）不是單一項疾病，而是一群症狀的組合（症候群），是指在清醒的意識狀態下，喪失智慧能力的表現，尤其是高級皮質功能的喪失，這些功能包括記憶力、判斷力、抽象思考力、推理能力及空間關係等，它是一種後天性、持續且廣泛的心智障礙，同時可能出現干擾行為、個性改變、妄想或幻覺等症狀，這些症狀的嚴重程度足以影響其人際關係與工作能力。

一、失智症的原因

引起失智的原因有許多種，可以分成以下幾項：

(一)退化性失智症（60～70%）

包含有阿茲海默症、額顳葉型失智症、路易氏體失智症等，其中以阿茲海默症是最常見的腦部退化萎縮病變，其發生率約佔失智症的 1/3 至 1/2，以女性較多，年紀越大，發生率越高。病程是在數年內漸漸發病，越來越嚴重。

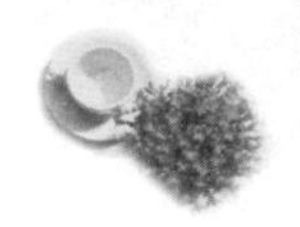

(二)血管性失智症（20～30%）

因為一次或多次的腦血管病變或中風後，產生智力及行為退化，這種失智症的病人，有的會伴隨行動上的不方便，語言或吞嚥上的障礙。多半是高血壓、糖尿病的患者。在臺灣約占失智症的 1/3，比率較歐美為高。

(三)其他原因造成的失智症（10～15%）

有些失智症是由特定原因所造成，經過治療之後可能有機會可以恢復，這類型失智症的病因有：

1. 腦部發炎：神經性梅毒、隱球菌腦膜炎。
2. 腦內腫瘤：包含硬腦膜下血腫。
3. 水腦：正常壓水腦、阻塞性水腦。
4. 頭部外傷後遺症。
5. 中毒：藥物、金屬、酒精等中毒。
6. 代謝性原因：肝腎功能衰竭、內分泌失調、電解質不平衡。
7. 營養失調：如維生素 B1、B12、葉酸等缺乏。
8. 其他：憂鬱、失明、失聰。

二、失智症的症狀

失智症，簡單就是廣泛高級大腦功能喪失，包括記憶力、認知功能、語言、空間感、情緒等。其臨床症狀可分成以下三點：

(一)認知能力減退

記憶力變差、健忘、判斷力及計算能力不好，且對時間及地點的方向感混亂。剛開始的健忘跟正常老化的記憶變差是不同的。正常老人的記憶力雖然會差一點，但其他智力包括判斷力、計算能力、方向感、處理事情的能力都不會有問題。而失智症老人的健忘，很少能自己回想或經由他人提醒後回憶起來，有時會否認自己的健忘，其程度較正常老化的健忘還嚴重。惡化速度快，可能在二至三年內就

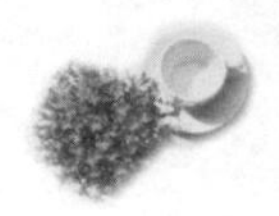
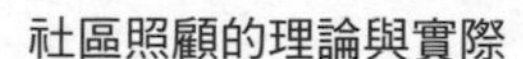

嚴重到影響日常生活。失智症的健忘有時讓家人感到困惑，對於幾十年前的陳年往事可能還記得，但早上吃過什麼卻不記得，這就是典型的短期記憶功能喪失，但長時記憶退化速度較慢。漸漸嚴重下去，會連兒孫、媳婦的名字都搞錯，出門不認得路回來。

(二)精神症狀

嚴重一點的失智症老人，可能會出現憂鬱、疑心、幻覺、不安、被害妄想或被竊妄想等情形。例如東西或錢包忘記放在何處找不到了，就懷疑兒子偷錢；或者疑心老伴不忠，有外遇；懷疑媳婦要害她，到處跟鄰居訴苦，脾氣變壞。家人往往無法體諒，覺得老人在故意找麻煩，沒有意識到老人生病了，可能導致家庭暴力或虐待老人的事件發生。

(三)行為問題

病人同時會出現日常生活能力退化，原本會做的事情可能漸漸不會做了，漸漸連穿衣、洗澡等自我照顧都有問題。

失智症的病程發展可分為以下三個階段：

1. 初期——健忘期

從最輕微的健忘、名字記錯，處理事情的能力減退，到出門不認得路回家，但吃飯穿衣還能自行打理。

2. 中期——混亂期

此期精神症狀會很明顯，攻擊別人、到處亂跑、亂叫、整夜不睡。這是所謂的「譫妄行為」。這時吃飯、洗澡、穿衣就無法自己處理，大小便失禁。

3. 晚期——痴呆期

這時會有嚴重的語言障礙，很少開口，甚至不大會吞食物。大部分時間都在床上。全身關節僵硬，這時期很容易因併發褥瘡、尿道感染及肺炎而致命。

從初期到晚期，可能在短短數年之間就變得很嚴重。

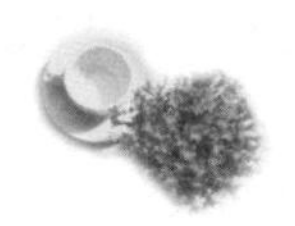

三、失智症的治療

目前針對失智症的藥物並沒有辦法阻止或恢復已經受損的大腦細胞，但是可以使患者的症狀獲得改善或延緩疾病的惡化，在治療上分為藥物治療與非藥物治療和家屬支持教育，希望透過治療可以增進患者的生活品質，減輕照顧者的負擔，並延後患者被送到安養機構的時間。

第三節 失智症日間照護的發展

一、日間病房起源

日間病房一開始是以提供精神科服務的方式發展出來，1930 年代前蘇聯為解決精神病患急性病床不足及醫院沉重的財務壓力，於莫斯科成立，而日間照護在老人照護上的應用，卻是到了 1950 年之後才從英國開始推展的，「老人日間照護中心」的概念是起源於英國的。英國第一家日間照護機構，是於 1958 年以老人日間醫院形式所設置，在 1960 年代以後，美國也引進了英國老人日間醫院模式，並加入醫療照護，在 1980 年代老人日間照護中心蓬勃發展。日間病房提供病人跨領域的評估與復健而且不需住院，改善病人生活品質與家屬照顧上的負擔。

二、日間病房的定義

1980 年美國精神醫學會（APA）所提出：提供精神科專業治療、心理社會處置以及職前訓練的治療模式，以醫療團隊治療方式，整合各項專業的治療使個案得到最完整、最合適的復健。其目的在於提供患者一個重新建立工作模式的復健中心，做為全日住院病人出院回歸社會前的緩衝期。

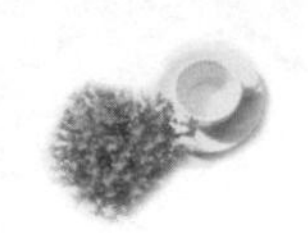

1984 年美國成人日間照顧協會提出以社區為基礎的團體方案，經由個別的照顧計畫來滿足功能受損者的需求，並在一個保護的環境下提供各種醫療性、社會性及支持性服務。

目前在臺灣老人失智症日間照護可分為：

(一)以醫院為基礎的日間留院（day hospital）

附屬在醫院，提供醫療和復健服務，服務對象同質性較高，必須符合某些標準才提供服務，強調健康狀態，提供評估與治療服務。轉介來源多為醫師，工作人員多是專業醫療人員（醫師、護理師、心理師、社工師、職能治療師）。主管單位是衛生單位。

(二)以社區為基礎的日照中心（day care center）

非醫院附屬機構，主管單位多半是社政單位。除護理人員外，有較多非專業人員（照服員），因此部分須轉介其他單位一起合作。更著重社會需求，所提供的服務、目標的專一性不高，這個模式訴求服務對象除了身體失能外還會有其他如生理上的問題之差異性。偏向以社區為基礎。

第四節 失智症日間照護的基本原則

在開始規劃失智症日間照護中心的目標前，有一些重要的基本原則應該理解。這些原則包括：(1)誰是日間照護的個案；(2)日間照護的作用為替代機構化的另一種照顧模式；(3)日間照護為長期照護中的一環；(4)綜合性和專業化的日間照護的區別；(5)日間照護中醫療與社會模式的區別；(6)日間照護中心是透過提供多方面的方案提供一系列的資源。我們將簡述以上的原則：

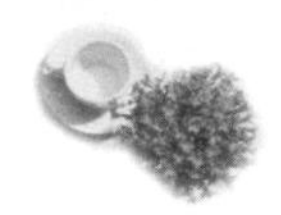

一、個案為參與者和照顧者

在所有成人日間護理方案中，老年失智症的中心給家庭照顧者和病人提供重要的服務方案。事實上，除了照顧者的喘息服務外，並提供在某些情況日間照護服務的基礎是提供給參與者和照顧者的活動與服務，因此考慮失智日間照護計畫時應予以兼顧才能使服務更完善。

二、替代機構化

失智症的日間照護有助於預防過早或不適當的機構化。然而，我們必須提醒，在失智症的病程進展到後期，以家庭和社區為基礎的日間照護服務已經不能滿足患者和／或照顧人員的需求時，入住機構可能是最好的照顧模式。此外因晚期失智症的行為問題，過度延緩安置機構的風險是可能導致很難找到一個合適的機構。

三、長期照護中的一環

失智症的日間照護必須被視為長期照護多元服務中的一個項目。失智症患者的症狀進展和衝擊的速率因人而異，同樣的，對照顧者所帶來的生理、情感和經濟壓力的影響也顯著不同，因此有廣泛的服務是必需的。這些多元服務包括醫療、家庭、社區和機構等，而失智症的日間照護服務也已經成為這種持續照顧中的重要部分。

四、綜合和專業的照護

日間照護主要提供醫療性和社會性的服務，其中醫療性服務的目的為使個案的身體恢復或維持自理能力。而社會性的服務主要提供非醫療照顧和監督，主要是個人服務、保護、協助、指導，或者用於維持日常生活的活動或個人的保護。一般來說，在失智症早期階段可以很容易融合到任何成人日間照顧方案。然而，有嚴重的認知問題或功能限制的個案則需要專業的失智症日間照護。

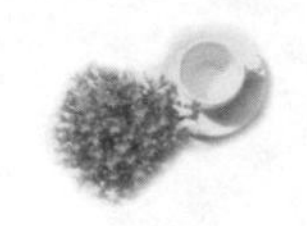

五、健康與社會模式

失智症的日間照護營運共同包含健康和社會模式，所有老年失智症日間照護團隊應該由護理師或其他健康專業人士組成，並擔任負責人制定營運政策。值得注意的是健康和社會模式在失智症日間照護中能提供成功而有效的服務。

六、多方面的方案

失智症的日間照護項目往往是多方面的，不僅提供日間照護參與者和照顧者喘息的機會，其他如資訊提供、轉介服務、家庭援助、支持團體、個別諮商、財務法律諮詢，以及其他類型的直接服務等也同等重要。大多數的服務項目都需醫療保健、社會服務專業人員和家庭照顧者積極參與及培訓。

第五節 照護活動內容

本節的目的是提供活動方案概念，活動方案是任何營運良好的失智症日間照護的基礎。失智症的日間照護不是保姆托老中心，它是一種治療，能使參與者自我恢復有用感，並有社交和享受生命的能力。

失智症的日間照護治療核心就是活動計畫。日間照護的質量及成功的活動計畫取決於中心的氛圍、治療效果和員工的滿意度。活動有兩個目的：(1)鼓勵參與者盡可能發揮其最高的功能，從而建立自尊和減少殘疾感；(2)做為管理問題行為的主要工具。

然而失智日照計畫也面臨兩大難題必須加以處理、解決，並進行評價。這些難題的主因是疾病本質：如注意力縮短、警覺性下降、注意力不集中、近期記憶力減退（包括人時地的定向力）、容易產生混亂、有行為精神症狀，以及語言、視覺和運動協調障礙等，他們幾乎沒有能力開始、繼續或完成一個活動。因此第

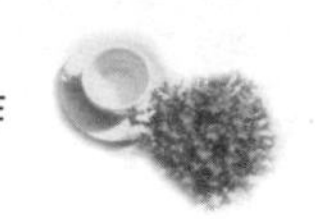

一個困境便是一個活動程序是否能正常運作，而第二個困境則是他們是否具備自決的能力？成功的計畫便是這些問題的答案，往往活動的設計是以尊重為前提，並兼容可個人選擇性的權利。

簡短來說，個人的尊重可以通過以下指標來呈現：

1. 依個人的需求和偏好設計照護活動計畫。
2. 應盡力輔導個案自行決定自己的選擇。
3. 保護參與者避免經歷不愉快的環境與感覺。
4. 選擇能反映參與者偏好的活動。
5. 即使技能等級常見於兒童期，但仍應選擇成人期相當的活動。
6. 同時提供不同的活動給個案，使參與者有選擇的權利。
7. 選擇能反映參與者的日常生活技能層級的活動。

而個案活動成功與否則可以通過以下指標來呈現：

1. 參與選擇的活動對個案是有意義的。
2. 參與者可以按照活動每一個步驟來完成。
3. 重覆參與從事同一活動。
4. 活動能反映個案的技能水平。
5. 能以個案技能能力的水平規劃活動。

一、失智日間照護活動計畫的目標和目的

活動計畫的主要目的是提供與個案目前能力和需要相對應的治療活動，恢復或保持參與者最高的功能和維持生活的幸福感。儘管個案有其侷限性，但活動方案應使參與者有成就。以下是老年失智症的日間照護計畫應解決的目標：

1. 提供個案經驗和促進其最大的功能，防止或延緩認知能力的下降，並維持參與者的功能和減低其對照顧者的依賴性。
2. 提供能實現個體化治療具體目標的活動：認知、體適能、自我照顧、社會和心理幸福感。

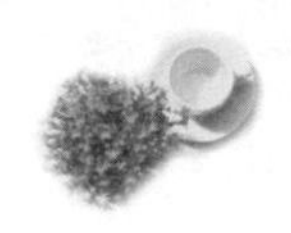

3. 提供活動能讓參與者擁有自己的風格和步調。
4. 最有效的資源利用，如人員、空間、時間等決定活動計畫的方式。
5. 使活動參與者享受和感到滿意或自豪。
6. 活動的價值能識別和管理行為問題，並確保參與者的特殊行為環境需要。
7. 落實活動計畫的四個要素：參與者、工作人員（含志工）、環境和活動安排。所有四個要素必須得到解決、計畫，並進行持續的評估。

二、失智症日照團體治療活動簡介

以下將介紹老年失智症日間照護活動方案的四種基本類型，包括體能活動、社交活動、認知活動和日常功能活動。

(一)體能活動

通過體能活動可以達成以下的目標，包括：(1)增加或保持身體健康，預防其他的肢體殘障；(2)因有認知的侷限，體能活動通過需要很少或沒有指令的活動，使個案多參加活動；(3)透過活動產生疲勞，可使與會者能夠擁有更好的睡眠和減少遊蕩行為。失智症的日間照護體能活動可包括散步、跳舞、外出購物、擲球、室內保齡球、體操、游泳、郊遊和園藝等。活動計畫設計應兼顧身體殘疾人士。

(二)社交活動

可以由社交活動實現的目標包括：(1)從社會關係和社交經驗得到情感上的滿足；(2)參與和強化熟悉的技能和生活經驗；(3)從社交關係中增加自尊；(4)通過熟悉的社會經驗連結，降低其焦慮和躁動。活動的計畫應該側重於社交方面的經驗和強調社交技能，如懷舊治療、一起唱歌、探訪兒童、寵物治療、音樂和電影欣賞等。

(三)認知活動

可以由認知活動實現的目標包括：(1)維持和保存仍有的認知功能；(2)增強參與者的自尊和幸福感；(3)提供感官刺激；(4)減少憂鬱情緒。活動的設計應配合參

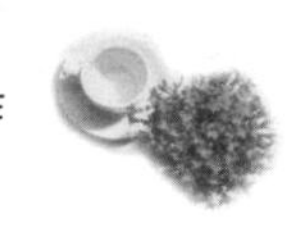

與者的認知能力，以免產生挫折感。認知活動的一些例子是：現實導向治療、感官刺激遊戲、懷舊治療、命名活動、時事討論和拼圖等。

(四)日常功能活動

日常功能活動包括日常生活所需能力如穿衣、吃飯、梳洗、如廁、做飯、打掃或居家簡單維修等。幾個實現的目標包括：(1)增加或維持參與者的自我照顧能力；(2)盡量減少或防止在自我照顧和生活自理能力的減退；(3)繼續參與日常功能活動以增加自尊；(4)透過參加日常功能活動增加正面情緒。

三、失智症日照個人治療活動

雖然大部分老年失智症的日間照護活動是在團體中進行，但一些活動可以個人一對一的基礎規劃，以個人化的活動來實現的目標包括：(1)向個案提供特別的援助；(2)提供個人化的方法使其學習如何參加活動；(3)為使團體活動能順利進行，需分離個人以提供特別的協助。個別化的活動可能因為人員不足、缺乏員工培訓，或工作人員的時間和精力等因素而有所限制。個人治療的活動可能包括：個人照顧（美容、換衣服等）、護理照顧（藥物、傷口處理、生命徵象等）、協助日常生活（吃飯、穿衣等）的活動、散步、運動、現實導向、感官認識和繪圖遊戲等。另外家人支持與教導如何照顧的活動也需要提供。

第六節 困境與挑戰

自長照十年計畫通過以來，日間照護資源的發展速度相對緩慢，使用者的人數也未有明顯增加，且大部分的機構以城市為主，呈現了資源發展過程中有困境。綜合資料，目前日間照護服務使用有限，無法普及的原因包括，在服務需求者的部分：(1)政府法令複雜且權限劃分不清楚，使用者無法確定適用哪類型的機構，且收費標準不一；(2)服務市場競爭，考量經濟負擔，使用者有其他選擇，如聘僱

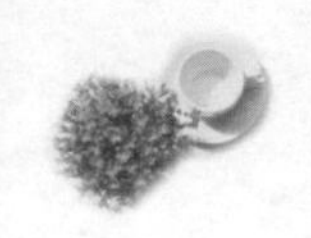

外籍看護或接受機構式照護；(3)對服務內容認識不足，認為日間照護是入住機構而產生排斥；(4)服務時間及交通接送無法符合使用者的需求；(5)個案返家後家屬照顧上仍有困難。在機構營運方面：(1)機構設施設備要求過高，需符合建築、消防及《老人福利機構設立標準》等法令規定；(2)民眾需要有交通接送才願意使用服務，但對機構是額外的支出；(3)中度以上的病程變化大，對機構照顧者產生莫大壓力，人員流動率高，且失智症日間照護中心的人力配置，除至少一位護理人員外，照顧服務人員與個案比例為1：8，人事成本高；(4)個案的障礙行為破壞問題，增加維修費用及管銷成本；(5)個案數少但經營成本高，難達收支平衡，使得服務提供者開辦意願低。

而未來的挑戰，為滿足失智個案的照護需求，政府的角色亟需調整：政府在法規制訂者的扮演方面，對於建物設施設備的規定可考慮調整。民營化的策略發展服務，服務提供單位需要有場地，然而場地的取得不易，故成為基金會和團體投入日間照顧服務單位的阻礙，建議政府應釋出閒置的公共空間，改建為老人福利設施，並利用公辦民營方式，委託民間經營辦理。其次就是經費部分：中央政府應盡快完成長期照護保險的規劃並訂定合理的支付標準，以利機構發展與持續的經營，照顧服務人員也能有合理的報酬，得以吸引人才和提高留任率。再其次日間照顧中心工作人員的失智照顧技巧不足，「專業人員是孤星」的社工人員或護理人員，應建立完整督導教育訓練機制；最後，民眾對失智症的負面標籤化及使用服務的意願呈現城鄉差異，政府應透過相關的管道進行宣導與教育，拉近差距及消除標籤。

第七節 結語

當前的醫療技術進步，雖然無法遏止失智症的發生，但面對失智症照護，世界各國有共同的目標：期望能破除民眾對失智症「負面標籤化」、「認為就算知道是失智症也束手無策」、「是正常老化的結果」的情況，使民眾對失智症有正

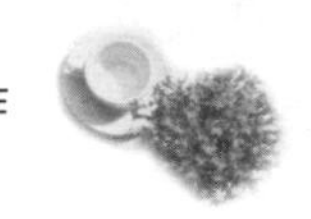

確的認識與瞭解，做到早期診斷、早期治療、早期照護，使患者能夠獲得適切的醫療照護，延緩疾病進展與退化的速度，延長在家庭及社區安養的時間。另一方面亦能使失智症家屬及時獲得照護上的知識與技能，且能夠充分的使用多元化社區照護資源，減少照顧上的負荷，增加個人及失智患者的生活品質與生命尊嚴。要達成以上的需求，日間照護便是目前最佳的方案。我國政府目前全面推動及發展連續性及多元性之失智症照護模式及服務，以提供輕、中度失智症者日間照護服務為主，延緩為中重度及重度失智症者的全日住宿型的機構照護服務，尊重失智症者之生活品質與生命尊嚴，並提升家庭支持及照護能力，減輕家庭照顧者負荷，降低失智症對個人、家庭、社會福利、醫療支出及整體經濟之衝擊與負擔。因此對失智症者日間照護服務的認識與瞭解為必須的學習。

問題與習作

1. 失智症的成因與症狀為何？
2. 失智症日間照護的原則為何？
3. 失智症日間照護活動計畫的目標為何？
4. 試述失智症日照團體治療活動的類型。
5. 失智症日間照護目前的困難與如何突破？

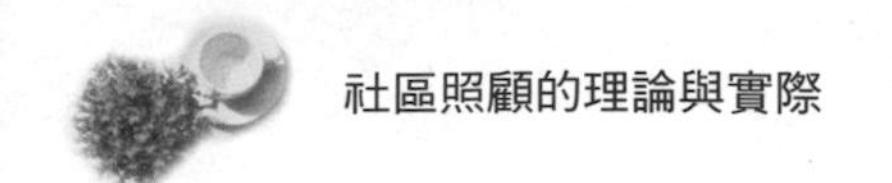

參考文獻及延伸閱讀

一、中文部分

于漱、吳淑瓊、楊桂鳳（2003）。失智症患者的長期照護服務模式。**長期照護雜誌，7**（3），251-264。

失智症及其照護原則社團法人臺灣老年精神醫學會（2015）。

邱銘章等（2013）。**失智症（含輕度認知功能障礙，MCI）流行病學調查及失智症照護研究計畫**。衛生福利部科技研究計畫。

張力山、李淑貞、蘇聖文、王順治（2014）。老人日間照顧中心選址及建物與空間規劃設計基準探討。**健康與建築雜誌，1**（3），15-19。

陳晶瑩（2003）。老年人之長期照護。**臺灣醫學，7**（3），404-413。

黃正平（2011）。**臨床老年精神醫學**（第二版）。臺北：合記。

黃敏鳳、徐亞瑛、楊培珊、葉炳強（2004）。失智症患者及家庭照顧者接受日間照護之服務需求情形探討。**長期照護雜誌，7**（4），355-370。

楊培珊（2000）。機構式失智症照顧中社會工作的執行。**社會政策與社會工作學刊，4**（1），199-236。

臺灣老年精神醫學會（2013）。**失智症合併精神行為症狀病人的最佳治療及照顧實務指南**。

蔡碩倉、謝雅萍、蘇慶昌（2008）。老人日間照顧中心經營模式之比較分析。**運動休閒產業管理學術研討會論文集，2**，302-313。

鄧世雄、陳麗華（2011）。**失智症整合照護**。臺北：華騰文化。

謝沛錡、林麗嬋（2014）。失智症的機構照護：由日間照護到護理之家。**應用心理研究，60**，85-113。

二、英文部分

Linderman & Corby. (1990). *Alzheimer's day care: A basic guide*. Taylor & Francis.

Moore, G., & Weisman. (2006). *Designing a better day: Guidelines for adult and dementia day services centers*. Baltimore: Johns Hopkins University Press.

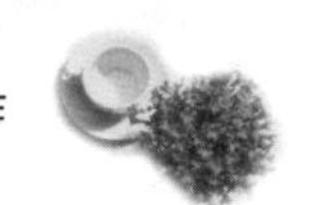

Young, J., & Forster, A. (2018). The geriatric day hospital: Past, present and future. *Age Ageing, 37*, 613-615.

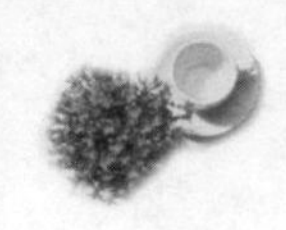

第八章

社區式機構經營策略概論

賴添福

本章學習目標

1. 瞭解社區式機構的外部分析
2. 瞭解社區式機構的內部分析
3. 能完成社區式機構的 SWOT 分析
4. 瞭解社區式機構的經營策略規劃

摘要

1. 領導者如何制定及執行經營策略，使機構獲得競爭優勢，取得卓越績效，並帶給業主及工作夥伴價值感，乃是機構經營的終極目標。
2. 策略規劃的步驟有：使命、願景、目標、外部分析、內部分析、SWOT分析等。
3. 機構的策略層級可分為功能層級、事業層級、全球策略、公司整體策略等。
4. Porter 五力分析：要考量潛在競爭者、現代競爭者、買方議價能力、供應方議價能力、替代品的威脅等。
5. 機構生命週期指：開創、成長、成熟、衰退四個時期。
6. 機構的外部分析，包括 Porter 五力、策略群組、生命週期、總體環境。
7. 機構的內部分析，包括獨特能力，資源、能耐、差異化、降低成本等。

案例

小裴是某大學社工系所的畢業生，由於她擁有社工師證照，加上機構實習、方案實習都在這間日照中心超過 600 小時，中心同仁及長輩都滿喜歡她的，所以一拿到碩士學位，中心負責人就延攬她出任主任的職務。

小裴驚喜過望，接下來的挑戰是：她要怎麼訂出這家社區式照顧機構的經營策略呢？

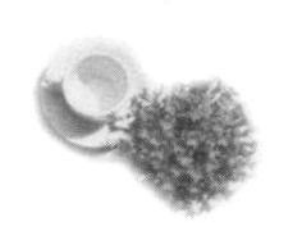

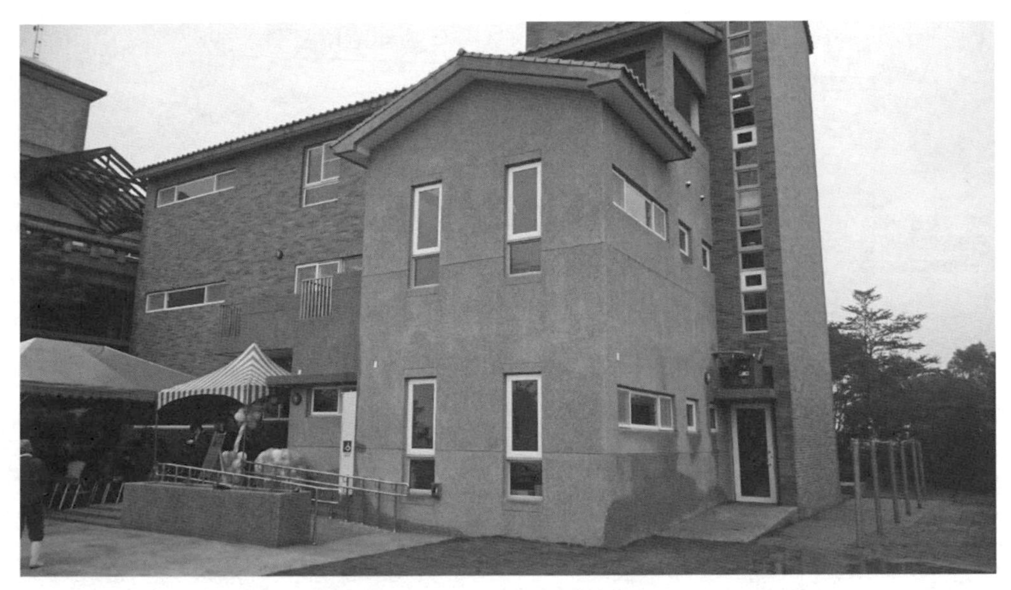

老人福利機構（由苗栗縣海青老人養護中心提供）

第一節 前言

為何有些日照中心經營成功，長輩必須排隊等候；但有些日照中心卻門可羅雀，長輩使用率很低？為何臺北的日照中心能表現如此成功傑出？但其他日照中心卻是在找不到人的邊緣掙扎呢？

我們認為中心之經營者或機構本身負責人所追求的策略，對於中心與其競爭對手的相對績效，有顯著影響。而什麼是策略（strategy）？策略是經營者為提升經營績效所採取的一系列行動。當一家機構的經營策略能達卓越績效，便可說該機構擁有競爭優勢（competitive advantage）。而所謂競爭優勢是可使機構降低成本結構、訂定較低的價位，提高市占率，當然就比競爭對手更具獲利能力。

本章之目的在於使讀者對於策略的制定及執行必須要有分析能力。當然有好的策略制定（約占 10%），必須要有好的策略執行（約占 90%）。因此領導者如何制定及執行，使得機構獲得競爭優勢，進而取得卓越績效，並帶給業主、股東

（長照法實施後，社區式服務將開放給自然人及營利單位經營）或社員代表價值，也是機構的終極目標。

第二節 策略規劃程序

一般策略規劃程序之步驟有：

1. 擬定機構之使命、願景，及達成之組織目標。
2. 分析機構外部環境，瞭解競爭中的機會及威脅。
3. 分析機構內部本身資源，瞭解營運環境之優勢及劣勢。
4. 策略選擇係利用外部環境的機會，及整合組織內部資源的優勢，對抗外部環境的威脅，及修訂組織內部之劣勢。這些策略皆須與組織使命及目標相結合，依此建構一個可行的經營模式。
5. 執行以上策略（即透過組織結構、文化、控制等設計，達成組織之治理目的）。

以上策略規劃通常以一年為一期，每年更新及調整，並將此結果做為編列預算之依據，也是做為組織資源的配置。

一、使命

組織的使命視為組織存在的理由，亦即描述了該組織是什麼，以及在做什麼。如企業中柯達公司存在的理由是提供消費者影像處理，福特汽車則為提供消費者個人移動的需要而存在，海青老人養護中心是為解決弱勢長輩照顧之需要而設立。因此形成組織使命是該機構所經營事業之本質，但事業之定義是要滿足誰？要滿足它什麼？及如何滿足？可見它是以顧客為導向，而非產品導向。

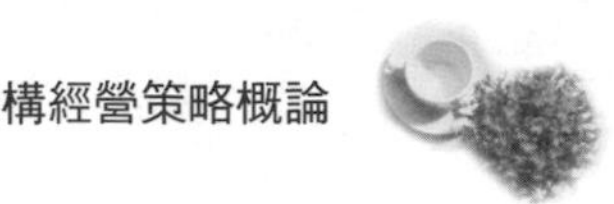

二、願景

機構的願景是機構未來想要成為什麼樣子，且皆以簡潔而有力的措詞予以勾勒。如福特汽車想成為該產業之領導廠商，而海青老人養護中心則想要成為苗栗縣最佳之教學型長照機構。

而要達成機構願景及使命，則有賴於機構價值觀之建立。價值觀則為所有工作人員應有的行為，它能驅動及調解機構內部的行為，也可視為組織文化的基石。

三、目標

是一個組織未來想要達成的狀態，也是為達成使命感或願景所必須要做的事。目標的建構有其基本特性：

1. 好的目標是可具體衡量的，如住宿型機構的占床率。
2. 目標是在解決重要議題，如評鑑得優等。
3. 目標必須是挑戰性及務實性兼具，如由這一次的評鑑成績甲等，下回評鑑成績則挑戰優等。
4. 目標之達成要有期限，如優等之評鑑在 2016 年達成，或在長照法實施後，機構改制為法人化等。

總之，好的中心目標在營利單位為高獲利能力及持續的利潤成長，以對股東負責。而非營利單位雖不用向股東負責，但仍須達成以上目標，追求永續經營之目的。

四、外部分析

策略管理程序在使命、願景、價值觀、目標之後，為組織外部經營環境之分析，目的在找出影響完成目標之機會與威脅。經營環境可分為產業、國家、總體環境。產業環境，為產業之競爭結構，如五力分析。國家環境則談到因應全球化趨勢（如中國長照之崛起）。總體環境則為因應新興國家或新市場之新競爭者所分析，內容可檢視經濟、社會、政治、法律、國際關係與科技等因素。

五、內部分析

為策略管理程序之下一步驟，主要在探討、探索瞭解組織內部具備的優勢與劣勢之資源。其中競爭優勢為組織的獨特能力、資源及能耐，也就是組織必須具備高效能／率、優良品質、時時創新及顧客滿意等。

六、SWOT分析模式

分析的目的在創造最佳的經營模式，找出競爭優勢的策略。在策略層級上可分為功能、事業、全球及整體組織之策略。

1. 功能層級策略：追求營運活動效能之升級，如護理、社工、照顧、行政等服務。
2. 事業層級：機構在產業中整體的競爭模式，以求在市場中取得競爭優勢的定位策略，可依產業環境不同而有成本領導、差異化、特定立基，或以上三種混和等策略。
3. 全球策略：利用本身優勢將事業體拓展到國外，能在全球競爭環境中取得優勢及成長。如中國老化比臺灣嚴重，再加上經濟崛起，又是同文同種、生活習慣相同，可將本身之KNOW-HOW布局到中國或東南亞，如外勞輸出國之越南、印尼、菲律賓、泰國等國家，利用到臺灣學習後返國之能力資源優勢，在當地創造各項長照服務業務。
4. 公司整體策略：現有機構應思考再進入何種相關事業，以擴大組織的長期獲利能力及利潤成長，求取競爭優勢。如利用優勢經驗因應機構評鑑，及國外大量需求，機構跨入顧問公司業務，從規劃、設計、營繕、輔導、教育訓練等相關業務。

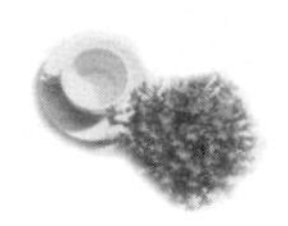

第三節 界定長照產業（社區式）的機會與威脅～外部分析

機構利用環境條件制定及執行並能獲利者，則該條件即為機會。反之如危及獲利能力，則視為威脅。而產業之定義是一群提供相同或互為替代之服務，亦即服務可滿足相同之顧客需求。另外，因市場競爭激烈，隨之產業之界線也越加模糊。但經營者之任務就是透過產業分析之各項工具（如：Porter 五力分析、策略群組分析及生命週期分析等），分辨機構經營者之機會與威脅。

一、Porter 五力分析模式

由此模式瞭解產業內各項競爭的五項力量：

1.潛在競爭者進入的風險。

2.現有市場中競爭對手的競爭強度。

3.買方的議價能力。

4.供應商之議價能力。

5.替代品的威脅（圖 8-1）。

這五項力量越強，就會限制現有服務提供之機構，要提高價格和獲利能力，亦即強的競爭力量為威脅，反之則為機會。另外因產業條件會改變，這五種力量的強度會隨之改變。五種力量介紹如下：

(一)潛在競爭者進入力量

所謂潛在競爭者，指目前並未和機構在同一產業中競爭，但有能力成為競爭對手。如紙尿褲廠商、人力仲介商、營養品、耗材等相關廠商。當然現有機構會試著阻礙各競爭者進入，該阻礙即為進入障礙，有規模經濟、品牌忠誠度、成本

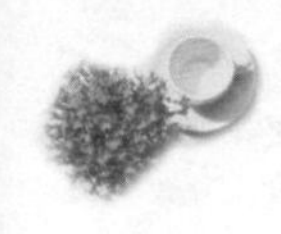

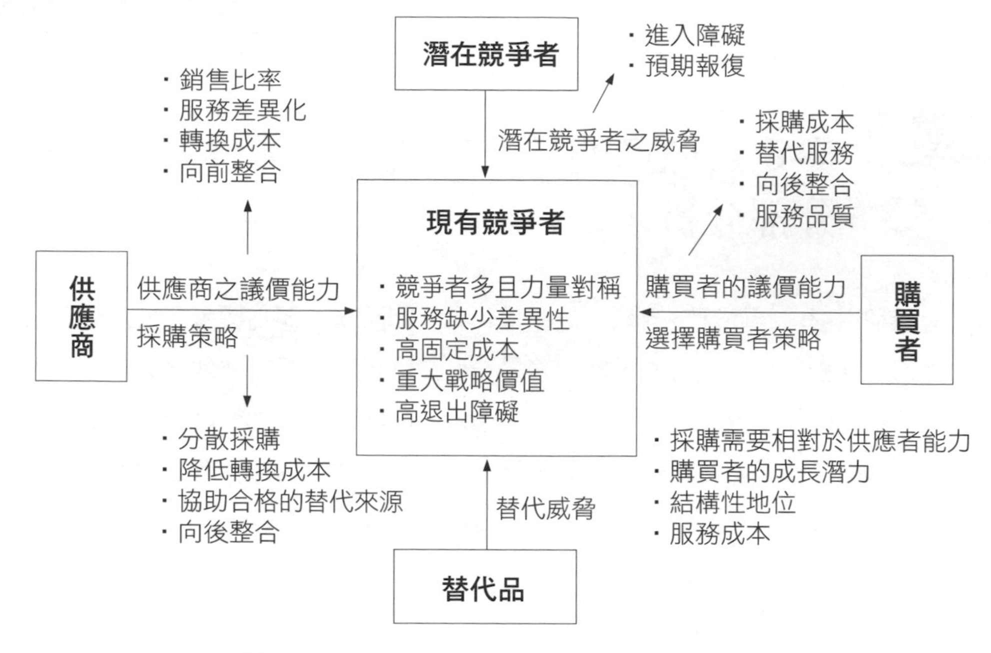

圖 8-1　Porter 之五力分析——產業競爭分析

資料來源：Porter (1979).

優勢、顧客轉換成本、政府管制政策等等。當進入障礙越高，潛在競爭者之成本越高，現有機構之壓力越小，越能提高獲利能力。其中規模經濟越大，各項單位成本下降；品牌忠誠度越高，顧客轉換成本越高，顧客越不願意轉換；政府管制政策越高等，表示潛在競爭者越難進入，則現有機構之競爭力量越大。

(二)現有競爭者的力量

此是指產業內現有的機構間的競爭強度，競爭者越多表示會降低收費價格，且增加各項投資。該項力量會受競爭者之結構、顧客需求量、固定成本多寡，以及機構退出障礙高度之影響。其中競爭結構是機構之數量及分布情形，瞭解該產業之屬性。如屬分散型則沒有機構可決定訂價；但如屬整合型則可為寡占或獨占，它即可決定價格。分散型之產業表示進入障礙低，且難以差異化。現有機構當然是屬威脅，但危機就是轉機，也可利用此一機會擴大規模經濟，朝整合型產業發

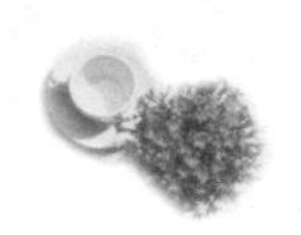

展。另一方面如機構要進入整合型產業中，應避免競爭螺旋，可跟隨主要機構之價格訂價，以降低威脅。顧客需求部分，如需求大於供給，則可緩和競爭傾向，屬產業之機會。如臺灣老化速度及少子化嚴重，將造成大量需求。另住宿式床位不足，會創造大量社區式機構之需求。而固定成本條件也影響競爭強度，如固定成本投資大而需求又能滿足，則可提高營業額，對此機構而言即創造高進入障礙，實屬機會。但相對的需求不足又無法降低成本，且為提高營業額而降低收費標準，如此惡性循環將成為威脅。另外當機構要退出產業，其障礙太高造成套牢，需求停滯尤其獲利下滑，導致空床增加，則屬產業之威脅。

依現階段資源不足，因屬政府開放鼓勵階段，且受法令限制及政策影響。政府推動一鄉鎮一日照，現階段在設立條件上，長照機構必須屬財團法人，且評鑑甲等以上，方能取得政府補助（硬體 200 萬元及人事服務費）。但護理之家附設者較容易取得，只要合法立案機構，且評鑑合格者即可取得資格。所以在屬性上，護理之家及財團法人機構屬機會，而小型機構屬威脅。在地域上先設立（符合一鄉鎮一日照政策）之單位者為機會，反之者為威脅。因受政策影響甚鉅，但 2017 年 6 月 3 日長照法開始實施，社區式照顧已經開放給個人或營利單位申請設立。屆時在市場需求增加下，供給也大量產生，並隨之形成分散型產業，其機會或威脅，則視條件而定。

(三)買方的議價力量

買方是指使用服務的顧客（家屬、個案本身、政府）。顧客通常希望機構降低價格，或要求更好的服務內容及品質，致使機構成本增加，影響機構獲利。所以議價力量大的顧客，機構視此為威脅。反之，機構可提高收費降低成本，視為機構之機會。以下情況視為機構之機會：

1. 當地沒有其他機構提供服務。
2. 當顧客轉換成本很高時，如到其他社區機構要重新適應，或無交通車接送，或是無法提供洗完澡再回家的服務。
3. 當政府政策限定特定機構屬性（如財團法人）才能設立時。

(四)供應商議價力量

供應商係指提供服務或商品（如：紙尿褲、奶粉、米、耗材，甚至人力仲介公司）給機構的組織。如提供較差品質而影響機構成本，則議價力量大的供應商對機構而言是威脅。以下情況為供應商之議價力量大：

1. 該產品或服務替代性少，但對機構又很重要，如針對特殊個案（如：癌症患者需求營養品），另外又如它是當地唯一的醫院。
2. 機構如要更換供應商，將付出很大的轉換成本。
3. 供應商介入機構之門檻小，如紙尿褲廠商直接設立機構。

(五)替代品的威脅力量

該力量是指能滿足相同顧客需求的不同機構或服務。如照顧插管長輩可選擇護理之家，也可選擇長照型機構，甚至可自行聘僱外籍勞工服務。社區式照顧可選擇日照中心或小規模多功能機構。失智型個案照顧，可選擇日照中心，也可由團體家屋來滿足。外籍勞工之照顧也可考慮印尼、越南或菲律賓之外籍勞工服務。如替代性服務多，則對機構而言是威脅。如失智症照顧在住宿式方面，因機構少所以替代性弱，對提供住宿式機構而言則是一機會。

二、策略群組分析

長照產業內各機構的服務在市場上會有其策略定位，之中各機構採取的經營模式各有相同及不同，各自形成群組，謂之策略群組。如以屬性不同立案之群組區分有：以衛政立案設立之護理之家附設日照中心群組，及社政立案之財團法人附設之日照中心。另外也可區分為以非營利屬性之日照中心群組，及非公益性屬性之日照中心群組。

策略群組可做為判斷機構在產業中機會或威脅的參考，因顧客會將同一群組中之各機構，列為其直接的替代品。相對的在同一群組中，其之間的競爭是相當激烈的。另一意涵是在不同策略群組，其面對五力分析之競爭力量時，會出現不

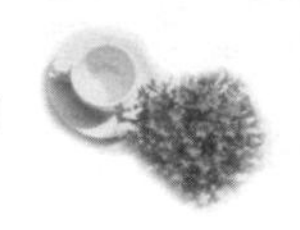

同現象。如非營利屬性之機構因有政府補助並不以營利為目的，對機構而言較處於強勢之地位，因此群組內皆為非營利之同屬性，價格競爭不高。但在非公益群組中，因沒有受到保護及補助，且服務具相近的替代品，競爭較激烈。

由以上意涵可知，在非營利群組中，機構的競爭力較不激烈。在其他群組中之機構當然想往那邊移動，但並沒那麼容易。因為中間存在著移動之障礙。因此不同群組中之機構，久而久之就會形成自己的經營模式，發展出不一樣的成本結構、照顧技能等。也因此在策略群組分析中，重要的目的在於檢視不同之競爭環境，產生不同之機會或威脅。

三、社區式機構生命週期分析

產業生命週期模式是分析產業的演進對競爭力量影響效果的有用工具。該週期模式是將產業因環境演進分為四個階段：即(1)開創期；(2)成長期；(3)成熟期，及(4)衰退期。此演進會影響競爭力量之強度，同時必須依此制定策略，來掌握機會及因應可能的威脅（圖 8-2）。

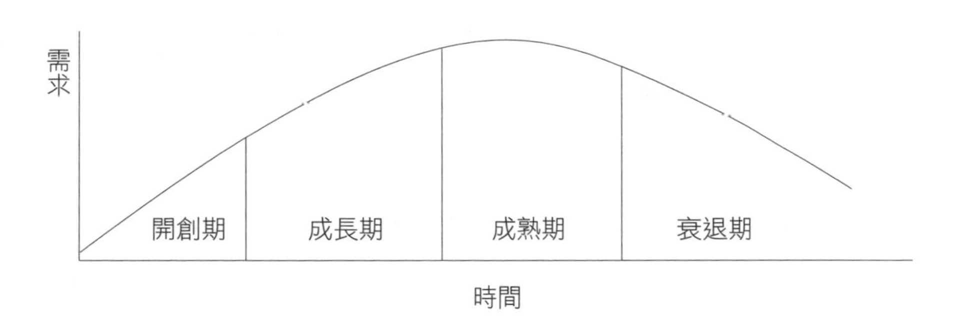

圖 8-2　社區式機構生命週期

資料來源：Vernon (1966).

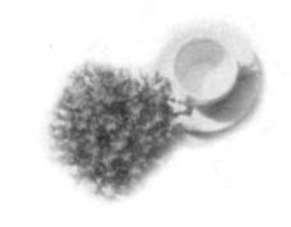

(一)開創期

這階段產業成長緩慢，如長照產業中最久、最大成長為住宿式，之後是居家式，最後則是社區式的發展。因此階段顧客還不瞭解該服務，致需求不大，所以無法取得顯著的規模經濟。此時介入的障礙是如何取得政府的優先設立許可（因配合一鄉鎮一日照，資源只能滿足一家機構），若得到許可就能取得市場領導地位。因此缺乏競爭者是建立強勢位置的重要機會。此階段在建構下階段之競爭優勢，並非立即可賺錢。

(二)成長期

當住宿式機構床位供給不足，再加上居家式服務時數無法滿足失能者、家屬照顧需求時，社區式照顧開始出現成長期，且隨著新需求進入市場，需求會迅速擴張。尤其是《長期照顧服務法》2017 年 6 月 3 日正式上路，大量開放個人及營利單位設立社區式機構，開始提供服務，此時潛在競爭者大量進入。而正式進入高成長、高競爭階段，此時進入障礙就並非政府政策（限制立案屬性），而是品牌、專業人力知識及技能，尤其地點更是重要。此階段雖競爭者眾，但因有高需求可吸收，所以競爭壓力不會太大。但有策略敏感度的機構，會利用此階段先準備好，來面對下階段的成熟期，此階段是獲利最佳時間點。

(三)成熟期

當大量機構投入，需求接近飽和，尤其只能滿足第二次需求顧客，以及替換需求時，這時產業就已進入成熟期。此階段反而是潛在競爭者進入的威脅降低，因進入的各種條件形成的障礙提高了。所有的機構無法再享有以往的高成長率，只能在現有的市占率中競爭，使得開始產生價格戰（雖有政府的固定定價，但尚有自負及其他未給付的部分，空間仍相當大）。此時機構營運策略在於降低營運成本及加強品牌忠誠度，此策略也形成了高進入障礙。當進入成長趨緩的成熟階段，機構會趨於整合，因強烈認知到彼此的依賴性，且避開價格戰，甚至在穩定的需求、價格背景下，提供機構整合、進行價格協議的機會。反而減少了相互激

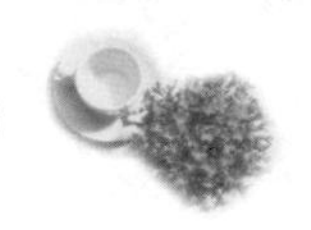

烈競爭產生的威脅，進而提高了獲利的能力。當然以上是樂觀預估，尤其當景氣下滑家庭所得降低，需求轉變或降低時，機構會面臨價格競爭，價格協議就會被破壞，競爭及威脅就會增加。此階段不需要再投入大量固定成本，以致有大量現金流入，可為下階段衰退期做準備。

(四)衰退期

產業需求有一天會因某些原因，如科技發達以機器人代替居家陪伴或照顧，或政策改變，如保險內容或給付條件額度改變。而步入衰退階段，此時機構間的相互競爭會增加，該階段之前就應規劃下一個開創期，否則將永遠退出市場。

四、總體環境

總體環境也會改變產業競爭的結構，直接影響到 Porter 模式中的各項競爭力量及其強度，總體環境是指經濟、科技、人口結構、政治與政策。

(一)經濟

經濟強度受成長率、利率、匯率及通縮通膨等因素影響。利率上升會影響各項資金成本及購買能力，所以利率上升對機構而言是屬威脅，下降則為機會。而匯率的變動，如貶值會直接影響各項進口物資成本，間接也影響民眾購買力，對機構而言也是威脅。通貨膨脹、經濟成長緩慢、利率升高，影響資本投資，也影響機構長期計畫穩定之推動，視為威脅。但相對地如經濟產生通縮，表示也會降低購買力與經濟活動，也是威脅。歐美、亞洲各先進及新興經濟成長國家，皆面臨人口老化嚴重影響，甚至有學者預估其將成為又老又窮的國家。在新興經濟國家中又逢人口老化，同時也創造了長照龐大的新市場。如與臺灣同文同種的中國為例，其因一胎化政策的影響，老化及少子化嚴重，為預防未富先老、又強先老之後果，近來積極推動各項銀髮政策，也創造了大量的商機。日本雖布局甚久，但終究與中國有著歷史情結，所以對臺灣長照機構而言是最好的機會。

(二)科技

科技可讓現有產品服務或模式一夕過時，但也可能同時創造出新的產品、服務及模式，所以科技可視為機會，但同時也是威脅，可謂一體兩面。

(三)人口結構

是指人口特徵變化，如年齡、性別、種族、社會階層等，這些特徵改變可能展現出機會，也可能是威脅，如婦女勞動參與率增加、人口老化、退休年齡往後延長，這些對長照產業而言都展現機會。但因少子化在自行照顧能力上較薄弱，對機構是機會，但相對的整體照顧人力資源不足，且被列為社會階層較低之工作等，這些對機構而言則為威脅。

(四)政治與政策

是指律法與政策改變的結果，對機構或經理人而言，會創造出機會或威脅。如長照法的通過，對營利團體開放、住宿式經營則視為機會。相同的居家式、社區式開放給個人及營利團體，對個人而言也是機會，但相對的對原來之非營利單位或住宿式小型機構而言，則又是威脅。爾後照顧財源如充裕，可完全覆蓋每一位失能者，較易形成產業，則對機構是一機會，但人力資源之不足則又是一種威脅。

第四節 長照產業（社區式）的優勢及劣勢～內部分析

即機構內部資源，換言之就是機構競爭優勢與劣勢，優勢方面有獨特能力、競爭優勢及獲利能力；劣勢方面則會導致績效差。

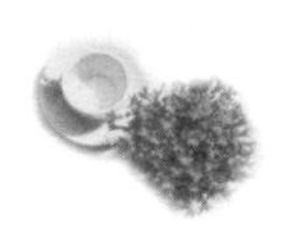

一、獨特能力

指機構特定的優勢，如能與競爭對手之服務產生差異化，並能降低其成本取得優勢，這種能力來自於機構的資源及能耐。

二、資源

指可為顧客創造價值的因素，如資本、人員、技術、組織等，這又可分為有形及無形資產。有形資產如土地、房屋、設備等硬體。例如競爭對手之日照中心是租賃的，當然較無法永續經營，且設備較難完全投入，如果是機構自行擁有，則較為穩定，且勇於投資。另外位處地點也是關鍵因素，如在都市較易吸引客戶上門且交通方便，但空氣比較差。相對如位處偏僻則交通不便，長輩接受度較差。無形資源是由機構及員工所創造，如品牌、商譽、專利技術、組織文化、優秀及充足的人力資源等。這些無形資產若為機構專屬則越難被模仿，即成為機構的獨特能力，具有稀有性、價值性、難模仿性之特質。

三、能耐

指機構將各項資源予以整合及協調的技能，如組織架構、控制系統及作業流程等，所以它是無形的。機構雖具有各項資源，但也必須要有整合及利用這些資源的能耐。

四、競爭優勢創造價值、獲利能力

由上所知，機構唯有獨特的能力，即具資源及能耐，方能創造服務的價值，依此價值創造出卓越的獲利能力。不能被模仿取代的有形、無形資產，創造了顧客的高效用即價值，就可提高服務的定價，再加上降低單位成本，依此即可獲得利潤。如透過適當的地點，自行設計建構日照中心，投入完成專業訓練之專業人力，與當地其他租賃且未具資格專業人力之日照中心比較，再加上原非營利機構

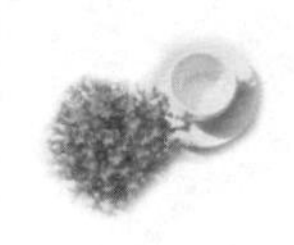

及評鑑績優的品牌，可謂有獨特及區隔性。此時因家屬認知、價值、效用高，當然定價可提高，在相同成本下，機構之利潤（價格減成本）自然提高。所以機構負責人應該對服務之效用（價值）、價格、需求、成本四構面之關係相當瞭解，方能找到正確的策略。如各項有形、無形資源投入即可提高價格，創造利潤空間。當然也能採取較低價策略以促進需求（開辦初期為創造進入服務量），降低單位成本，同樣可以獲利。但如降價仍無法創造高需求量，則此方案就不是好的策略。

五、差異化與降低成本

績優的機構採行策略，是利用獨具的能力，與同區域中其他機構產生差異化（如：設備、設置地點、活動接送、餐食、專業人力、品牌等）。由此增加價格及規模經濟來降低成本結構，持續保有競爭優勢及獲利能力。要達此策略之步驟，可從機構開始將資源投入到顧客價值產出的活動系列，稱之為社區式服務的價值鏈中，發展各項行動步驟及方法，來找出服務的價值。

要建立低成本差異化的競爭優勢，必須由卓越的品質、效率、創新及顧客回應，這四項因素達成機構之獨特能力，並利用此能力發展出機構特有的經營模式（business model），產出服務的差異性及降低成本策略，以提升機構的獲利能力及競爭優勢。

日照中心唯有透過地點選擇，建造永久性建築物，及充實設施設備與足夠的專業人力，並規劃帶動各項活動，以提高模仿障礙的高度。尤其在政策引導利多及規模不足需求無法滿足的環境中，必將維持機構競爭優勢的持久性。

第五節 長照（社區式）的 SWOT 分析

機構的 SWOT 分析係考量對內部優勢與劣勢，及外部機會與威脅的關鍵因素。以外部的機會配合內部的優勢，為最佳組合產生競爭優勢，而排除外部威脅及內部劣勢的組合，避免機構永續經營之傷害。以社區式日照中心為例，其外部

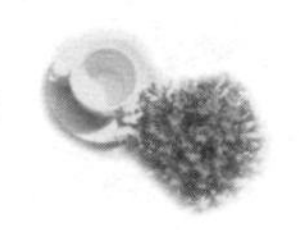

因素有經濟、政治、法律、科技、競爭對手及市場、人口統計等因素。內部因素則有人力資源、設施設備、財務資源、顧客、服務、其他等因素。舉例如下：

一、機會（O）

1.臺灣在 2016 年元月舉行總統大選產生政治變革，長照 2.0 重大政見將擴大實施社區式照顧。

2.2015 年 6 月 3 日《長期照顧服務法》公告，2017 年 6 月 3 日開始實施，開放個人及營利單位經營，有助產業之形成。

3.臺灣 ICT 產業發達，尤其進入工業 4.0 階段，各項創新產品如機器人、寵物，取代真人照顧探視，U-CARE 遠端照顧逐漸成熟。

4.臺灣人口老化相當嚴重已達 12%（2015 年），需求擴大。

5.長照新法設立標準將社區式照顧規模由一單元（30 人），擴大為四單元（120 人）增加了誘因。

二、威脅（T）

1.臺灣及世界各國經濟景氣、政治及個人無法負擔長照龐大支出。

2.「長照保險法」暫緩實施，影響長照規模及產業形成。

3.《勞動基準法》員工勞動條件休假日增加（周休二日等），增加機構人力成本。長照機構設立標準除了增加設施設備成本外，更增加大量人力成本。

4.「一鄉鎮一日照」政策造成日照中心設置，資源分配及營運績效不均，都會型日照供不應求，鄉村型則無法滿足損益兩平之需求。

5.臺灣少子化嚴重，每對夫妻生育率只有 1%左右，造成人力資源不足，大量引進及依賴外勞。

三、優勢（S）

1.醫院資源投入長照領域，尤其呼應政府「一鄉鎮一日照」政策，可以醫院

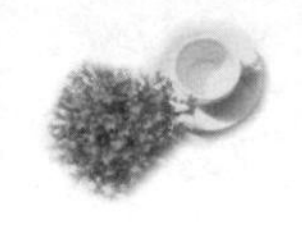

附設或獨立設立。員工技能、專業度強及經驗均豐富。

2. 作業之設施設備從規劃到設立地點都有周密計畫，更參考及學習日本之軟硬體，尤其空間大小布置規劃設備皆不比日本差。

3. 2017 年 6 月 3 日長照法實施後開放營利單位設立，對現金流量及資金使用都有很大助益。

4. 透過政府宣導，再加上專業人員技能純熟，顧客及家屬滿意度及忠誠度高。

5. 開放個人及營利團體經營其各項經營管理技能，再加上新設立標準開放到四單元，擴大經濟規模，將是機構最大競爭優勢。

四、劣勢（W）

1. 因人力資源仍然不足，尤其社區式之團體家屋不能聘僱外籍照顧人員，偏鄉地區專業人力更顯不足。

2. 日照中心設立地點位處偏鄉地區，各項資源不足（專業人力、經營技能、人口、需求等），將是最大劣勢。

3. 原提供服務的機構屬於非營利組織，比較重視使命而忽略了經營技能，也將是爾後競爭上最大劣勢。

4. 原立案單位只能提供一單元，規模經濟不足，且大部分以租賃為主，各項空間受限、租約短、永續經營不易是為劣勢。

5. 原立案單位屬非營利屬性，財務結構、現金流量、治理受限，多在競爭上處於劣勢。

第六節 社區式長照策略之執行

透過SWOT分析找出機構的經營模式，亦即將機構內部資源之優勢配合外部環境之機會，找到較佳模式，求得機構競爭優勢的策略。例如：為改善機構的營運效能，利用功能層級策略，提升機構的效率、品質、創新及顧客滿意度。以新

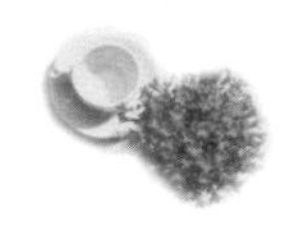

設社區式日照中心為例，因政策（長照 2.0 政見）、法令《長期照顧服務法》、人口結構改變（老化及少子化嚴重）等外部機會，配合新設立標準開放到四個單元，提升了四倍的規模經濟及學習型組織。熟練專業人員的技能、縮短學習曲線、自我學習等內部優勢，形成競爭優勢策略，讓成本因規模經濟、縮短學習曲線、改善設施設備而降低。品質提升、效率增加連帶增強了顧客回顧之滿意度。此功能型策略達成成本降低及競爭機構之差異化，機構最後獲得卓越的獲利能力。

第七節 結語

每一機構達成組織使命及願景，必須透過策略完成目標。策略之形成有賴 SWOT 分析找出核心能力及模式。但因每一機構本身內在資源的優劣勢，及面對外部環境的機會、威脅，各項內外因素皆會因機構本身條件不同，其SWOT也將不同。所以每一組織之 SWOT 是無法完全一致且模仿的，唯有找出自己專屬的 SWOT 及經營模式，才能在政策、法令、各項變革中，找到自己核心競爭優勢，與競爭對手產生差異性，方能達到永續經營之目的。

問題與習作

找任何一家社區照顧機構（日間照顧中心、小規模多機能、住宿式機構附設等），協助他們：

1. 做 Porter 之五力分析。
2. 做該機構之外部分析。
3. 做該機構之內部分析。
4. 完成該機構之前進策略、撤守策略。
5. 完成該機構之經營策略規劃。

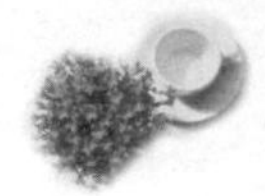

參考文獻

一、中文部分

朱文儀、陳建男、黃豪臣譯（2007）。**策略管理（第七版）**。臺北：華泰。

二、英文部分

Porter, M. E. (1979). How competitive forces shape strategy. *Harvard Business Review, 57*(2), 137-145.

Vernon, R. (1966). International investment and international trade in the product cycle. *The Quarterly Journal of Economics, 80*(2), 190-207.

第九章

醫務社會工作在高齡社會下的臨床發展：淺論中期照護

陳寶民

本章學習目標

1. 掌握高齡病患的特性下，擬定出適當的照護計畫
2. 透過整合性醫療服務來協助其達成「獨立生活」
3. 推動跨體系的醫療服務整合，達成「在地老化」目標
4. 積極落實以「病人為中心」的照顧理念
5. 瞭解社工人員在中期照護可能的發展角色與目標

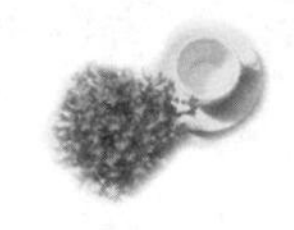

摘要

我國的人口正在快速老化，最大衝擊將是高齡者的照護需求。政府自2000年即開始積極規劃長期照護制度，也於2015年通過《長期照顧服務法》的立法工作，然受限於國家財政困窘、經濟發展低迷，目前施行的醫療照護模式勢必面臨調整。尤其家庭結構改變，更多的獨居老人家庭、雙老同住家庭、子女遠距無法照料家庭型態的增加，同時家庭經濟與照顧能力的薄弱化，一旦老年長者有就醫或長期醫療需求時，往往家庭無力支援，醫務社會工作師在處遇過程中，透過評估、資源連結與家庭會談等服務，來協助個案與案家。鑑於高齡者自我照顧功能的衰退性與長期照護需求漸增，「中期照護」逐漸成為在「家庭照顧」與「急性醫療照顧」的緩衝服務選項。本文為就中期照護之意涵、實施模式、社工人員適合執行之角色與功能進行研討。

第一節 前言

人口老化是世界已開發國家所面臨的問題，根據聯合國資料顯示，全球老年人口（60歲以上）占總人口比率將由1950年的8%、2011年的11%，上升至2050年的22%。其中80歲以上超高齡人口上升更快，在2017年老年人口的比例開始超過5歲以下的小朋友，形成黃金大交叉（圖9-1）。我們這一代如果老了，希望能活得長、活得久、且活得有尊嚴，靠年輕人可能有困難；鑑此，老人照護醫療體系必須改變，而且速度要比人口老化的速度快才有辦法因應。另預估2045年，全球老年人口將首次超越兒童（15歲以下）人口。

可惜全世界老年人口快速成長，尤其是亞洲國家。法國經歷了145年，瑞典89年，美國75年，這些國家60歲以上的老年人口從10%到20%才翻一倍，而全世界老年人口比例最高的日本，25年翻一倍，臺灣、中國、巴西推估也只要25

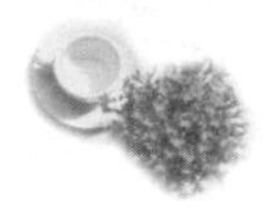

幼兒和老人佔全球之百分比人口：1950～2050 年

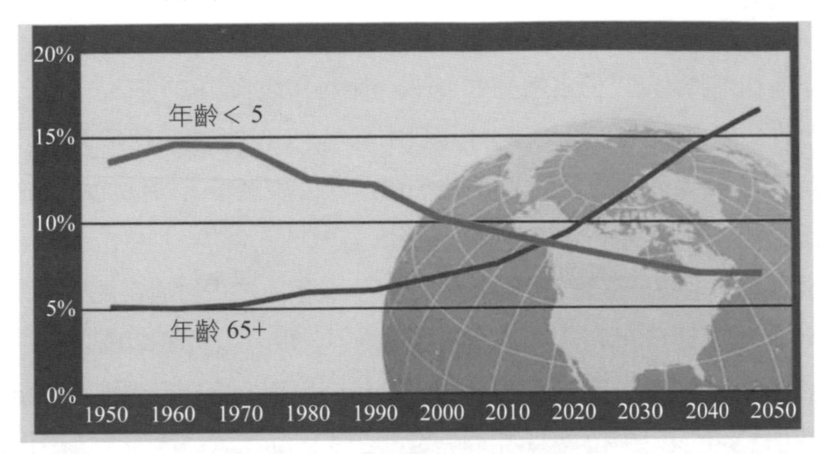

圖 9-1　人口老化：全世界的挑戰

資料來源：United Nations (2010).

年（圖 9-2）。老年人口會翻一倍，日本的醫療政策也不斷地依老人照護的需求在變，而臺灣老年人口這樣驚人的成長，政府及醫療又應該要怎麼做呢？

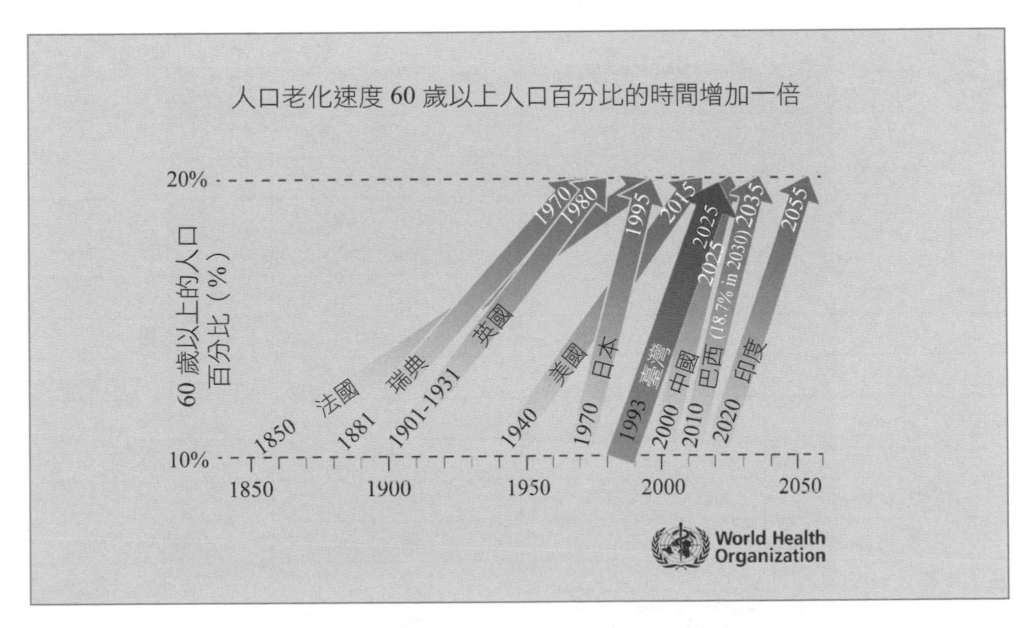

圖 9-2　世界人口老化的趨勢：快速成長

資料來源：World Health Organization (2015).

圖片設計：陳亮恭醫師。

開發中國家老年人口成長率高於已開發國家：已開發國家老年人口將由 2011 年的 2.74 億人，增至 2050 年的 4.18 億人，平均年增率約 2.4%；同期間，開發中國家老年人口則將由 5.1 億人增至 16 億人，平均年成長約 2.9%。

日本人口老化情形最嚴重：2011 年日本老年人口占總人口比率 31%，2050 年該比率將升達 42%（表 9-1）；另阿拉伯聯合大公國老年人口增加最為快速，老年人口比率在 2011 年僅 1%，2050 年就將增至 36%（表 9-2）。

與全球趨勢相較，臺灣 2013 年 60 歲以上老年人口占總人口比率為 17.4%，預計 2050 年上升至 43.6%，其中 80 歲以上老年人口所占比率在 2013 年為 16.8%，2050 年推估將上升至 30.7%。且受過去十多年來生育率持續且大幅下降所致，臺灣 60 歲以上老年人口早在 2011 年即超過 0～14 歲幼年人口，顯示高齡化速度來得既急又快。而中國大陸 2014 年人口老化及男女失調，13.7 億總人口中，男比女多 3.376 萬，65 歲以上人口占 10.1%（中華人民共和國國家統計局，2014）

相較於歐美先進國家有 50～100 年的時間因應準備，臺灣由高齡化社會邁入

表 9-1　人口老化最嚴重國家　　單位：%

2011 年		2050 年	
國家	老年人口比率	國家	老年人口比率
日本	31	日本	42
義大利	27	葡萄牙	40
德國	26	波士尼亞與赫塞哥維納	40
芬蘭	25	古巴	39
瑞典	25	韓國	39
保加利亞	25	義大利	38
希臘	25	西班牙	38
葡萄牙	24	新加坡	38
比利時	24	德國	38
克羅埃西亞	24	瑞士	37

註：老年人口比率指 60 歲以上人口占總人口比率。
資料來源：全球人口老化的衝擊與因應（2012）。

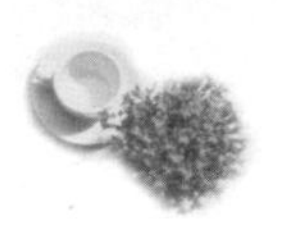

高齡社會僅約24年左右（表9-3）。由高齡社會轉變為超高齡社會更縮短為8年；至2060年，老年人口預估有784萬人，占總人口比率將超過四成。

表9-2　老年人口比率增加最快國家

國家	2011至2050年 老年人口比率增加百分點	2050年老年人口比率（%）
阿拉伯聯合大公國	35	36
巴林	29	32
伊朗	26	33
阿曼	25	29
新加坡	23	38
韓國	23	39
越南	22	31
古巴	22	39
中國大陸	21	34
千里達及托巴哥	21	32

註：老年人口比率指60歲以上人口占總人口比率。
資料來源：全球人口老化的衝擊與因應（2012）。

表9-3　人口結構改變，老人數量與比例急增

國別	65歲以上人口占總人口比率（到達年次）					倍化期間（年數）		
	7%	10%	14%	20%	30%	7%→14%	10%→20%	20%→30%
臺灣	1993	2005	2017	2025	2040	24	20	15
新加坡	2000	2010	2016	2023	2034	16	13	11
南韓	2000	2007	2017	2026	2040	17	19	14
日本	1970	1985	1994	2005	2024	24	20	19
中國	2001	2016	2026	2036	-	25	20	-
美國	1942	1972	2015	2034	-	73	62	-
德國	1932	1952	1972	2009	2036	40	57	27
英國	1929	1946	1975	2026	-	46	80	-
義大利	1927	1966	1988	2007	2036	61	41	29
瑞典	1887	1948	1972	2015	-	85	67	-
法國	1864	1943	1979	2020	-	115	77	-

資料來源：United Nations (2007).

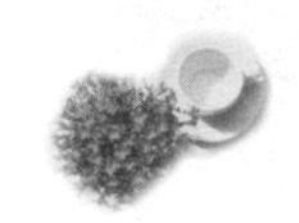

第二節 高齡病患的醫療照護特性

由於社會邁向高齡化，疾病型態轉變為慢性化，老人對醫療保健的需求與日俱增。許多我們認為可能是老化的症狀，實際上卻是疾病加上廢用性衰退的表現，甚至可能是病態早期的唯一表徵。而老年人常常不會主動陳述症狀，或其症狀較不典型，若再加上失智或照顧者的不注意等，部分症狀就常會被忽略而延遲治療或介入改善。此外一個症狀，在老年人身上可能並非由單一因素，而是由多個原因所造成的，再加上老年人的疾病常合併許多其他方面（如心智與社會方面）的問題（Reuben, 1999），因此，我們在面對高齡病人必須有一套全面性且詳盡的評估，才能找出個案潛在的所有問題。

根據醫學專家表示，高齡者可依健康狀態概分為：(1)健康良好；(2)亞健康；(3)穩定慢性病患；(4)急性期需住院照護；(5)亞急性照護；(6)長期照護；(7)安寧療護等七大族群，不同族群各有不同的照護目標與需求。其中需要由醫院提供服務的長者集中在「急性期需住院照護」者，此狀態的醫療目標在於提供急性照護，以減少不預期死亡或縮短住院天數。而「亞急性照護」患者，通常是在急性照護任務達成後，針對需要亞急性病房照護的高齡者，提升其日常生活功能順利回到社區或居家為目標。至於「長期照護」族群，則是在醫院照護後，應銜接護理之家或養護中心，或返回家中由家人照護。而「安寧療護」則是在疾病末期，強調全人照護，以善終為目的。

什麼是老化（Aging/Ageing）？老化可界定為「所有隨時間發生之結構及功能的統合性變遷，面臨壓力存活能力減低，甚至死亡等所有變化的總和」；多數原因（如大大小小病症）可導致生物體功能性的衰退。排除這些已知疾病變項之外，一時尚難歸類為疾病所造成的功能衰退者，即當今所定義之老化。故老化與疾病對於造就生物體之功能衰退而言，可以說是一體的兩面。導源多發性成因（multifactorial）的改變使得生物體的健康功能變差，最後導致生物體死亡。因

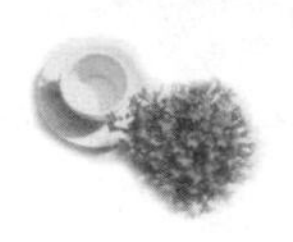

此，可能進一步說，「所有隨時間發生之結構與功能性（morpho-functional）變化及交互調適（interaction, adaptation & modulation），面臨壓力存活（surviving）能力減低，甚至死亡等所有複雜（complicated）、奧妙（sophisticated）、不一致性（heterogeneous, diversified）變化的總和」。但老化啟動的機轉、成因、改變、異常等問題大多仍處「黑箱」狀態（李世代，2010）。

衰退老化是所有生物種系必然的趨勢。自出生伊始，每個人即面臨種種內外而至之健康風險；再者，隨著年齡增長至成年，這種風險遞減；中年之後，此風險又遞增，再來即一直遞增上去，而後愈是衰退老化，此趨勢愈趨於明顯，終而有一天走到生命的終點（endpoint of life）。

多發性疾病的發病率和比例隨年齡增長而大幅增加（圖 9-3）。假設變老是不可避免的事情，那我們就得積極的面對老年人並不是成年人的延續，老年人跟成年人不同，我們一般老年的印象是老年人器官用久了慢性病比較多，確實 75 歲平均有三個病，85 歲平均有四個病。

預防失能是更重要的事，沒有人希望等到生命末期再來後悔，據此，有醫療

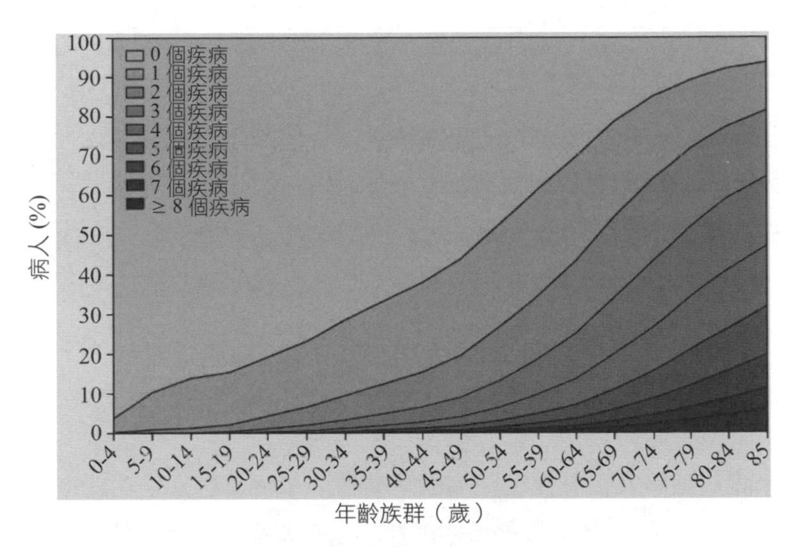

圖 9-3　老化和多發性疾病

資料來源：Barnett, Mercer, Norbury, Watt, Wyke & Guthrie (2012).

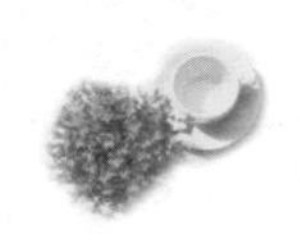

照護需求的高齡者，會呈現出「疾病會朝向慢性化、重症化發展」、「自我照護功能逐漸衰退，仰賴外部照護程度漸高」，以及「家庭資源負荷逐漸沉重化與複雜化」（圖 9-4）。醫院內的社工人員在掌握高齡病患的特性下，必許採用「周全性、整合性的評估」技術，針對個案及其家庭的身心社會暨靈性需求與能力進行評估，這種評估方式必須超越醫學僅針對疾病方面的評估，尚須涵蓋心智、情感、功能、社會、經濟、居住環境以及心靈方面的評估，也需與病人及家屬討論未來病況惡化時所想要接受的治療或處理方式，才能再以病人為中心、尊重病人權益下，擬定出適當的照護計畫。

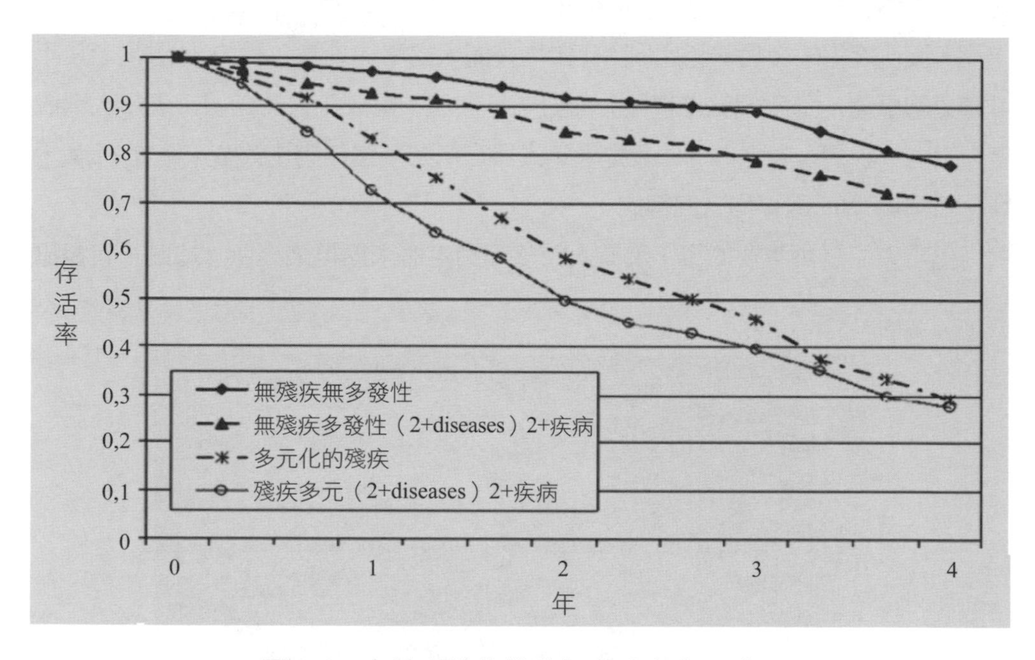

圖 9-4　高齡者的失能比起多重疾病更重要

參考資料：Landi et al (2010).

一般來說，老年人在急性疾病治療好準備回家時，也就是功能退化到最嚴重的時候（圖 9-5）。而老年人帶著這些潛在問題回家後，會發生什麼事呢？英國的研究顯示；832 位的老年病患在急性病痊癒出院後，第 3、6、12 月份追蹤情形（圖 9-6）。

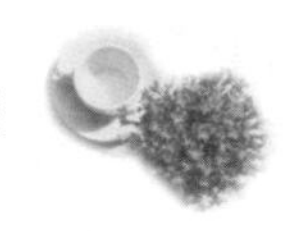

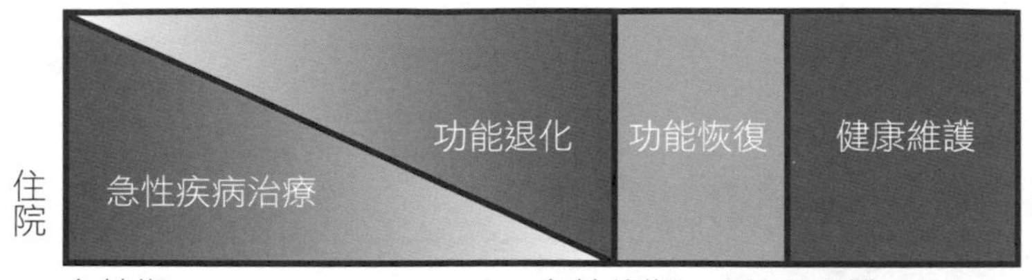

1. 功能退化：25～35%損失一項基本日常生活功能
2. 醫源性傷害：50%以上住院 15 天以上內科老年住院病患會出現
3. 認知功能障礙：25%老年住院病患會出現認知功能障礙
4. 情緒障礙：20～25%老年住院病患出現情緒障礙
5. 活動與行走障礙：所有老年住院病患均具有風險
6. 營養不良：20～40%老年住院病患出現營養不良
7. 約束：所以約束均與病患不良治療結果有關

圖 9-5　高齡病患醫療照護的病程

資料來源：Young et al (2005).
圖片設計：陳亮恭醫師。

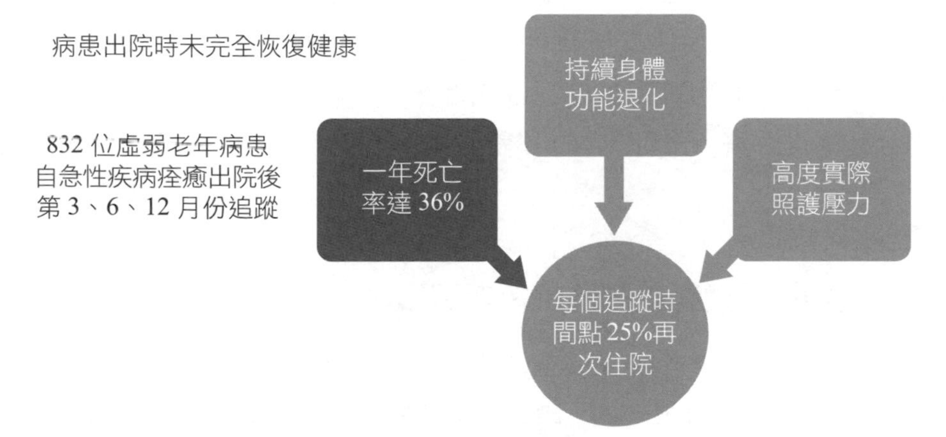

圖 9-6　中期照護的需求

資料來源：Young et al (2005).
圖片設計：陳亮恭醫師。

第三節 中期照護的意涵

「中期照護」（intermediate care）概念源自英國，在 2000 年英國國家健康服務計畫（NHS Plan）首次被提出，是為了因應英國縮減急性病床數目與住院日期而同時產生的替代方案，相類似的照護模式在美國稱作急性後期照護（post-acute care）。2001 年英國在「國家老年人服務架構」（National Service Framework for Older People）報告提出，中期照護是對老人健康服務的重要概念，目的在強化高齡者的獨立功能及減少失能者不必要的依賴，改善及提升老年人急性後期照護的品質，以及預防非必要性的入住長期照護機構（Wiles, Postle, Steiner, & Walsh, 2002）。英國老年醫學會（The British Geriatrics Society）對於中期照護提出以下定義：中期照護是一種健康照護模式，目的在幫助病人由疾病期過度至恢復期、預防原本可在家中照顧其慢性功能缺損的病人變成為需要入住機構或是協助末期病人，盡量在生命末期維持一個盡可能的舒適狀態（Melis, Rikkert, Parker, & van Eijken, 2004）。一系列服務旨在促進從醫院轉向，從醫療獨立到功能獨立，其中護理對象主要是醫療，預期患者的出院目的地，以及康復（或恢復健康）的臨床結果。

一、英國中期照護與美國急性後期照護

英國中期照護（Intermediate care, IC），乃為避免逗留在醫院長期佔用急性病床，中期照護在 2000 年於英國「國家病床調查」（National Beds Enguiry）首次被提出之後，成為英國健康照護之服務體系之一（National Health Service）。中期照護是以嶄新的醫療照護藉由跨專業團隊整合各種醫療服務資源，旨在幫助病患由疾病期過度至恢復期，預防入住長照機構，使其由醫療的依賴到功能的自主。

照護的首要目標不全是醫療，但病患必須具有出院的可能性，且臨床上照護結果是有可能進步的。中期照護並不需要動用大型綜合醫院的資源，但卻可能超

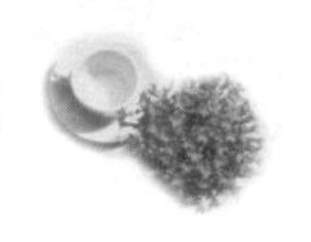

過傳統基層醫師的處理範圍，其服務內容可包括「替代性治療」與「多重需要病患的照顧」，服務具有時間限制，一般以不超過六週為原則，通常一週或兩週以內。

美國急性後期照護（post-acute care），急性後期照護是改善從醫院到社區的過渡期方案。急性後期照護機構（post acute care facility）提供病人從急性醫院出院後的復原所需的協助。服務範圍相當廣泛，包括：居家護理、個人照護、兒童護理、聯合健康服務與居家健康照顧。在 2000 至 2001 年間，急性後期照護更擴展到急診病人及病人從亞急性照護服務出院。目前美國醫療保險涵蓋急性後期照護，技術性護理之家、長期照護醫院、居家健康及復健機構住院病人。

基本上亞急性照護為急性醫療的服務延伸，病患仍在急性醫院院區內（非急性病床），而急性後期照護以社區為基礎，基本上已從急性醫院出院至社區照護體系。亞急性照護最重要的目的乃在於縮短急性照護之病床住院日，但病患並未離開原先急性醫療的治療醫院，但可降低醫院內較為昂貴的急性病床醫療費用。急性後期照護則不在急性醫院內，採取整合社區的相關照護資源提供病患所需的治療。以急性治療後仍需復健需求的病人為中心，有計畫、目標導向的照護（care）過程，以定期評估失能程度，選擇照護內容及照護強度。

二、中期照顧主要目的

中期照顧的主要目的有：(1)避免出院後短期再入院；(2)避免因功能缺損過早入住機構；(3)身體功能能夠回復自主。

因為高齡病人在急性醫院治療結束後，多半身心功能還未恢復到足以立即返家狀態，但如果繼續停留在急性醫院，恐造成醫療資源浪費，也容易形成依賴醫療現象。因此，中期照護模式乃針對提早出院或不適當的急性病床佔用病人，所提供的住院替代方案，讓病人在急性病出院之後，仍然可以接受適宜治療，並且致力使其接受復健，以回復至最佳健康狀況（Steiner & Vaughan, 1997）。透過整合性醫療服務來協助其達成「獨立生活」，這就是中期照護的目的（圖 9-7）。

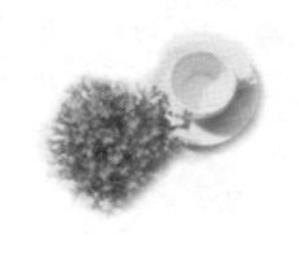

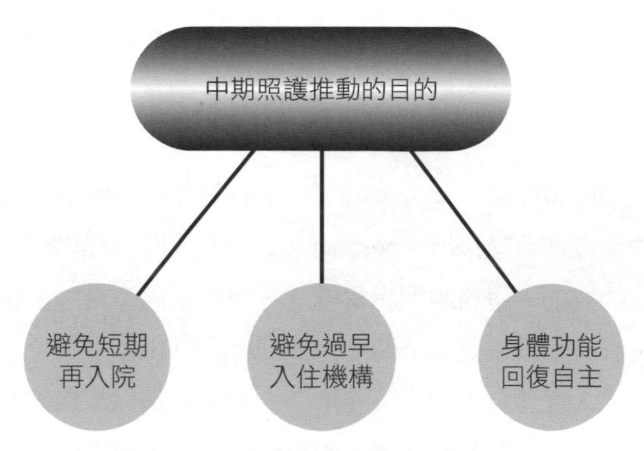

圖 9-7　中期照護推動的目的

參考資料：陳亮恭、黃信彰（2007）。

第四節　中期照護的模式

中期照護的照護服務模式，以「盡量靠近家的照護」（care closer to home）為概念，提供整合性的健康照護，而主要的達成方法是透過醫療服務的延伸與以社區為基礎的衛政及社政整合。中期照護的兩大主要目標是「促進自主」（promotion of independence）與「預防不必要住院」（prevention of unnecessary hospital admission），並經由提供嶄新且完整的服務架構，包括醫院、社區醫院、照護機構與社區式照顧來達成目標（陳亮恭、黃信彰，2007）。在實施上，依據服務對象的需求組合各種照顧服務資源，經由整合性的老人周全性評估，提供明確時間性的服務（避免與長期照護混淆），並與不同單位（醫院、基層、公衛、社福）的專業人士共同參與，進而達到促進最大身心功能回復與減少住院，以便重新回到獨立自主生活狀態。

依據英國推動的中期照護模式，其服務與團隊有以下各種類型（Lymbery, M., 2005: 203-204）。

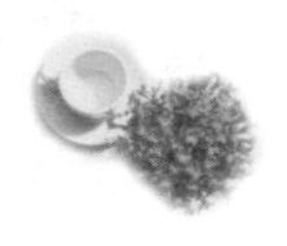

1. 居家醫院（hospital-at-hom）：在民眾家中提供密集治療服務，包括一般在基層醫療院所才能提供的檢查與治療，且嚴重度尚無需到急性綜合醫院才能治療，如此可減少病人的住院，也可提供住院病人連結出院的後續治療服務（表 9-4）。而最多實證研究，減少住院天數但功能回復效果同住院復健，具經濟效益。

表 9-4　居家醫院服務模式

中級護理服務模式	隨機對照試驗（耐心）	主要發現
醫院在家：早期出院	20 項試驗（3,967）	1. 與住院護理相似的結果，將住院時間縮短 5 至 22 天。 2. 醫院再入院明顯增加，入院長期護理明顯減少。
醫院在家：入院避免	10 項試驗（1,333）	1. 六個月死亡率顯著降低。 2. 趨勢增加入院率。
醫院在家：早期支持中風放電	11 項試驗 n = 1597	1. 改善獨立性將住宿時間縮短約一週，估計節省 20%的成本。 2. 合理的附加服務。 3. 需要專家團隊。
醫院在家：COPD	7 項試驗 n = 754	1. 與住院護理類似的結果，但每位患者的成本節省 533～649 英鎊。 2. 需要專業人員。

資料來源：Young (2009).
表格設計：陳亮恭醫師。

2. 社區醫院（community hospital）：社區醫院以收治醫療狀況較為穩定但具有多重醫療照護需求的病人為主，為病人提供各項治療服務，主要是主動式的身體功能回復為主，輔以其他相關醫療與護理治療。
3. 迅速反應小組（rapid response）：主要透過迅速評估與診斷，將病人在家中所發生的健康狀況迅速擬定治療計劃，並經居家護理治療或各種醫療照護以減少病人住院。
4. 機構式復健服務（residential rehabilitation）：短期的在機構內居住及復健，以達到身體功能提升的目的，所入住的機構可以是社區醫院、復健中心、護理之家或安養護機構。

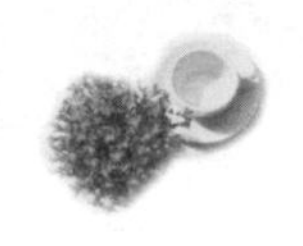

5. 支持性出院（supported discharge）：短期居家護理或其他治療與生活照顧服務，目的在讓病人可以早日從急性醫院中出院，而出院後依然可得到完整的照顧服務直到回復自主生活能力。

6. 日間復健（day rehabilitation）：在日間醫院或是日間照護中心所提供的日間復健治療，提供可往來家裡與日間醫院或中心的個案持續進行復健治療。

基本上，中期照護是依照病人需求所衍生出一種融合多項服務的照護模式，其照護重點為盡可能增進個案獨立生活的能力，提供學習自我照顧的技能及改善生活品質。從未來的發展性觀察，中期照護的實施將彌補醫療體系在照顧高齡病人的缺口，也讓病人及大眾瞭解中期照護所強調的「功能回復」及「獨立生活能力」的重要性。此外，中期照護能夠藉由整合社區資源，讓病人在靠近家的社區醫院或機構，得到有效且有持續性的照護，從而推動跨體系的醫療服務整合，達成「在地安老」目標（表 9-5）。

機構式中期照護：功能恢復時間較長，死亡率較高，經濟效益較差。

日間照護中期照護：功能恢復，死亡率似機構式中期照護，但經濟效益較佳。

社區醫院中期照護：明顯提升功能自主，其經濟效益與一般醫院類似。

臺灣初期的中期照護試辦計畫模式是以社區醫院或醫院附屬的護理之家為主。例如行政院退輔會為因應高齡榮民的照護需求，避免其因各種急性疾病後的復原

表 9-5　其他中期照護模式

中級護理服務模式	隨機對照試驗（耐心）	主要發現
日醫院	13 項試驗（3,007）	類似的獨立性結果，死亡率和對機構護理的需求。可能比替代形式的護理更昂貴的服務。
護士單位	10 項試驗 n = 1,896	出院時更獨立，停留時間更長，死亡率更高。
社區醫院	1 項試驗（490）	與普通醫院護理相比，改善了獨立性和類似的成本效益。
短期護理／護理家庭安置	1 項試驗 n = 165	普通醫院病床需求減少，照顧家庭成本較長。不太有成本效益。

資料來源：Young (2009).
表格設計：陳亮恭醫師。

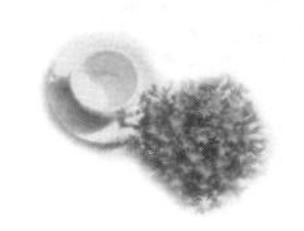

不佳而演變成為失能，於 2007 年 6 月起試辦北區中期照護服務網，以臺北榮總為中心，提出「醫養合一」概念（圖 9-8）。即從醫療照護到養護照護建構無縫式照顧服務機制，由上而下進行垂直整合計畫，將榮民醫院、榮民之家與榮民服務處等機構進行服務整合。主要服務對象是以社區獨居榮民與榮家住民為對象，橫跨醫學中心急性醫療的重症處置、社區醫院中期照護的銜接治療，及生活照顧的後續輔助三個層面。

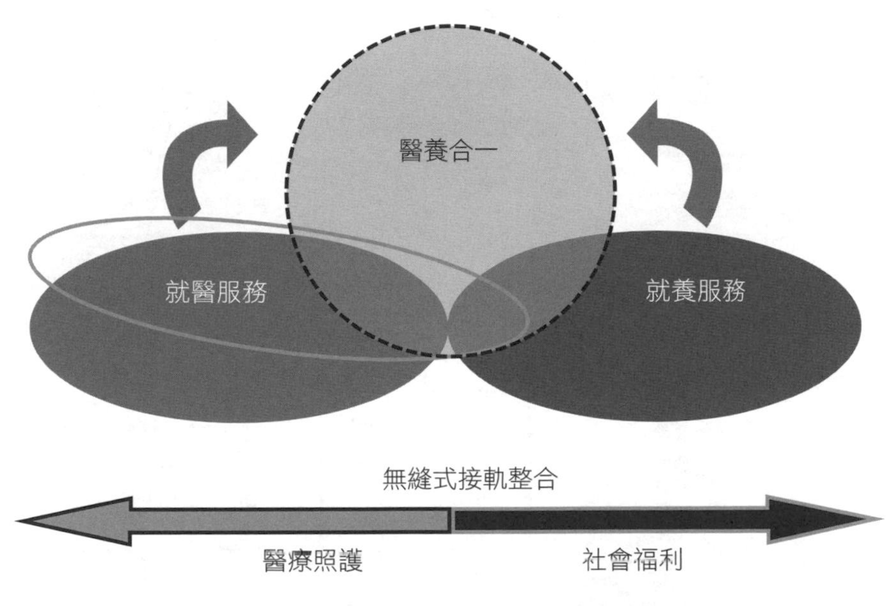

圖 9-8　臺北榮總中期照護實施目的

資料來源：臺北榮民總醫院高齡醫學中心（2016）。

「中期照護」實施目的，即針對高齡患者於急性病後，協助身體功能復健、營養狀況調整與認知功能回復的整合性健康照護服務。提供高齡病患在急性醫療與出院返家間的持續性照顧，以四週為原則，促進病患恢復最佳的生活功能狀態，避免生活失能，提升老年病患照護品質。

實務上，當病人在臺北榮總出院前即由專業團隊進行評估（圖 9-9），經評估具有復健潛能者，將其轉至臺北榮民總醫院員山分院與桃園分院做為服務據點，配合跨領域專業團隊（multidisciplinary team）進行周全性老年評估，並以整合式

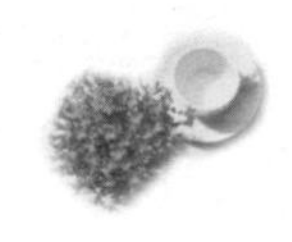

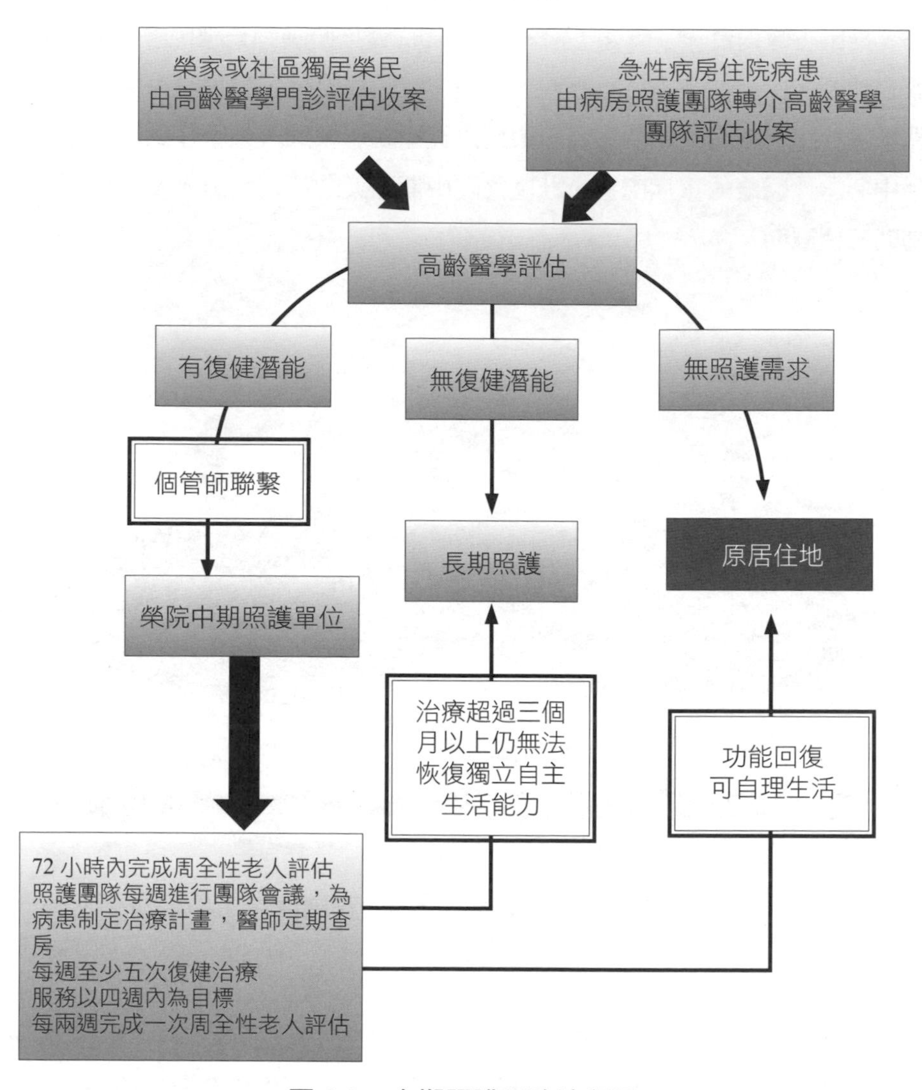

圖 9-9　中期照護服務流程圖

資料來源：陳亮恭、黃信彰（2007）。
圖片設計：陳亮恭醫師。

積極性復健治療與認知功能治療，在不超過六週的期限之內提升病人的最大身體功能，回復其自主生活能力，再行安排病人返回原居住地（圖 9-10）。

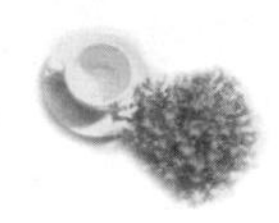

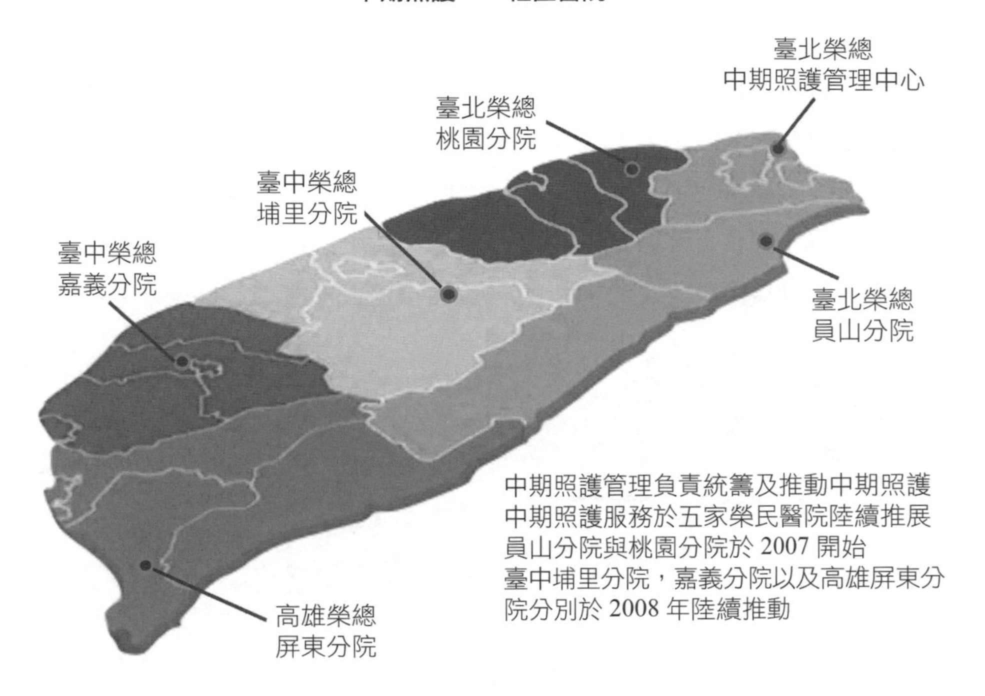

圖 9-10　臺北榮民總醫院中期照護管理中心——社區醫院

資料來源：陳亮恭、黃信彰（2007）。
圖片設計：陳亮恭醫師。

第五節　中期照護的成員

2013年7月正式成立的衛生福利部業已規畫「中期照護病房設置試辦計畫」，由衛生福利部臺中醫院率先設立中期照護病房，和臺中榮總合作，設置了 24 床中期照護病床，並成立跨專業醫療團隊，提供整合性照護，整合護理科、社工師、營養師、藥劑師、出院準備服務等專業團隊，提供多元化照護服務模式。簡言之，目前我國是以公立醫院做為推展中期照護方案的試驗方案，並以醫學中心搭配地區醫院模式進行推展，期待能讓跨層級醫院在病患照護上，有更密集的銜接與合作。

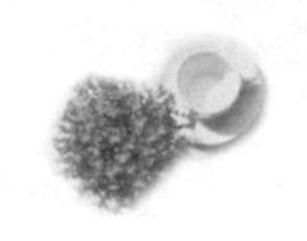

根據英國「國家老年人服務架構」報告指出，中期照護服務是一項整合性的跨專業服務（圖 9-11），其核心的照護團隊成員包括基層家庭醫師、醫院醫師、護理人員、物理治療師、職能治療師、語言治療師、社工人員、照顧服務員以及行政人員。其中對於社工人員的職責描述，指出在整個中期照護過程中，社工人員都應全程介入並參與團隊討論，協助各種實務服務工作（Department of Health, 2001）。醫師主要負責疾病診治，護理人員著重病人照護，社工人員肩負評估與資源連結，藥師負責用藥安全，職能或物理治療師則規劃復健活動。

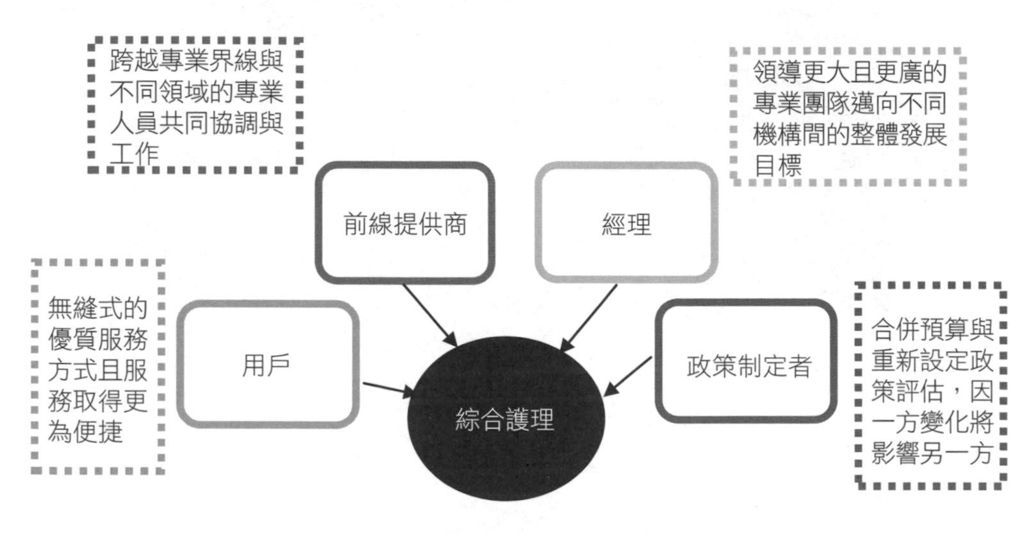

圖 9-11　對整合照護的觀念認知

資料來源：Department of Health, UK (2001).
圖片設計：陳亮恭醫師。

臨床上，中期照護積極落實「以病人為中心」的照顧理念，病人與家屬以及醫護成員也開始尋求更佳的醫療模式，省思生活與生命品質。照護工作透過合作式團隊進行，經由各專家的討論、磋商與評估來瞭解病人需求。雖然中期照護強調跨專業團隊的合作服務，但不可避免專業人員間仍會出現角色重疊（role overlap）現象。過去角色重疊現象往往被視為是一種潛在的專業衝突或競爭，然而在中期照護服務過程中，角色重疊意味著更能讓專業人員彼此交互掌握服務對象需求與狀態，並能達成專業互補與銜接。進一步研究顯示，由於角色重疊在評估服

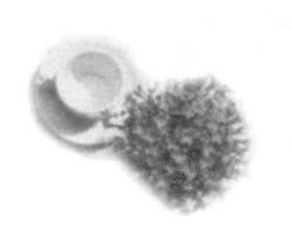

務對象需求時，反而可以降低專業人員的焦慮感（Nancarrow, 2004）。中期照護主張，每種專業貢獻度都具有相同價值，彼此相互學習，促使個人與團隊一同成長發展。為了讓病人獲得最佳利益，團隊要具備一致性承諾、更好的溝通、有時效性的轉介並採取整體觀點決策。

第六節 醫務社會工作專業在中期照護的角色功能

近來，醫療服務逐漸重視「以病人為中心」的服務導向（圖 9-12）。就是願意尊敬病人與尊重病人的選擇，尊重病人需求，並確保所有臨床決定都能以病人的價值為優先考量。這樣的見解和社會工作所重視，要積極維護案主最佳利益之理念相互吻合。醫務社工人員在中期照護團隊中，可以更充分將服務對象的社會性需求與價值想法，傳達給其他成員瞭解，增進在擬定服務計畫與內容時，更能貼近服務對象之期待（Nancarrow, 2004）。由於醫務社會工作專業是一門以關懷為基礎、在健康照護體系中提供全人關懷的助人工作，透過需求評估，協助個案及其家屬處理因疾病而產生的家庭、經濟、工作、情緒、復健、出院安置以及疾

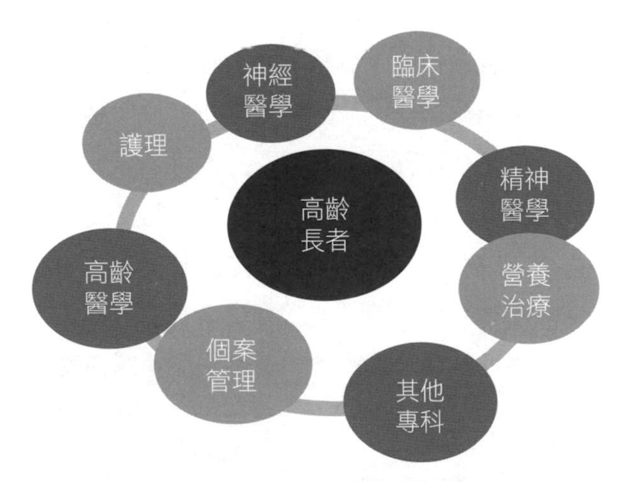

圖 9-12　以人為中心的跨領域專業團隊

資料來源：Nancarrow (2004).

圖片設計：陳亮恭醫師。

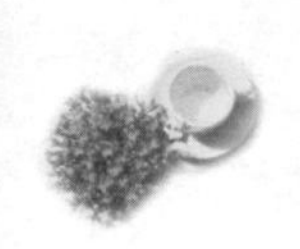

病相關適應等問題，提供支持性、補充性與關懷性的服務，俾利個案在醫療與復原過程中，能夠有更佳的適應能力，提升其自信心與能力（溫信學，2014）。中期照護模式非常強調要對服務對象提供「周全性評估」與「持續性評估」，而醫務社會工作專業最重要就是進行身心社會暨靈性需求評估服務，特別是對老年病人的評估需要兼顧各個綜合面向，並不能只是單純的醫療評估。所以社工人員在團隊短暫數週的服務過程中，主要執行需求評估、計畫參與、資源聯繫、身心關懷等服務。以下就社工人員在中期照護可能的發展角色與目標做扼要說明。

一、中期照護社工人員之角色

1. 需求評估者：是社工人員最基本的角色，評估在於確認個案情境、狀態、需求類型，在實務上應保持動態、持續評估原則，配合病人治療計畫、疾病發展與生活問題加以調整評估結果。特別要評估疾病對病人、家屬造成的社會、心理、經濟、環境等方面的衝擊程度，協助找出服務對象的優勢與限制。
2. 諮詢者：針對病人出院準備所需的各項資訊和資源，包括身分資格、申辦流程與所需時間、相關福利權益等資訊，提供適切的諮詢服務，以減輕服務對象之心理焦慮與負擔。
3. 資源媒合者：掌握社區資源、資訊，當服務對象進入中期照護院所後，主動連繫、轉介相關資源機構，並配合其需求發展，積極開拓資源體系。例如對於經濟與照顧資源匱乏的個案，要連結公私部門資源，協助費用補助。暢通醫院和社區資源機構間的銜接、承續及相互支援轉介關係。
4. 協調者：運用溝通技巧與協調能力，促進服務對象、家屬和團隊成員間瞭解中期照護之服務型態與內容，並當家庭成員對於病人的照顧態度不一致時，社工人員應協助結合外部資源，透過召開會議幫助相關人士進行意見整合與服務安排。

二、中期照護社工人員之目標

中期照護的對象，基本上有較高機率邁向康復與生活自立，除醫療藥物、復健活動的成效外，另一方面，服務對象的心理素質也高度影響其生活品質。社工人員在介入過程中，應致力於讓服務對象有更好的因應能力、行動意願和促成良好家庭關係，可以聚焦在下述目標。

1. 增強個案心理能量：病人角色在社會文化的影響下，有時候會弱化一個人的能力，認為自己受病症之苦，過度的病症化或病理化，會使得個案自信降低、變得依賴被動。社工人員應積極增強個案的心理能量，引導服務對象能夠以較為正向、樂觀態度去面對中期照護服務。
2. 改善家庭成員關係：社工人員除評估案主狀態，也必須瞭解誰是家庭中的決策者、照顧者或邊緣人。在社會工作以充權、優勢為服務觀點下，期待案主與家庭都可以有更佳能力。
3. 促進和諧團隊關係：社工人員要提醒團隊成員尊重病人，也要適時將所獲得的個案、案家資訊告知團隊夥伴，同時強化病人表達能力，鼓勵他們用適當的方法向團隊成員說明其需求或期待，和諧團隊關係將促成個案獲得最佳的照護福祉保障。
4. 開拓資源與輸送資源：開發資源是社會工作的核心專業能力之一，以中期照護的社工人員來說，最需要建立的資源類型為經濟資源，要蒐集社區有哪些團體是可以提供弱勢病人醫療費用、生活費用或看護費用等補助。此外，服務輸送則是要秉持公平與平等原則，讓個案可以獲得適量、適切的資源協助，防止出現依賴現象。

綜上所論，中期照護將做為急性醫療與長期照顧間的緩衝服務，其最大特色是短時間服務、強調跨專業團隊合作，以促成服務對象生活自立與康復為目標。醫務社會工作在健康照護領域中扮演愈來愈重要角色趨勢下，鑑於未來主要服務對象會有愈來愈多高齡長者，社工人員必須強化對高齡人口的心理發展、認知模

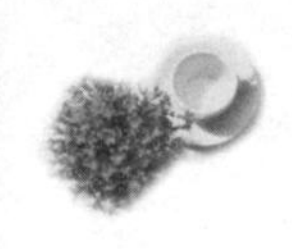

式、行為能力等面向的學習與認識，老年人口將更密集在安養照護、醫療治療、養護照顧間來回擺盪，社工人員也勢必在這些泛長期照護系統間提供穿梭服務。所以面對高齡化社會中期照護未來的方向，以推動社區及居家中期照護、擴及其他疾病別、提升孱弱老人功能自主性及維護老人生活尊嚴為其目的。

問題與習作

1. 什麼是中期照護？
2. 中期照護的模式？
3. 中期照護的成員有哪些？
4. 社會工作專業在中期照護的角色功能？

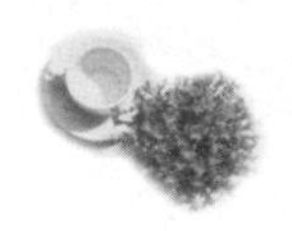

參考文獻

一、中文部分

中華人民共和國國家統計局（2014）。**中華人民共和國 2014 年國民經濟和社會發展統計公報**。取自 http://www.stats.gov.cn/tisi/zxfb/201502/t20150226685799.html

全球人口老化的衝擊與因應（2012）。取自 cdnet.stpi.narl.org.tw/techroom/pol_icy/2012/policy_12_031.htm

李世代（2010）。活躍老化的理念與本質。**社區發展季刊，132**。

李孟智、廖妙清（2012）。臺灣中期照護的展望。**醫學與健康期刊，1**，1-7。

李欣慈、曾建寧、胡文郁（2011）。臺灣護理之家提供急性醫療後期的照護挑戰。**長期照護雜誌，15**，249-58。

林麗嬋（2010）。無縫式照顧服務的關鍵：亞急性照護。**長期照護雜誌，14**，1-8。

陳亮恭、黃信彰（2007）。中期照護：架構老年健康服務的關鍵。**台灣老年醫學暨老年學雜誌，3**（1），1-11。

彭莉甯（2013）。**中期照護**。臺北：臺北榮民總醫院。

溫信學（2014）。醫務社會工作參與中期照護的契機與挑戰。**社區發展季刊，145**，150-157。

臺北榮民總醫院高齡醫學中心（2016）。取自 https://wd.vghtpe.gov.tw/GERM/Fpage.action? muid = 6996&fid = 7325

二、英文部分

Barnett, K., Mercer, S. W., Norbury, M., Watt, G., Wyke, S., & Guthrie, B. (2012). Epidemiology of multimorbidity and implications for health care, research, and medical education: A cross-sectional study. *The Lancet, 380*(9836), 37-43.

Department of Health. UK. (2001). *National service framework for older people*. http://www.stats.gov.uk/government/publications/quality-standards-for-care-services-for-older-people

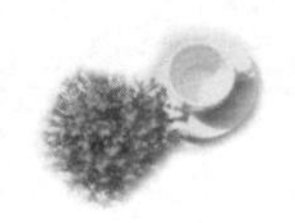

Griffiths, P., Edwards, M., Forbes, A., & Harris, R. (2005). Postacute intermediate care in nursing-led units: A systematic review of effectiveness. *International Journal of Nursing Studies, 42*(1), 107-116.

Lymbery, M. (2005). *Social work with older people: Context, policy and practice*. London: Sage.

Melis, R. J. F., Rikkert, M., Parker, S. G., & van Eijken, M. I. J. (2004). What is intermediate care? An international consensus on what constitutes intermediate care is needed. *British Medical Journal, 329*(7462), 360-365.

Nancarrow, S. (2004). Dynamic role boundaries in intermediate care services. *Journal of Interprofessional Care, 18*(2), 141-151.

Reuben, D. B. (1999). Principles of geriatric assessment. In: W. R. Hazzard, J. P. Blass, W. H. Ettinger (Eds.), *Principles of geriatric medicine and gerontology* (4th ed., pp. 467-481). New York: McGraw-Hill.

Steiner, A. (1997). *Intermediate care: A conceptual framework and review of the literature*. London: King's Fund.

Steiner, A., & Vaughan, B. (1997). *Intermediate care: A discussion paper arising from the Kings Fund seminar held on 30th October 1996*. London: Kings Fund.

United Nations (2007). *World population prospects: The 2006 revision*. Retrieved from http://www.un.org/esa/population/publications/wpp2006/WPP2006_Highli gh ts _ rev.pdf

United Nations (2010). *World population prospects: The 2010 revision*. Retrieved from http://esa.un.org/unpd/wpp

Wiles, R., Postle, K., Steiner, A., & Walsh, B. (2002). Nurseled intermediate care: Patients' perceptions. *International Journal of Nursing Studies, 40*(1), 61-71.

Landi, F., Liperoti, R., Russo, A., Capoluongo, E., Barillaro, C., Pahor, M., et al. (2010). Disability, more than multimorbidity, was predictive of mortality among older persons aged 80 years and older. *Journal of Clinical Epidemiology, 63*(7), 752-759.

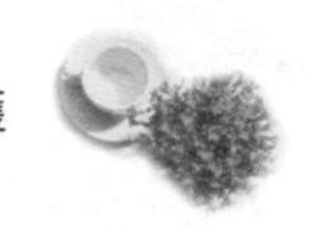

Young, J., Robinson, M., Chell, S., et al. (2005). A prospective baseline study of frail older people before the introduction of an intermediate care service. *Health Soc Care Community*, 13, 307-12.

Young, J. (2009). The development of intermediate care services in England. *Arch Gerontol Geriatr Suppl. 2, 49*, s21-25.

World Health Organization (2015). -World report on ageing and health. Retrieved http://www.who.int/ageing/publications/world-report-2015/en/

第十章

日間照顧的營養規劃

陳碩菲

本章學習目標

1. 能夠瞭解年長者的營養生理特性
2. 能夠設計年長者的均衡飲食
3. 能夠瞭解年長者常用的飲食型態
4. 能夠製作軟質食物
5. 能夠瞭解管灌飲食

摘要

隨著少子化及高齡化，臺灣的高齡照顧問題已經逐漸浮現，大部分老人仍然希望在地自宅老化。機構照顧是最後手段，一般而言不到最後關頭，即失能狀況已經達到家人無法應付的程度，或者老人無法獨居，老人家才會願意進入機構，進行長期照顧。但是由於目前都市化狀況，大部分的人都有工作，無法跟以前農村生活一般有閒置人力可以在宅照顧老人家，所以老人有時候因白天獨居，而發生跌倒或其他相關意外，因此自宅居家照顧具有相當的難度。若要取得相對平衡點，日間的社區照顧機構已經儼然是另外一種趨勢，可以提供家庭白天托老，晚上大家下班下課之後再接回家中照顧的需求。而民以食為天，當老者進入日間照顧中心，餐食就占有相當大的需求，因此在日間照顧的評鑑當中，就有敘明日間照顧中心需要提供搭伙餐飲服務及給予自炊服務，因此日間照護中心的營養規劃，相對來說是非常重要的一環。故本章將以老人營養為基礎，探討日間照護中心的營養規劃，以提供從事相關照顧之專業人士或者學生學習參考。

第一節 老年人的營養生理特性

一、身體組成改變

隨著年齡增長與老化，新陳代謝逐漸變慢，身體組成逐漸發生變化，即使體重跟 BMI [註1] 沒有顯著的改變，但是隨著年齡增長瘦體組織比例會逐漸下降，肌肉質量從 30 歲以後每 10 年約莫減少 6%（Fleg & Lakatta, 1988），肌肉流失導致

註 1：BMI：身體質量指數（body mass index，簡稱 BMI）公式為體重（公斤）／身高（公尺）^{2}，老人適當的 BMI 應介於 22 至 27 之間。

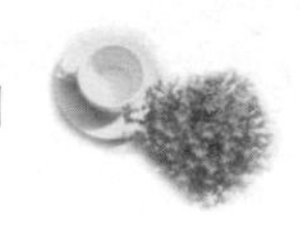

年長者較易產生下肢無力，提高跌倒的發生率；而體脂肪則日益增加，提高罹患代謝異常與心血管相關疾病。體內含水比例下降，神經敏感度的退化讓年長者對於口渴感受遲鈍，讓老人家容易發生脫水的危險，當長者在數日內體重急速減少3％，合併意識改變、皮膚乾燥、寡尿、血壓下降、眼睛凹陷等症狀，則是嚴重脫水的表徵，需要即刻處置。身體組成改變情況又以停經後女性更為明顯（Guo, Zeller, Chumlea, Siervogel, 1999），女性停經後骨質與肌肉會加速流失，引發骨質疏鬆症而引起關節疼痛，長時間關節磨損更導致退化性關節炎。脂肪組織比例則顯著的增加，提高心血管及代謝疾病的罹患率。以上種種情況讓年長者在老年期的階段必須將熱量供需平衡控制好，維持高密度適當熱量攝取，避免過多熱量造成肥胖，增加心血管等疾病的發生，以及營養不足引起免疫力降低，增加感染的機會。

二、口腔生理功能改變

老年人常見的口腔生理現象是由老化造成的唾液腺分泌減少、下顎骨密度流失、牙周炎、牙齒脫落、蛀牙、口腔黏膜萎縮、病變及疼痛等，再加上活動假牙適應不良、無做好口腔治療或保健等問題，導致年長者不易咬合或咀嚼食物，所以年長者多喜歡選擇容易咀嚼入口的澱粉類食物，而不喜歡咀嚼費力的肉類、蔬菜跟水果，長時間下來，蛋白質、纖維素、維生素跟礦物質攝取不足，而軟爛及稠度高的澱粉類則易附著於牙齒及口腔內四周，更容易提高蛀牙跟牙周炎的機會。另外，隨著老化引起口腔內味覺和嗅覺的退化，也讓長者飲食多以「鹹、香、油、濃」及醃製食品為主。

三、吞嚥障礙

吞嚥問題是老年人很常見的攝食障礙，牙齒鬆動或掉落、舌頭萎縮、口腔味覺或靈敏度退化，及隨著老化造成中樞及周邊感覺運動系統的退化，導致51%長期養護機構內的老人有吞嚥問題，其中又以鼻胃管的病人更為嚴重（97.5%），由口進食的老年人則占31.9%（Lin et al., 2002）。在臺灣，依據湯依寧等人（2011）

所提出懷疑有吞嚥障礙症狀共有 11 點，可以提供照顧者觀察年長者吞嚥障礙判斷，各點分別如下：(1)啟動吞嚥有困難；(2)沒有吞嚥反射；(3)進食中或進食後常咳嗽或嗆到；(4)每口食物須吞兩三次；(5)吃完飯後口腔內仍殘存食物；(6)吃飯中食物會堆積在口腔，或食物掉出嘴巴；(7)流口水；(8)進食完後發聲會有咕嚕聲；(9)不明原因發燒；(10)經常肺炎；(11)體重減輕。因為吞嚥問題容易引起嚴重併發症，所以發現老年人有吞嚥問題時需要高度注意與處理，必要時轉介醫師進行吞嚥評估與復健訓練。

四、消化系統功能改變

消化系統方面，因年齡增加，老年人易發生營養不良、貧血及食慾不振等現象，其原因如下：(1)胃酸、內在因子及胃蛋白酶的分泌減低，蛋白質、鈣、鐵、維生素 B12 及葉酸消化吸收能力變差；(2)腸黏膜萎縮導致小腸血液量減少，及吸收面積減少，影響營養素吸收；(3)胃腸壁肌肉漸漸鬆弛，腸蠕動減慢，導致年長者經常抱怨進食後飽脹感及便秘，而降低攝食量及食慾；(4)胃酸降低導致胃內 pH 值改變，提高胃幽門螺旋桿菌罹患率，引起胃炎及不適。

五、泌尿系統功能改變

腎臟功能退化，包括腎絲球過濾率[註2]下降、腎小管變短及再吸收能力減低、腎元數目減少，以上變化讓葡萄糖、胺基酸、電解質等保留能力皆受影響，造成老年人頻尿、電解質失調、腎臟活化維生素 D 能力變差、易出現糖尿和蛋白尿等變化，但是紅血球生成素則不受老化影響。膀胱的部分則因為膀胱肌肉彈性減低，膀胱張力和容量減少，因而出現頻尿跟尿失禁的情況，也讓年長者有喝水的恐懼。

六、心理因素

心理因素是引起年長者營養不良的重要因子，影響心理的因素包括服藥狀況、

註 2：腎絲球過濾率：腎臟的腎絲球在一定時間內能過濾的血液量，這是判斷腎臟功能的重要指標。

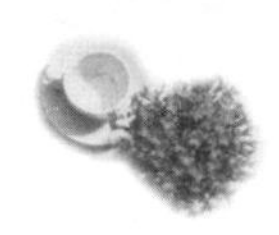

用餐時間、環境溫度、情緒變化、環境適應、餐桌擺飾、用餐氣氛、口味不合、飲食過於單調重複、日照中心的人際關係、機構內是否有足夠的照顧人力及家屬的陪伴等多重因子。

第二節 日間照顧的飲食策略

依照老年人的營養生理特性，我們在設計日間照顧飲食應有對應的飲食策略，以下敘述。

1. 適當的飲食型態：配合年長者咀嚼及吞嚥問題，提供軟質、細碎、泥狀、全流質或管灌等適合的飲食型態，並隨時檢查廚餘量，即時發現年長者攝食問題。
2. 善用增稠劑，減少嗆食：當食物質地太稀，可添加增稠效果的食物（例如太白粉、藕粉或燕麥等）或商業增稠配方，延緩食物到咽喉的時間，避免嗆食。
3. 減少調味料用量，善用天然增味劑：年長者通常伴隨器官退化或慢性病，不能吃太鹹、太油、重口味及辛辣食物，但是由於味覺不敏感，清淡飲食也讓人食不下嚥，所以善用有特殊風味食材及天然辛香料（檸檬、八角、九層塔、紫蘇等）讓食物變美味。
4. 提供快樂餐及自炊餐，增加飲食多樣性：由於日照中心多以循環菜單或者工作人員設計定期菜單，容易讓餐食變得重複及單調，在有限的人力下，依據廚房人力提拱飲食選擇性，製作應景或者不同往常的快樂餐，共同參與餐點製作（例如包餃子、粽子等），以及讓年長者有自炊設備，都可以增加長者的攝食量。
5. 充足的照顧人力與互動：善用穩定的志工服務人力，一方面可以協助長者進食，另一方面也可以提供情感依附關係，跟長者互動聊天，增加進食意願。

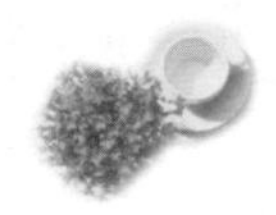
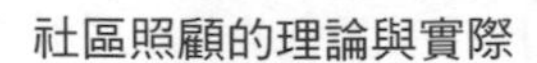

6.製造愉快的用餐環境：用餐的氣氛也是影響攝食重要因素，製造環境歸屬感、背景音樂、適合的環境溫度及愉快的氣氛等，都會增加長者進食量。

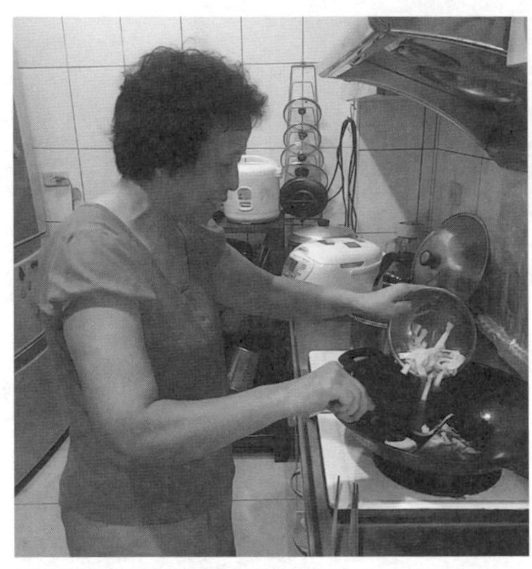

提供簡易的烹調設備與場地，是飲食成功的關鍵

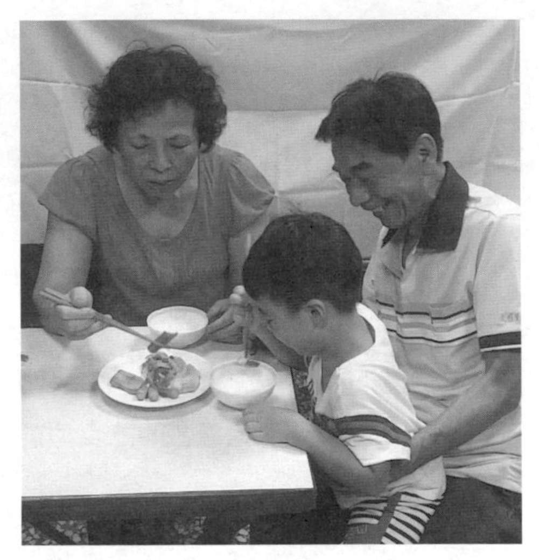

愉快的氣氛會增加長者進食量

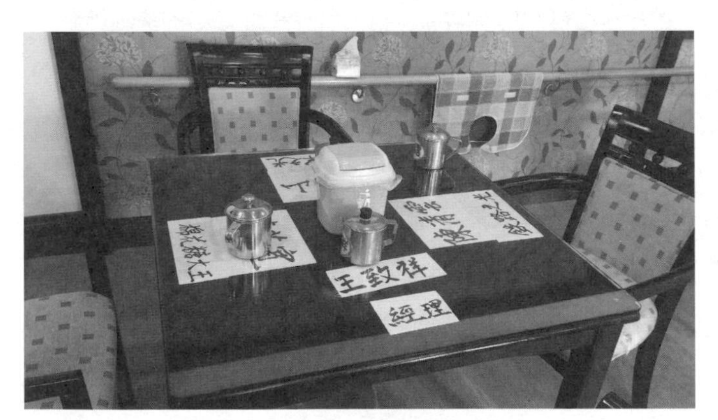

製造用餐環境的歸屬感，創造屬於長者的空間

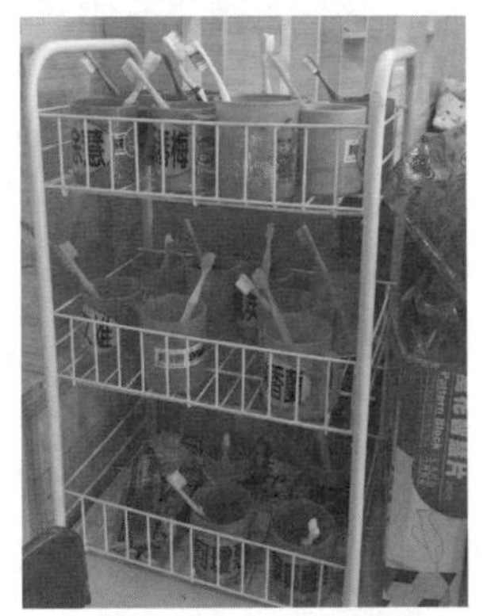

用餐後，進行口腔清潔，維持良好口腔衛生

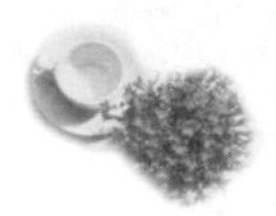

小故事

暑假到了，小杰來到日間照顧中心當志工，裡面爺爺奶奶人都很好，跟小杰互動良好，其中有幾位爺爺奶奶肢體不太方便，日照中心的大哥哥跟他說，他們是因為中風引起肢體不便，需要小杰陪伴他們用餐，大哥哥也特地提醒小杰，在老人家能力範圍內讓他們自己吃，必要時才協助餵食，這樣才可以維持爺爺奶奶的身體機能與生活品質，但是在陪伴用餐中需要注意以下事情：

1. 微笑以對，用餐前告知菜單內容及食物型態，用餐時不要催促。例如：「奶奶，今天是好吃的細碎餐喔！廚房阿姨幫你把好吃的菜切細碎，比較好咬，您慢慢吃！」
2. 適時提醒他們「咬一咬」、「吞下去」、「再吞一次」。例如：「阿公，嘴巴動一動，吞下去喔！」
3. 進食的時候不要說話，避免嗆食。
4. 提醒吞嚥的時候唇部緊閉並憋氣。
5. 注意觀察老人家用餐時有無異狀，例如呼吸速率或嗓音。

※若老人家需協助餵食，注意事項如下：

1. 餵食時需要專心注意長者對食物的反應。
2. 適當分配每口餵食量，而且餵食時食物放在肢體功能好的一側。
3. 口中食物吞乾淨才能給下一口。
4. 不能顯現出不悅或不耐煩的表情或語氣。
5. 記錄長者用餐狀況並適時反應。

※用餐後：

1. 清潔口腔，避免食物殘留口中。
2. 提醒至少坐 30 分鐘再躺下休息。

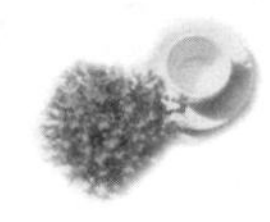

第三節 老年人的均衡飲食菜單設計

足夠的營養是建構老年人健康的基本需求，進入老年期的長者活動量不如年輕時候，基本的能量需求約為每公斤體重20～40大卡，當年長者可以攝取的食物變少時，反而更需要注重營養密度。依據日間照顧中心服務指標，提供營養餐點服務是必須的要點，其中指標提出三大要求，分別為：(1)經營養師調配營養均衡的餐點；(2)餐點具變化性並符合長者個別需求；(3)至少冷藏存留 48 小時膳食檢體[註3]。本章節針對指標所規定「提供營養均衡、具變化性及符合長者個別需求」之要求，教導如何設計一份營養均衡的銀髮膳食，讓日間照顧人員瞭解如何進行銀髮族的菜單設計。

1. 決定需求的熱量：年長者的基本熱量需求，可以依照衛生福利部國民健康署所公告的國人膳食營養素參考攝取量修訂第七版（Dietary Reference Intakes, DRIs）建議表（表10-1），或者以年長者體重及活動狀況（表10-2）決定。其熱量計算方法約為每公斤體重20～40大卡，體重超重或肥胖者，每公斤體重 20～25 大卡；正常活動者基本的熱量需求約在每公斤體重 30大卡；活動量較高的年長者熱量需求約在每公斤體重35～40大卡。

註3：膳食檢體保存情形：1.每餐每樣食物至少留 100g 檢體1份。 2.食物檢體均分開裝盛並標示日期及餐次。 3.食物檢體均以7℃以下冷藏存放達48小時始丟棄。

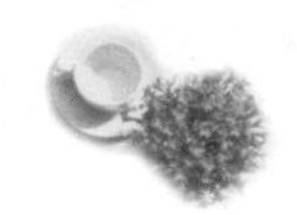

表 10-1　國人膳食營養素參考攝取量修訂第七版

營養素		身高體重	
單位		男	女
足歲年齡		165 公分 60 公斤	153 公分 52 公斤
51～70 歲		熱量大卡（kcal）	
活動量	（低）	1,700	1,400
	（稍低）	1,950	1,600
	（適度）	2,250	1,800
	（高）	2,500	2,000
71 歲～		163 公分 58 公斤	150 公分 50 公斤
活動量	（低）	1,650	1,300
	（稍低）	1,900	1,500
	（適度）	2,150	1,700

資料來源：行政院衛生署（2011）。

表 10-2　生活活動強度判定表

看看自己每天的生活活動強度		
生活活動強度		
低		
生活動作	時間（小時）	日常生活內容
安靜	12	靜態活動、睡覺、靜臥或悠閒的坐著（例如：坐著看書、看電視等）。
站立	11	
步行	1	
快走	0	
肌肉運動	0	
稍低		
生活動作	時間（小時）	日常生活內容
安靜	10	站立活動，身體活動程度較低、熱量較少，例如：站著說話、烹飪、開車、打電腦。
站立	9	
步行	5	
快走	0	
肌肉運動	0	

表 10-2　生活活動強度判定表（續）

<table>
<tr><th colspan="3">看看自己每天的生活活動強度</th></tr>
<tr><th colspan="3">生活活動強度</th></tr>
<tr><th colspan="3">適度</th></tr>
<tr><th>生活動作</th><th>時間（小時）</th><th>日常生活內容</th></tr>
<tr><td>安靜</td><td>9</td><td rowspan="5">身體活動程度為正常程度、熱量消耗較少，例如：在公車或捷運上站著、用洗衣機洗衣服、用吸塵器打掃、散步、購物等強度。</td></tr>
<tr><td>站立</td><td>8</td></tr>
<tr><td>步行</td><td>6</td></tr>
<tr><td>快走</td><td>1</td></tr>
<tr><td>肌肉運動</td><td>0</td></tr>
<tr><th colspan="3">高</th></tr>
<tr><th>生活動作</th><th>時間（小時）</th><th>日常生活內容</th></tr>
<tr><td>安靜</td><td>9</td><td rowspan="5">身體活動程度較正常程度快速激烈、熱量消耗較多，例如：上下樓梯、打球、騎腳踏車、有氧運動、游泳、登山、打網球、運動訓練等運動。</td></tr>
<tr><td>站立</td><td>8</td></tr>
<tr><td>步行</td><td>5</td></tr>
<tr><td>快走</td><td>1</td></tr>
<tr><td>肌肉運動</td><td>1</td></tr>
</table>

資料來源：行政院衛生署食品藥物管理局（2012）。

2. 訂定三大主要營養素比例——醣類、脂肪和蛋白質之分配比例。

   根據衛生福利部建議醣類應占總熱量約為 58～68%，脂質攝取量應占總熱量的 20～30%，蛋白質應佔總熱量 15～20%。

3. 算出每種營養素所占的熱量。

4. 根據熱量算出醣類、脂肪、蛋白質所要的公克數。

5. 依熱量需求，查出接近所需熱量的六大類飲食建議份數（表 10-3），再依照接續步驟換算其他六大類食物所需要份數。

6. 先由含醣類的食物類別開始設計，根據成人每日飲食指南中的飲食建議份數表（表 10-3）及食物代換總表（表 10-4），先填入奶類、蔬菜及水果所需要的份數，再計算出全穀根莖類與糖，直至醣類總量與訂定量相同。

7. 其次設計含蛋白質豐富的食物：蛋白質之總公克數減去醣類食物所含的蛋白質公克數，所餘之蛋白質則由豆魚肉蛋類供給，直至蛋白質總量與設定量相符。

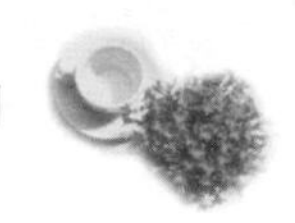

表 10-3　飲食建議份數表

依熱量需求，查出自己的六大類飲食建議份數							
	1200 大卡	1500 大卡	1800 大卡	2000 大卡	2200 大卡	2500 大卡	2700 大卡
全穀根莖類（碗）	1.5	2.5	3	3	3.5	4	4
全穀根莖類（未精製）（碗）	1	1	1	1	1.5	1.5	1.5
全穀根莖類（其他）（碗）	0.5	1.5	2	2	2	2.5	2.5
豆魚肉蛋類（份）	3	4	5	6	6	7	8
奶類或乳製品（杯）	1.5	1.5	1.5	1.5	1.5	1.5	2
蔬菜類（碟）	3	3	3	4	4	5	5
水果類（份）	2	2	2	2	3.5	4	4
油脂與堅果種子類（份）	4	4	5	6	6	7	8
油脂類（茶匙）	3	3	4	5	5	6	7
堅果種子（份）	1	1	1	1	1	1	1

資料來源：行政院衛生署食品藥物管理局（2012）。

表 10-4　食物代換總表

品名		醣類	蛋白質	脂肪	熱量
奶類	全脂	12	8	8	150
	低脂	12	8	4	120
	脫脂	12	8	+	80
蛋、豆、魚、肉類	低脂	+	7	3	55
	中脂	+	7	5	75
	高脂	+	7	10	120
全穀根莖類		15	2	+	70
糖		5	-	-	20
蔬菜類		5	1	-	25
水果類		15	+	-	60
油脂與堅果種子類		-	-	5	45

+：表微量

資料來源：Mahan, & Escott-Stump. (2000).

8.脂肪總量減去各類別食物中所有的脂肪量，剩餘的量由烹調用油或堅果類來補足。

9.按照設計之食物類別份數，依被設計者的飲食習慣做餐次分配。

10.依照餐次分配與老年人飲食型態設計菜單。

案例

阿滿奶奶今年70歲，體重50公斤，身高150公分，行動正常，到日間照顧中心之後每天跟大家做做健康操，唱唱卡拉OK。中心裡的老人家身體狀況都跟阿滿奶奶類似，所以請依據阿滿奶奶的狀況設計一份均衡飲食菜單。

1. **決定需求的熱量**

依據阿滿奶奶的體重50公斤，基本活動量每公斤體重30大卡，阿滿奶奶每天熱量需求為（50公斤×30大卡＝1,500大卡）。

2. **訂定三大主要營養素比例**

菜單設計醣類、脂肪、蛋白質之分配比例為醣類占60%、脂肪占25%、蛋白質占15%。

3. **算出每種營養素所占的熱量**

(1) 醣類：1,500大卡×60%＝900大卡

(2) 蛋白質：1,500大卡×15%＝225大卡

(3) 脂肪：1,500大卡×25%＝375大卡

4. **根據熱量算出醣類、脂肪、蛋白質所要的公克數**

(1) 醣類：900大卡÷4大卡／公克＝225公克

(2) 蛋白質：225大卡÷4大卡／公克＝56.3公克

(3) 脂肪：375大卡÷9大卡／公克＝41.7公克

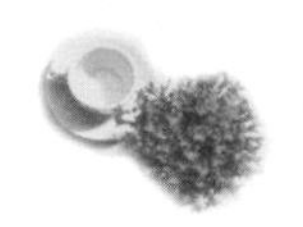

5. **依熱量需求，查出接近所需熱量的六大類飲食建議份數，再依照接續步驟換算其他六大類食物所需要份數**

以阿滿奶奶為例，熱量為 1,500 大卡，可以參照 1,500 卡飲食建議份數表。

6. **先由含醣類的食物類別開始設計**

根據成人每日飲食指南中的飲食建議份數表（表 10-3）及食物代換總表（表 10-4），先填入奶類、蔬菜及水果所需要的份數，再計算出全穀根莖類與糖，直至醣類總量與訂定量相同。

(1) 利用 1500 卡飲食建議份數表填入奶類、蔬菜及水果份數，再用食物代換總表（表 10-4）及蛋白質、脂肪、醣類及卡數乘上份數後填入每日飲食份數設計表內。

(2) 將奶類、蔬菜及水果的含醣克數加總，剩餘不足的醣再由糖類與全穀根莖類補足至總量克數。本案例為 250 克，而奶類、蔬菜、水果及糖所含醣克數為 18 克＋ 15 克＋ 30 克＋ 10 克＝ 73 克，剩餘醣為 225 克－ 73 克＝ 152 克， 152 克再由每份全穀根莖 15 克醣類補足，所以 152 克／ 15 克＝ 10.1 份的全穀根莖類，依據下列表格可得總醣量 224.5 克，菜單設計總醣量在±2 克的誤差值是可以被接受的。

分類表	每日飲食份數設計表				
	份數	醣類（克）	蛋白質（克）	脂肪（克）	卡數
奶類（低脂）	1.5	18	12	6	180
蔬菜類	3	15	3	0	75
水果類	2	30	0	0	120
糖	2	10	0	0	40
全穀根莖類	10.1	151.5	20.2	0	707
總計		224.5	35.2	6	1122

7. **其次設計含蛋白質豐富的食物**

蛋白質之總公克數減去醣類食物所含的蛋白質公克數，所餘之蛋白質則由肉魚豆蛋類供給，直至蛋白質總量與設定量相符。

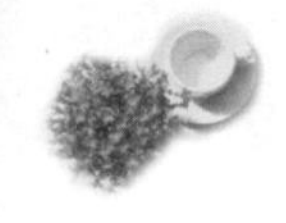

(1) 56.3 克－35.2 克＝ 21.1 克

(2) 21.1 克÷7 克＝ 3 份（豆魚肉蛋類）

(3) 總蛋白質為 12 克＋ 3 克＋ 20.2 克＋ 21 克＝ 56.2 克，符合設定目標 56.3 公克（在±2 克的誤差值是可以被接受的）。

分類表	每日飲食份數設計表				
	份數	醣類（克）	蛋白質（克）	脂肪（克）	卡數
奶類（低脂）	1.5	18	12	6	180
蔬菜類	3	15	3	0	75
水果類	2	30	0	0	120
糖	2	10	0	0	40
全穀根莖類	10.1	151.5	20.2	0	707
豆魚肉蛋類（中脂）	3	0	21	15	225
總計		224.5	56.2	21	1347

8. **脂肪總量減去各類別食物中所有的脂肪量，剩餘的量由油脂與堅果種子類來補足**

(1) 41.7 克－21 克＝ 20.7 克

(2) 20.7 克÷5 克＝ 4.1 份

(3) 脂肪總量為 6 克＋ 15 克＋ 20.5 克＝ 41.5 克，符合設定目標 41.7 克（在±2 克的誤差值是可以被接受的）。

分類表	每日飲食份數設計表				
	份數	醣類（克）	蛋白質（克）	脂肪（克）	卡數
奶類（低脂）	1.5	18	12	6	180
蔬菜類	3	15	3	0	75
水果類	2	30	0	0	120
糖	2	10	0	0	40
全穀根莖類	10.1	151.5	20.2	0	707
豆魚肉蛋類（中脂）	3	0	21	15	225
油脂與堅果種子類	4.1	0	0	20.5	184.5
總計		224.5	56.2	41.5	1531.5

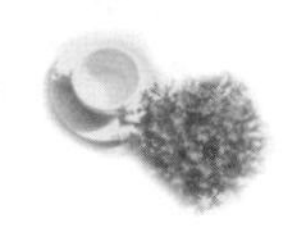

9. 按照設計之食物類別份數，依被設計者的飲食習慣作餐次分配

分類表	餐次分配					
	份數	早餐	早點	午餐	午點	晚餐
奶類（低脂）	1.5	0.5			1	
蔬菜類	3	1		1		1
水果類	2			1		1
糖	2				2	
全穀根莖類	10.1	3		3	1.1	3
豆魚肉蛋類（中脂）	3	1		1		1
油脂與堅果種子類	4.1	1		1.5		1.6

10. 依照餐次分配與被設計者對食物之喜好

將各餐次的食物份數利用食物代換表（表 10-5）轉換成真正的食物重量與烹調方法，完成菜單設計。依照本個案午餐為例，阿滿奶奶的午餐為蔬菜類 1 份、水果類 1 份、全穀根莖類 3 份、豆魚肉蛋類（中脂）1 份，及油脂與堅果種子類 1.5 份，依照份數轉換以下菜單設計。

午餐菜單設計

餐次	菜名	食物名稱	食物分類	份數	可食量
午餐	三絲炒麵	黃麵	全穀根莖類	2.5	112.5 公克
		綜合蔬菜絲	蔬菜類	0.4	40 公克
		豬肉絲	豆魚肉蛋類	0.6	21 公克
		大豆油	油脂類	1.0	1 茶匙
	炒川七	川七	蔬菜類	0.5	50 公克
		麻油	油脂類	0.5	0.5 茶匙
	芋頭湯	芋頭	全穀根莖類	0.5	15 公克
		茼蒿	蔬菜類	0.1	10 公克
		豬肉末	豆魚肉蛋類	0.4	14 公克
	香蕉	香蕉	水果類	1	120 公克

表 10-5　食物代換表

全穀根莖類一份（重量為可食生重）
＝糙米飯或雜糧飯或米飯 50 公克 ＝熟麵條或稀飯或燕麥粥 100 公克 ＝米、大麥、小麥、蕎麥、燕麥、麥粉、麥片 20 公克 ＝中型芋頭（55 公克）或小蕃薯（55 公克） ＝玉米（70 公克）或馬鈴薯（90 公克） ＝全麥大饅頭（25 公克）或全麥土司（25 公克）
豆魚肉蛋類一份（重量為可食生重）
＝黃豆（20 公克）或毛豆（50 公克）或黑豆（20 公克） ＝無糖豆漿 1 杯（260 毫升） ＝傳統豆腐 3 格（80 公克）或嫩豆腐半盒（140 公克）或小方豆干 1 又 1/4 片（40 公克） ＝魚（35 公克）或蝦仁（30 公克） ＝牡蠣（65 公克）或文蛤（60 公克）或白海蔘（100 公克） ＝去皮雞胸肉（30 公克）或鴨肉、豬小里肌肉、羊肉、牛腱（35 公克） ＝雞蛋 1 個（65 公克購買重量）
低脂乳品類 1 份（1 杯＝ 240 毫升＝ 1 份）
＝低脂或脫脂牛奶 1 杯（240 毫升） ＝低脂或脫脂奶粉 3 湯匙（25 公克） ＝低脂乳酪（起司）1 又 3/4 片（35 公克）
蔬菜類一份約 1 碟（重量為可食重量）
＝生菜沙拉（不含醬料）100 公克 ＝煮熟後相當於直徑 15 公分盤 1 碟，或約大半碗 ＝收縮率較高的蔬菜如莧菜、地瓜葉等，煮熟後約占半碗 ＝收縮率較低的蔬菜如芥蘭菜、青花菜等，煮熟後約占 2/3 碗
水果類一份（重量為購買量）
＝山竹（420 公克）紅西瓜（365 公克）小玉西瓜（320 公克）葡萄柚（250 公克）美濃瓜（245 公克）愛文芒果、哈蜜瓜（225 公克）桶柑、椪柑、木瓜、百香果（190 公克）荔枝（185 公克）蓮霧、楊桃（180 公克）聖女蕃茄（175 公克）草莓、柳丁（170 公克）土芭樂（155 公克）水蜜桃（150 公克）粗梨、棗子（140 公克）青龍蘋果、葡萄、龍眼（130 公克）奇異果（125 公克）加州李（110 公克）釋迦（105 公克）香蕉（95 公克）櫻桃（85 公克）榴槤（35 公克）
油脂與堅果種子類一份（重量為可食重量）
＝芥花油、沙拉油等各種烹調用油 1 茶匙（5 公克） ＝瓜子、杏仁果、開心果、核桃仁（7公克）或南瓜子、葵瓜子、各式花生仁、腰果（8公克） ＝黑（白）芝麻 1 湯匙＋ 1 茶匙（10 公克） ＝沙拉醬 2 茶匙（10 公克）或蛋黃醬 1 茶匙（5 公克）

資料來源：修改自行政院衛生署食品藥物管理局（2012）。

第四節 日間照顧的飲食型態

依照年長者的牙齒和消化機能特性，日照中心需要製備不同飲食型態供應長者飲食所需，但是在人力及設備的限制之下，必須加強飲食製備流程及善用工具，才不至於因為吃的事情就忙到人仰馬翻，因此下列介紹年長者的飲食型態（表10-6），並且提供不同供應型態的簡便製備方式。

1. 普通飲食：一般的均衡飲食。
2. 軟質飲食：以均衡飲食為基準，選擇質地軟的食材，配合食物前處理（肉類搥打、蔬菜去梗等）、蒸、煮、勾芡等，使食物軟化及滑口的烹調方式。
3. 細軟飲食：以軟質飲食為基礎，將食材再做細碎處理，避免將各道菜混合細碎，要分開處理，再做分隔盛盤。
4. 細泥飲食：以軟質飲食為基礎，將每道菜經食物調理機打成糊狀或泥狀，再做分隔盛盤或重新塑形，增加食物美觀。
5. 濃流飲食：以流質食物為主，將軟質飲食每道菜分開經食物調理機攪打成無顆粒狀，再加湯汁或其他水分攪打成無顆粒的濃流狀，必要時回鍋再烹煮均勻，並可添加濃縮的高蛋白、高熱量或高纖維營養配方，補充營養及增加纖維量。

表 10-6　年長者常見的飲食型態

	軟質飲食	細軟飲食	細泥飲食	濃流飲食
咀嚼及吞嚥障礙程度	輕度	輕～中度	中～重度	重度
常用處理器具	同普通飲食	食物調理機（具細碎功能）	果汁機、絞肉機、攪拌機、食物調理機（具打成泥狀功能）	馬力較大的果汁機、攪拌機、食物調理機（具打成泥狀功能）

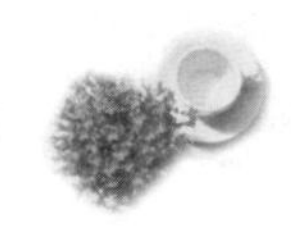

表 10-6　年長者常見的飲食型態（續）

	軟質飲食	細軟飲食	細泥飲食	濃流飲食
處理方式	利用烹調處理將均衡飲食煮軟。	煮熟的軟質飲食經食物調理機切碎處理。	煮熟的軟質飲食經食物調理機處理成泥狀。	煮熟的軟質飲食經食物調理機處理成細泥狀後，加入湯汁或其他水分後再攪打成無顆粒的濃流狀，必要時回鍋再烹煮。
製備原則	1. 勿忘色、香、味之搭配。 2. 選擇香蕉、木瓜等軟質水果。 3. 選擇刺少及肉質細軟的魚類（例如鯛魚、多利魚、鱈魚…等）。 4. 選擇質地細緻煮久不易老的肉，並將肉類進行拍打、去筋或抓粉等前處理。 5. 利用烹調的方式呈現蛋的美味，例如蒸蛋、蛋豆腐等。	1. 製備原則同軟質食物。 2. 避免將各道菜混合後共同細碎，每道菜需要分開處理，再做分隔盛盤。	1. 製備原則同軟質食物。 2. 每道菜需要分開處理研磨，再做分隔盛盤或重新塑形。 3. 研磨攪拌食物時可以加入適當的湯汁、牛奶、果汁或商業配方等，以增添風味及營養密度。 4. 適當利用天然或商業食物增稠劑[註4]調整食物濃稠度，減低嗆食。	1. 製備原則同軟質食物。 2. 雖然是全流食物，但是每道菜仍需要分開處理研磨，再做裝盛供應。 3. 研磨攪拌食物時需搭配湯汁、牛奶、果汁或商業配方等，用以打成流狀並可增添風味及營養密度。 4. 適當利用食物增稠劑調整食物濃稠度，減低嗆食。 5. 可以搭配攪打的液體食物如

註 4：食物增稠劑：用以調整食物濃稠度的材料，可以增加食物的滑順度，並且減低液體食物造成嗆食的機會，天然食物濃稠劑有精細的五穀粉、麥粉、嬰兒米粉、糙米粉、麥精片、太白粉（芶芡）、馬鈴薯泥與山藥泥、洋菜粉、吉利丁等。商業配方：快凝寶、好好凝、三多增稠配方。

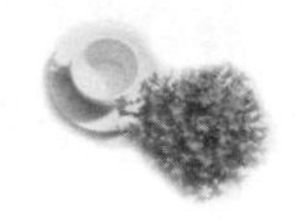

表 10-6 年長者常見的飲食型態（續）

	軟質飲食	細軟飲食	細泥飲食	濃流飲食
製備原則	6. 選擇質地細嫩的蔬菜，例如瓜類、嫩葉菜等；避免久煮不爛的食材，例如竹筍、龍鬚菜、菜心等。 7. 堅果類可以磨泥或做醬供應。 8. 選用蒸、煮、燜等易於讓食物變軟且保留其濕潤的烹調方式。 9. 避免選用口感太粗糙或帶筋食材。 10.避免使用煎、炸或烤的烹調方式。			豆漿、牛奶、糙米漿、杏仁糊、芝麻糊、無顆粒的濃湯、嬰兒罐頭泥或果汁、無顆粒的蔬果精力湯等。 6. 水果攪打成無顆粒的果汁型態供應，必要時要調整濃稠度避免嗆食。 7. 適當添加天然或商業食物纖維。

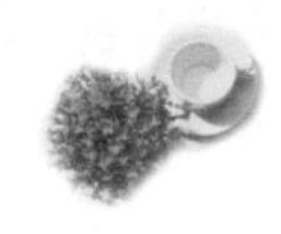

軟質食物做一做

暑假到日間照顧中心實習的小麗，星期三的時候要帶領長者們做快樂餐，很少煮飯的她覺得很擔心，所以特地跟學校老師學了兩道菜跟一道點心。我們跟著小麗一起來學學看，怎麼做軟質食物吧！菜單設計由佛光大學健康與創意素食產業學系吳仕文老師提供。

1. 養生南瓜鹹粥（8人份）

品名	份數	醣（克）	脂肪（克）	蛋白質（克）	熱量（卡）
奶類	0	0	0	0	0
豆魚肉蛋類	6.9	0	14.5	20.3	217.5
糖類	0	0	0	0	0
全穀根莖類	17.7	265.5	0	35.4	1239
蔬菜類	7	35	0	7	155
水果類	0	0	0	0	0
油脂與堅果種子類	8	0	40	0	360
總計		300.5	54.5	62.7	1971.5

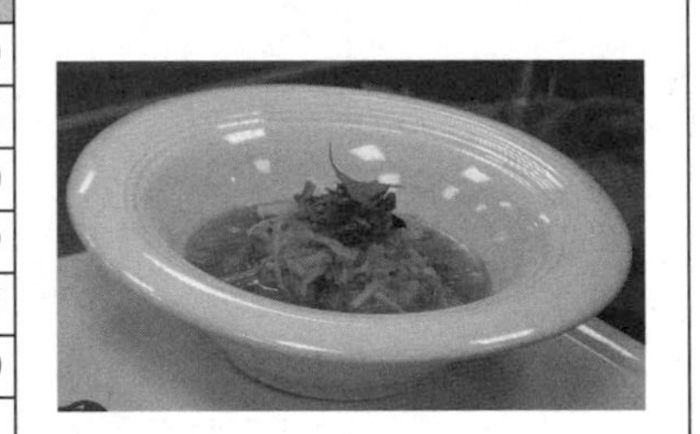

食材名稱	份量	作法
白米	300 公克	1. 將香菇、竹筍、紅蘿蔔、南瓜、高麗菜切絲，紅蔥頭、蒜頭切片，芹菜、蒜苗切花，備用。 2. 起鍋先將紅蔥頭爆香撈起，依序爆香絞肉、開陽、香菇、蒜片、紅蘿蔔、筍絲後，加入洗淨白米拌炒後，加入清水煮開。 3. 待白米煮透後，依序加入高麗菜絲、南瓜絲煮熟後，起鍋前加入鹽、胡椒粉調味，最後灑上芹菜及蒜苗即可。 ～貼心小叮嚀～ 1. 可將白米換成米飯，縮短烹煮時間。 2. 蔬菜及配料可依季節改用當令食材。 3. 可依照顧者飲食狀況調整食材切割方法。
絞肉	100 公克	
香菇	50 公克	
開陽（金勾蝦）	40 公克	
蒜頭	10 公克	
紅蔥頭	20 公克	
竹筍	200 公克	
紅蘿蔔	100 公克	
高麗菜	300 公克	
南瓜	300 公克	
芹菜	50 公克	
蒜苗	50 公克	
鹽	8 公克	
胡椒粉	5 公克	
沙拉油	40 公克	

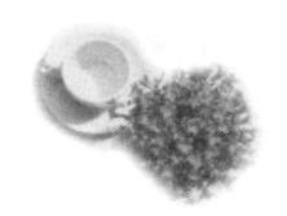

2. 粉蒸肉丸（8人份）

品名	份數	醣（克）	脂肪（克）	蛋白質（克）	熱量（卡）
奶類	0	0	0	0	0
豆魚肉蛋類	11.4	0	57	79.8	855
糖類	1	5	0	0	20
全穀根莖類	9.1	136.5	0	18.2	637
蔬菜類	0.5	2.5	0	0.5	12.5
水果類	0	0	0	0	0
油脂與堅果種子類	2	0	10	0	90
總計		144	67	98.5	1614.5

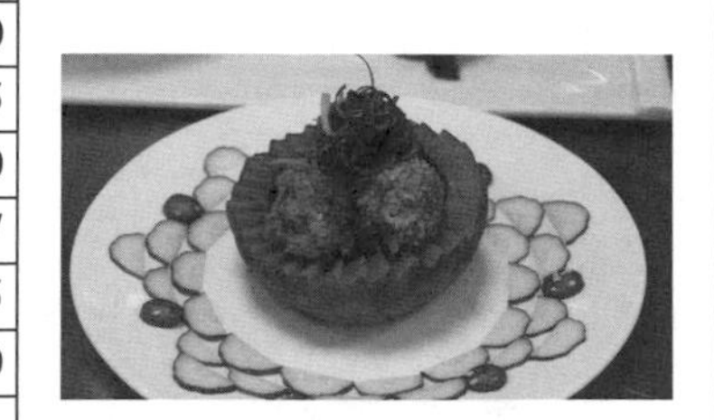

食材名稱	份量	作法
豬絞肉	400公克	1. 將荸薺、薑、紅蘿蔔切末，青蔥切花，加入絞肉及調味料拌勻後，整形成適口大小，外面裹上粉蒸粉，備用。 2. 將粉蒸肉丸與南瓜一同蒸熟即可。 ～貼心小叮嚀～ 1. 肉丸內可添加切細碎的蔬菜丁增加口感。 2. 可將一部分絞肉用魚漿取代，可增添風味與調整口感軟硬度。
荸薺	100公克	
青蔥	50公克	
薑	30公克	
紅蘿蔔	50公克	
粉蒸肉粉	50公克	
醬油	10公克	
米酒	30公克	
糖	5公克	
南瓜	600公克	
香油	10公克	

3. 南瓜芒果鮮奶酪（8人份）

品名	份數	醣（克）	脂肪（克）	蛋白質（克）	熱量（卡）
低脂奶類	3.3	39.6	13.2	26.4	396
豆魚肉蛋類	0	0	0	0	0
糖類	10	50	0	0	200
全穀根莖類	2.7	40.5	0	5.4	189
蔬菜類	0	0	0	0	0
水果類	2	30	0	0	120
油脂與堅果種子類	0	0	0	0	0
總計		160.1	13.2	31.8	905

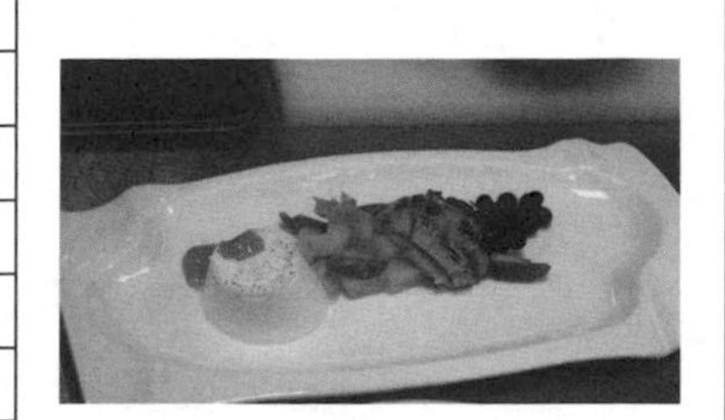

<table>
<tr><th>食材名稱</th><th>份量</th><th>作法</th></tr>
<tr><td>低脂鮮奶</td><td>800ml</td><td rowspan="6">1. 吉利丁泡冰水，備用。
2. 將鮮奶加入香草棒及南瓜泥煮至 90 度，加入糖及吉利丁過篩後，填入模型冷藏約一小時。
3. 凝結後，表面加入季節性水果即可。

～貼心小叮嚀～
1. 鮮奶可改成無乳糖奶粉調製，亦可更改成豆漿。
2. 吉利丁屬於動物膠，素食不可食用。</td></tr>
<tr><td>糖</td><td>50 公克</td></tr>
<tr><td>吉利丁</td><td>7 片</td></tr>
<tr><td>南瓜</td><td>300 公克</td></tr>
<tr><td>香草棒</td><td>少許</td></tr>
<tr><td>軟質季節水果
（裝飾）
ex：金煌芒果</td><td>210 公克</td></tr>
</table>

第五節 管灌飲食配方及其應用

進入日照中心的年長者因咀嚼或吞嚥問題，消化系統正常但無法由口進食，則需要以鼻胃管模式進行營養攝取，待長者能夠恢復自我進食時才拔鼻胃管，本節將介紹常用的管灌配方，以供照顧人員瞭解服務對象的管灌狀態。

一、市售商業管灌配方

市售商業管灌配方主要特色通常為即開即飲或容易沖泡，此類配方屬於衛生福利部所規範的特殊營養品，所以其配方上會載明：(1)適用對象；(2)產品開封前、後之保存方法；(3)產品使用方法及用量；(4)各種營養素的名稱及含量（包括熱量、蛋白質、脂肪、醣類、各種維生素、礦物質）；(5)滲透壓；(6)警語：「本品非供靜脈注射使用」、「本品屬於特定疾病配方食品，不適合一般人食用，須經醫師或營養師指導使用」、「多食對改善此類疾病並無幫助」。因為市售商業管灌配方種類眾多，因此以下就其配方功能進行分類說明：

1. 均衡配方：提供均衡的營養，提供 1 Kcal/c.c.的均衡營養配方，適用於腸胃道消化吸收正常的長者，分為無纖均衡配方及含纖均衡配方，長期使用者建議選擇含纖均衡配方，以達每日建議 15～30 克纖維量。

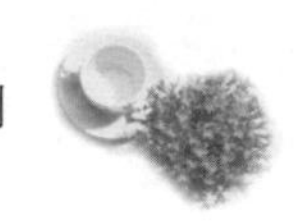

(1) 無纖均衡配方：愛速康、管灌安素、益力康等商業品牌。

(2) 含纖均衡配方：益力康高纖、愛攝適等商業品牌。

2. 特殊配方：針對使用者的狀況，調整配方營養素比例，以供特定情況使用。

(1) 糖尿病配方：降低醣類熱量比例，並且提高單元不飽和脂肪酸和脂肪酸比例，常見商品有葡勝納、利醣、糖尿立攝適等。

(2) 腎臟病配方：提供不同時期腎臟病所需的蛋白質熱量比，洗腎前為低蛋白（三多低蛋白、腎補納等），洗腎期間則提高蛋白質（普寧腎、立攝適腎臟病配方等）。

(3) 肺病配方：提高脂肪、降低醣類及蛋白質稍高的熱量比，不建議長期使用，商業配方有益肺佳、保肺壯、利康、愛會佳等。

(4) 高卡濃縮配方：提高濃度為 1.2～2.0 Kcal/c.c.的均衡營養配方，適用於限水的對象，但是長期全營養使用會有脫水的危險性，故不建議長期使用，商業配方有立攝適 2.0、雙卡、愛美力涵纖 1.2 等。

3. 單素配方：為非均衡營養配方，不宜單獨做為全天之營養素提供使用，主要用於補充特定營養素，須與均衡配方共同使用，彌補均衡配方成分固定不變之缺點。

(1) 纖維配方：三多膳食纖維、益纖等。

(2) 蛋白質配方：補體素 90、三多奶蛋白-S P93 等。

(3) 脂肪配方：三多高熱能 MCT 配方、益富麥格拉等。

(4) 醣類配方：三多粉飴、益富多卡、益富糖飴等。

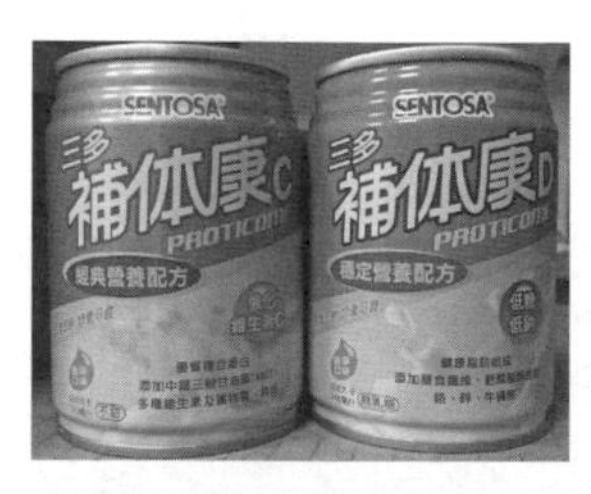

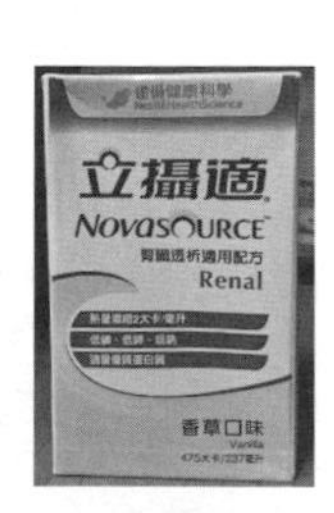

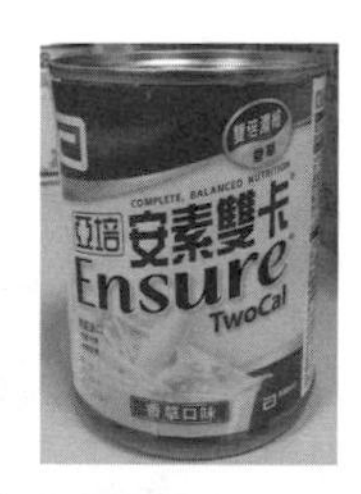

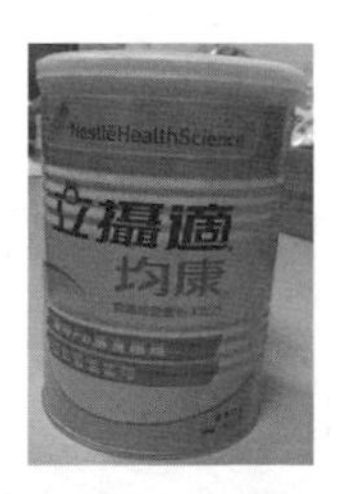

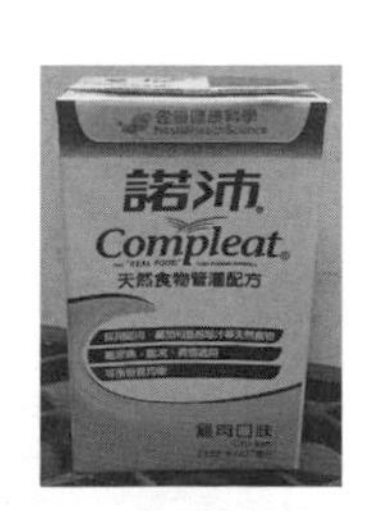

管灌商業配方有方便、衛生及節省製備人力等優點，慎選適當商業配方可以促進個案營養，但在長期性照顧下較缺乏天然植素及花費較多，可能也是間接引起個案營養不良的因素，能夠有效利用天然攪打配方，可提高長期管灌飲食個案的照護品質

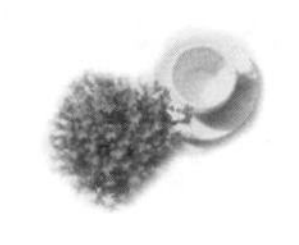

4. 預解元素配方：配方為水解成小分子的營養素（胜肽、胺基酸、葡萄糖聚合物等），有足夠的電解質、維生素、礦物質及稀有元素，預解元素可在小腸直接快速被吸收，適用於開刀前後、嚴重腹瀉，商業配方如：偉他、佳易得、新普派等。

營養師的話

鼻胃管灌食v.s胃造口灌食

小杰到日照中心當志工，發現有幾位爺爺奶奶鼻子裡頭穿著一根管子，中午的時候都是由照顧服務員從管子裡面灌液體食物，但是有時爺爺不舒服會去扯管子，都會被照服員制止，他感到很奇怪，於是跑去問營養師。營養師回答他，年長者消化系統正常，但因咀嚼或吞嚥問題無法由口進食，則需要以鼻胃管模式進行營養攝取，灌食路徑共有兩種模式，分別為鼻胃管灌食及胃造口灌食。小杰看到的就是鼻胃管灌食，從鼻子放置一條塑膠或矽質的管子到胃內（圖 1），利用這條管子灌入食物，使個案獲得足夠營養。而胃造口（圖 2）灌食則是在胃部做造口手術，再放入胃管，從胃管灌食。臺灣大部的個案是使用鼻胃管灌食，鮮少

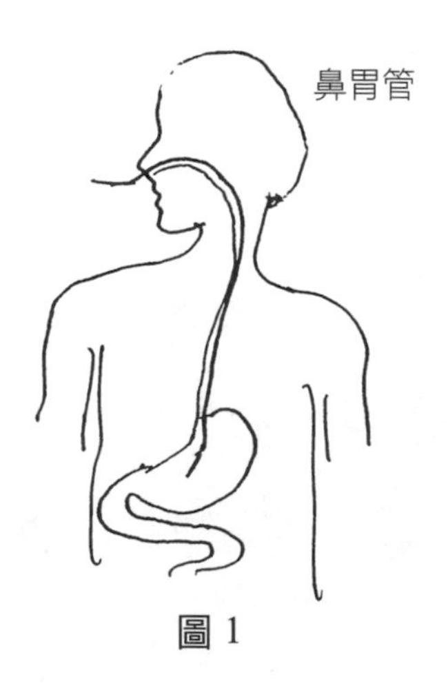

圖 1

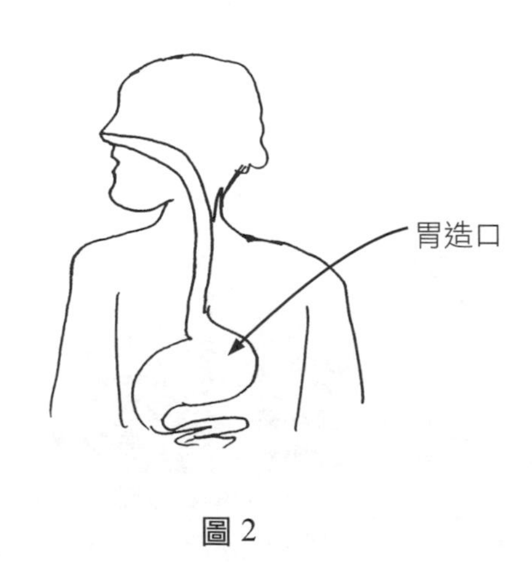

圖 2

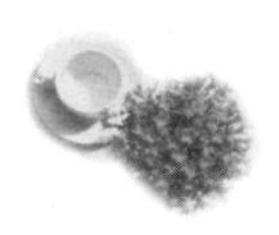

選擇胃造口灌食，主要是因為不瞭解胃造口、不喜歡手術或保留全屍觀念等原因，讓胃造口灌食鮮少被使用。在長期灌食中胃造口有其優點，包括沒有異物感、不需時常更換、減少拔管率、降低個案的約束使用、提高個案尊嚴進而提高社會參與意願等好處，期待未來更多民眾瞭解這個灌食選擇。

二、生鮮食材自製灌食配方

商業配方雖然便利又衛生，但是缺少的天然植化素，且價格昂貴，長期使用為一大經濟負擔；而生鮮食材自製灌食配方係指以各種新鮮食材攪打、製備的灌食配方，其價格實惠，但是配方設計有一定的難度，因為機構中長期灌食者以年長且罹患慢性疾病者為多數，製作生鮮食材灌食配方需考量濃度、水分及疾病營養治療，所以必須由營養師依據個別疾病狀況、熱量及營養素需求，設計足夠的配方食材，並且搭配單素粉劑調整配方濃度，以確保成品可順利通過灌食管徑，而不致造成管路的阻塞，最後再由家屬或主要照顧者製作，以供個案當餐或當天使用。考量自製灌食配方的專業需求，本章節就不再論述製作方法，建議日照中心長者接受專業諮詢後再使用生鮮食材自製灌食配方。

營養師的話

生鮮食材自製灌食配方係指以各種新鮮食材攪打、製備的灌食配方，須由營養師依據個別疾病狀況、熱量及營養素需求，設計足夠的配方食材（圖 1），最後再由家屬或主要照顧者製作（圖 2），以供個案當餐或當天使用。

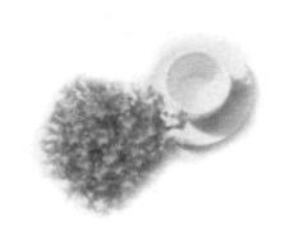

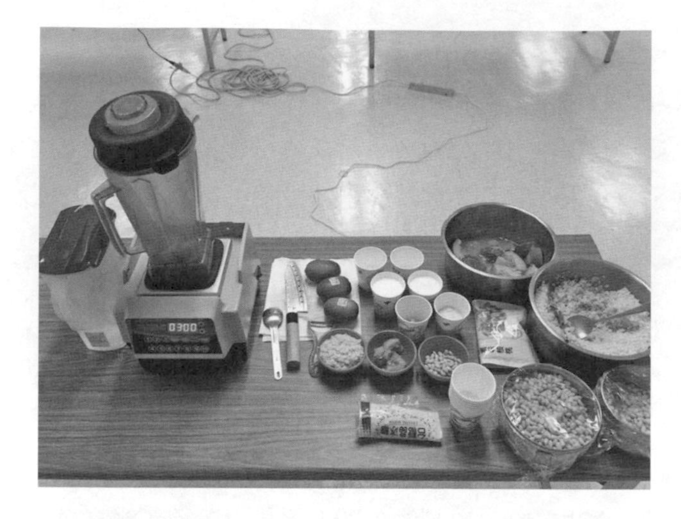

圖 1　自製灌食配方所需準備的用具與食材

照片提供：國軍新竹地區醫院張丰薰營養師

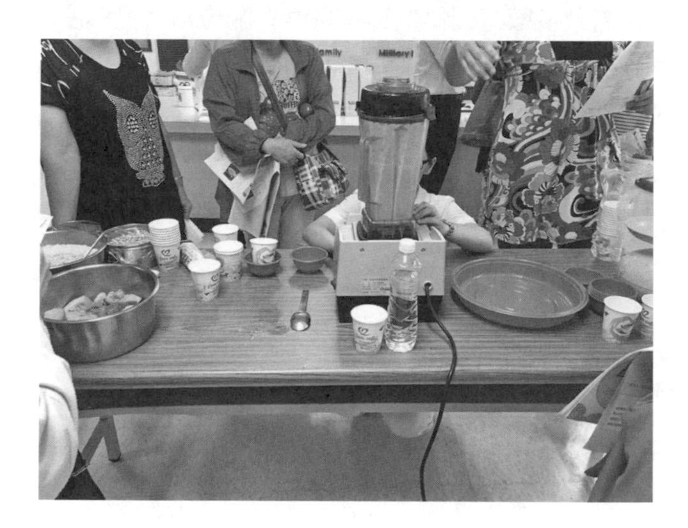

圖 2　照顧人員於指導下實際練習自製灌食配方

照片提供：國軍新竹地區醫院張丰薰營養師

問題與習作

1. 阿滿奶奶今年 75 歲，生了六個孩子，老公於兩年前過世，阿滿奶奶就去大兒子家中居住，由媳婦擔任照顧工作。白天媳婦上班，孫子也不在家中，阿滿奶奶只能加熱昨晚飯菜當作當天餐點。某天一如往常著熱著前一晚飯菜，阿滿奶奶卻忘記關火而引起一場有驚無險的火警，家人才發現阿滿奶奶有輕微失智狀態。而且阿滿奶奶越來越不開心，雖然體重沒有明顯變化，但是胃口不好，常常胃脹消化不良，吃不太下，經過詢問之後，阿滿奶奶表示食物沒有味道，吃不習慣，加上假牙鬆動，常常磨破口腔，隔夜飯又硬，口水也不多，常常只能和著湯一起吞，吞著吞著又嗆到了！孫子們喜歡吃的食物跟她的也不一樣，整天關在家裡也難過，家人原本想送阿滿奶奶到養護中心，但是她不願意過去，因此白天改將阿滿奶奶送往家附近日間照顧中心，晚上再接回家中照顧。
   請問在阿滿奶奶的例子中，您看到了哪些老年人的飲食問題？
2. 阿滿奶奶到日照中心已經一個多月，奶奶變得比較開朗，表示喜歡日照中心的服務，中心每天有各種活動安排，中午有固定供餐，只是中心裡面的飲食是循環式的菜色，清淡的味道、軟爛的質地，有時候後讓她吃得比較膩，所以奶奶偶爾就在日照中心的簡易廚房煮些簡單的食物，或者熱些自己帶去的食物。另外，奶奶最喜歡每個星期三，因為當天叫作快樂餐，阿公阿嬤可以自己下廚煮東西分享，在餐桌上有自己固定的位置，吃飯的時候可以跟其他老朋友聊天，奶奶過得真的比較開心了。
   請問在阿滿奶奶的例子中，您看到老年人需要哪些飲食服務？
3. 陪伴年長者用餐時需注意哪些事項？
4. 請寫出年長者常見的飲食型態？
5. 請設計 1,500 大卡的老人軟質飲食。

參考文獻

一、中文部分

行政院衛生署（2011）。**國人膳食營養素參考攝取量及其說明（第七修訂版）**。2016年7月8日，取自https://consumer.fda.gov.tw/Files/doc/%E5%9C%8B%E4%BA%BA%E7%87%9F%E9%A4%8A%E7%B4%A0%E5%8F%83%E8%80%83%E6%94%9D%E5%8F%96%E9%87%8F(DRIs)%E6%9F%A5%E8%A9%A2.pdf

行政院衛生署食品藥物管理局（2012）。**每日飲食指南**。2016年7月8日，取自http://www.hpa.gov.tw/BHPNet/web/Books/manual_content25.aspx

湯依寧、官大紳（2011）。老年人的吞嚥問題。**臺灣老人醫學會**，**48**，1-3。

二、英文部分

Mahan, L. K., & Escott-Stump, S. (2000). *Food, nutrition and diet therapy* (10 th ed). Pennsylvania: W. B. Saunder CO.

Fleg, J. L., & Lakatta, E. G. (1988). Role of muscle loss in the age-associated reduction in VO2 max. *J Appl Physiol, 65*(3): 1147-1151.

Guo, S. S., Zeller, C., Chumlea, W. C., & Siervogel, R. M. (1999). Aging, body composition, and lifestyle: The fels longitudinal study. *Am J Clin Nutr, 70*(3), 405-411.

Lin, L. C., Wu, S. C., Chen, H. S., Wang, T. G., & Chen, M. Y. (2002). Prevalence of impaired swallowing in institutionalized older people in Taiwan. *J Am Geriatr Soc, 50*(6): 1118-1123.

第十章

長期照顧機構的財務規則

黃正明

本章學習目標

1. 瞭解傳統的財務管理重點
2. 瞭解長期照顧機構要求的財務管理重點
3. 瞭解內部控制的精神與設計原則

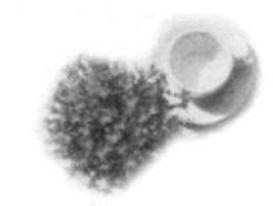

摘要

長期照顧機構的運作必須是可以永續經營與發展的，而財務管理就是永續經營與發展最重要的課題，如何在有限的資源限制下發揮最大的綜效，必須仰賴財務管理人員的專業與敬業精神，不只要能夠開源節流，還要兼顧未雨綢繆與內部控制的功能，才能夠在激烈的競爭環境中穩定的成長與茁壯。本章節將長期照顧機構的財務管理區分成傳統觀點、進階觀點與內部控制三個主題來探討，期望能夠有效的協助主其事者在推動各項服務的同時沒有後顧之憂。

案例

某長期照顧機構的執行長室裡，財務長正在跟執行長報告機構的財務狀況。

財務長：報告執行長，我們機構下個月預計要支付的費用共需要 100 萬，要償還長期借款 120 萬，合計資金需求 220 萬，可是我們目前帳上的現金只有 30 萬，還短缺 190 萬元。

執行長：怎麼會這樣呢？我們年度計畫與年度預算不是每個月都有在檢討嗎？怎麼沒有事先發現這個資金缺口呢？

財務長：是這樣的，我們的收入主要來源是政府補助和一部分的案主收費，可是今年度以來地方政府財政拮据，補助款的撥發一直延遲，所以應計收入越來越大，現金缺口也就越來越大。另外，這個月初總務小李領了 20 萬的現金去買電腦設備，結果不但東西沒有買回來，連人帶錢也都不見蹤影了。

執行長：這又是怎麼回事？20 萬的現金不是小數目啊！為什麼沒有人告訴我這件事？

財務長：執行長您太忙了，小李說他有跟您口頭報告過了，所以出納就把錢撥給他了。

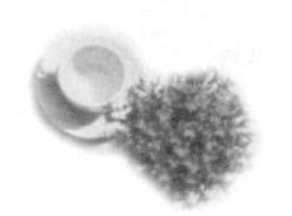

第一節 前言

長期照顧服務機構旨在提供長期照顧服務，為了維持機構的正常運作與永續經營目標，良好的財務管理扮演了一個非常重要的角色，正所謂「巧婦難為無米之炊」，雖說錢不是萬能，但是沒有錢卻是萬萬不能。

大部分的長期照顧服務機構專業經理人都以社工、護理為主，其他專業為輔，因此在財務管理與內部控制的部分較為輕忽，久而久之就可能形成隱憂，甚至成為影響機構生死存亡的因素。然而，長期照顧服務機構的營運又與一般營利事業有所不同，長期照顧服務機構的營運不是一味地追求利潤極大化，反而更重視專案計畫的達成與預算的執行控管，較像介於營利與非營利機構之間的綜合體，因此在財務管理的功能上更具有挑戰性。

綜合而言，長期照顧服務機構的財務經理人對機構的目標、政策、財物健全扮演舉足輕重的角色，其責任包含以下六點：

1. 設計組織規模與成長目標。
2. 有效規劃長期營運資金的發展。
3. 降低成本與控制風險。
4. 管理流動資金，例如現金、存貨、應收帳款等。
5. 平衡營運收支與專案計畫控制。
6. 管控財務計畫和預算。

第二節 傳統的財務管理觀點

典型的財務報表包括綜合損益表、資產負債表、現金流量表與股東權益變動表，在會計基本原則「資產＝負債＋權益」及「借貸平衡」之下，財務人員將日

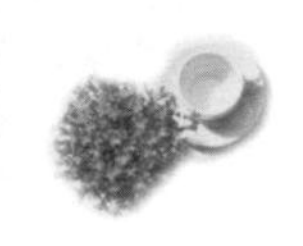

常的交易及營運活動透過會計記帳的方式，最終轉換成前述四大財務報表來呈現營運結果。透過四大財務報表的解讀，我們可以很快的瞭解一個機構賺不賺錢、缺不缺資金、缺不缺現金、值不值得投資等大架構的議題，但是如果要更進一步瞭解細節的話就得靠財務指標的分析了。

傳統的財務管理功能大多著眼於事後的管理與分析（徐俊明，2005），諸如常見的負債占資產比率、長期資金占不動產廠房及設備比率、流動比率、速動比率、利息保障倍數、應收款項週轉率、平均收現日數、存貨週轉率、平均銷貨日數、不動產廠房及設備週轉率、總資產週轉率、資產報酬率、權益報酬率、稅前純益占實收資本比率、純益率、每股盈餘、現金流量比率、現金流量允當比率、現金再投資比率等，對於財務專業人員而言都是不陌生的名詞，這些財務指標協助財務管理人員及決策制定者，可以很快速的瞭解一個組織的財務體質好壞，進而適時的調整財務結構與經營方針，以避免更嚴重的財務惡化現象發生。表 11-1 即為這些財務指標的整理彙總。

表 11-1　各類財務指標一覽表

指標類別	財務指標名稱	計算公式	指標意義與期望值
財務結構	負債占資產比率	負債總額／資產總額	衡量負債占資產的比重，越低代表財務體質越好。
	長期資金占不動產、廠房及設備比率	（權益總額＋非流動負債）／不動產、廠房及設備淨額	衡量長期資金（包含股東權益及長期負債）佔長期資產的比重，越高代表短期償還的壓力越低，越低則代表可能存在以短期資金支付長期投資的現象（以短支長）。

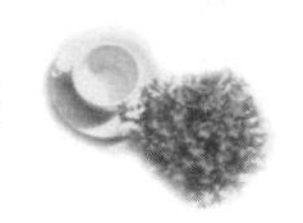

表 11-1 各類財務指標一覽表（續）

指標類別	財務指標名稱	計算公式	指標意義與期望值
償債能力	流動比率	流動資產／流動負債	衡量流動資產對流動負債的償付能力，越高代表資金周轉不靈的風險越低，但太高時則代表資金運用效率太低。
	速動比率	（流動資產－存貨－預付費用）／流動負債	衡量速動資產對流動負債的償付能力，越高代表無法償付金融機構借款的風險越低，但太高時則代表資金運用效率太低。
	利息保障倍數	所得稅及利息費用前純益／本期利息支出	衡量某一期間（通常是一個會計年度）的稅前及息前純益可以支付當期利息費用的倍數，越高代表支付利息能力越好，如低於 1 時表示存在「以債養債」的惡性循環。
經營能力	應收款項週轉率	銷貨淨額／各期平均應收款項餘額	衡量某一期間（通常是一個會計年度）的營收與應收帳款的倍數關係，越高代表應收帳款收現的速度越快。
	平均收現日數	365 ／應收款項週轉率	衡量銷售後的帳款收現天數，越小代表收現越快，財務調度（如借款）的壓力越小。
	存貨週轉率	銷貨成本／平均存貨額	衡量某一期間（通常是一個會計年度）的營收與存貨的倍數關係，越高代表存貨變銷售的速度越快。
	平均銷貨日數	365 ／存貨週轉率	衡量存貨轉成銷售的天數，越小代表轉換速度越快，庫存的資金壓力越小。
	不動產、廠房及設備週轉率	銷貨淨額／平均不動產、廠房及設備淨額	衡量某一期間（通常是一個會計年度）的營收與長期資產的倍數關係，越高代表長期資產所產生的營運價值越高。
	總資產週轉率	銷貨淨額／平均資產總額	衡量某一期間（通常是一個會計年度）的營收與總資產的倍數關係，越高代表總資產所產生的營運價值越高。

表 11-1　各類財務指標一覽表（續）

指標類別	財務指標名稱	計算公式	指標意義與期望值
獲利能力	資產報酬率	〔稅後損益＋利息費用 ×（1−稅率）〕／平均資產總額	衡量某一期間（通常是一個會計年度）的稅前及息前純益與總資產的倍數關係，越高代表總資產所產生的利益越高。
	權益報酬率	稅後損益／平均權益總額	衡量某一期間（通常是一個會計年度）的稅後利益與股東權益的比率關係，越高代表股東投資的報酬越高。
	稅前純益占實收資本比率	稅前純益／實收資本	衡量某一期間（通常是一個會計年度）的稅前純益與實收資本間的比率關係，越高代表實收股本的報酬越高。
	純益率	稅後損益／銷貨淨額	衡量某一期間（通常是一個會計年度）的稅後純益與當期營收的比率關係，越高代表整體的經營效率越高。
	每股盈餘	（歸屬於母公司業主之損益−特別股股利）／加權平均已發行股數	衡量每一股的當期盈餘，越高代表每一股份賺的錢越多。
現金流量	現金流量比率	營業活動淨現金流量／流動負債	衡量某一期間（通常是一個會計年度）的營運活動所產生的現金流量與流動負債的比率關係，越高代表現金流量越充足、周轉不靈的風險越低。
	現金流量允當比率	最近五年度營業活動淨現金流量／最近五年度（資本支出＋存貨增加額＋現金股利）	衡量五個會計年度的營運活動所產生現金流量，與長期投資、存貨增加、現金股利給付間的比率關係，越高代表現金流量的準備越充足、周轉不靈的風險越低。
	現金再投資比率	（營業活動淨現金流量−現金股利）／（不動產、廠房及設備毛額＋長期投資＋其他非流動資產＋營運資金）	衡量現金再投資的比率，越高代表賺的錢再投入營業活動的比重越高，反之則代表賺的錢分給股東的比重越高。

資料來源：公開資訊觀測站（2017）。

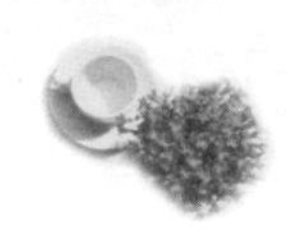

但是除了這些常見的比率分析之外，針對長期照顧機構這一類規模較小的組織，財務管理的範疇要更進一步擴大到整體營運狀況的規劃、執行、檢討等作業，才能夠有效的協助長期照顧機構達成財務管理的目標，因為事後的分析固然重要，但是事前的預警與管理功能卻更加重要。

第三節 長期照顧服務機構的財務管理重點

依照我國《長期照顧服務法》的規定，長期照顧服務機構可以由政府機關設立，也可以由民間所設立；其營運性質可以為營利機構，也可以為非營利機構；其設立、停業、歇業、復業、變更及收費等也必須依照相關法令的規定執行，因此在財務管理上有較大的侷限性，無法像一般營利事業一樣自主訂定價格以達成既定的利潤目標。也正因為長期照顧服務機構受到相關法規的要求較多，長期照顧服務機構在財務管理功能上更重視事前的計畫、事中的管控、事後的檢討，包括機構的年度計畫、專案計畫、財務計畫等等，都必須從事前規劃、事中控制與事後檢討三個面向去時時檢討精進。

一、事前規劃

首先是年度計畫的訂定，事先必須蒐集充分、有效、正確的相關資訊，包括了預計收入的來源、金額、時間與性質，預計支出的項目、金額、時間與性質，預計提供服務的項目、數量、時間，預計各月份的財務報表包括綜合損益表、資產負債表、現金流量表等分析結果。對於長期照顧機構而言，由於法規的要求，使得長期照顧機構的訂價能力、議價能力與募資能力都有諸多限制，更由於國人對於長期照顧的需求與觀念尚未普及，使得長期照顧機構的經營更加困難，因此在年度計畫的訂定時必須更為謹慎與保守，以利長期照顧機構的永續經營。

其次是專案計畫的訂定，長期照顧機構以提供長期照顧服務為主要的宗旨，因此必須在年度計畫的架構下訂定其服務專案的計畫，包括服務專案的數量、類別、目標案主、案主數量以及服務的水準等。服務專案是長期照顧機構的工作核心所在，攸關長期照顧機構的人力規劃、資源規劃及資金規劃，對長期照顧機構而言，專案計畫的訂定就猶如一般企業的年度營運計畫一樣，一旦制定完成之後則支出面的細項也就大致底定了。

最後是財務計畫的訂定，長期照顧機構的財務計畫必須就短、中、長期的財務供需去著手，不同的構面有不同的規劃需求，必須依照年度計畫及專案計畫的結果，謹慎思考每一個階段的財務供需，茲列舉說明如表 11-2 所述。

表 11-2　長期照顧機構收支結構表

期間／類別	短期	中期	長期
收入	孳息收入、融資、募款、案主收費	資產配置運用、公部門補助	基金本金理財活動、財團長期贊助支持
支出	經常性支出，如：人工成本、材料成本、常態性費用	資本支出、理財活動支出	基金本金增長、特定目的提撥

資料來源：筆者自行整理。

將每個階段所需要的資金供需數據都計算出來之後，就可以清楚的知道次一年度每個月及年底預估的盈絀狀況，以便及早規劃最佳的資金調度計畫，避免臨時性的資金調度造成額外的資金成本或浪費。

二、事中控制

任何的計畫都必須靠人去執行，再好的規劃也必須要靠人去管控，常言道「天有不測風雲，人有旦夕禍福」，但是我們追求的境界是「做最壞的打算，做最好的準備」。對一個長期照顧機構而言，每個月的定期檢討是絕對必要的，而且不單是針對已經發生的結果去討論原因或理由，更重要的是要討論出次一個月度的可能變化與因應之道，及時反應以降低對機構的衝擊與不利影響。每月的定期檢討必須包含年度計畫、專案計畫與財務計畫三個環節，並且將原計畫與實際狀況

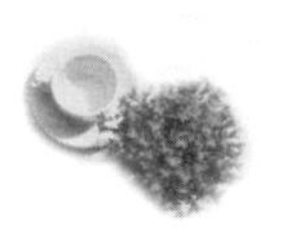

做比對，反應兩者的差異，以及對其他環節與後續月分的衝擊與影響，簡單舉例說明如表 11-3。

表 11-3 每月計畫檢討對策表 （NT$萬元）

環節	項目	計畫	實際	說明／影響	對策
年度計畫	收入	1,000	1,010	上月遲撥之補助款入帳而增加。	收入符合預估。
	支出	990	1,020	因本月天氣較熱，冷氣費用超支。	冷氣需設定在 27 度，持續要求隨手關燈。
	餘絀	$10	-10	本月出現短絀，將影響下個月收支與現金流。	財務單位需提早籌措下月資金來源。
專案計畫	項目數（個）	5	4	項目執行率不如預期，將影響評鑑得分。	請執行單位提出改善計畫，追上原定進度。
	案主數（個）	125	130	案主數超出進度，有利收入增加。	執行單位另行檢討案主數增加因素，做為後續執行參考。
	人力支出（人天）	110	120	人力超支，造成加班費增加。	請執行單位管控措施，並檢討加班原因是否合理。
財務計畫	長期收入	100	100		
	中期收入	200	205	上月遲撥之補助款入帳。	
	短期收入	700	705	案主數超出進度。	
	長期支出	290	290		
	中期支出	200	180	因本月常態支出超支，故減少理財支出做為因應。	
	短期支出	500	550	加班費及冷氣費用。	費用需嚴加控管以避免常態性超支。

資料來源：筆者自行整理。

從表 11-3 的例子來看，在各個計畫環節的探討有助於釐清整個機構的財務結構與收支狀況，更進一步研擬下個月份應採行的措施。

三、事後檢討

延續前面兩個階段的作業，在完整的計畫與縝密的控制之後，事後檢討的重點在於追蹤確認各項對策的執行結果是否達到預期的成效，並且進一步決定是否需要擬定新對策，或持續執行以達成預定的計畫目標。以組織分工的角度來看，每一個對策的制定與執行至少都要對應到一個責任單位，以避免對策淪為口號而虛有其表，舉例說明如表 11-4 所示。

表 11-4　改善對策檢討一覽表

對策編號	對策內容	預期成效	責任單位	執行成果	結案與否
2017-001	冷氣設定27度，隨手關燈	單月電費≦990萬	庶務組	達成月分：1、2、3、4、5、6、8 超支月分：5、7	持續追蹤
2017-002	提早籌措次月資金	現金流量≧0	財務組	達成月分：1、2、3、4、5、6、7、8 短絀月分：5	持續追蹤
2017-003	提高專案項目執行率	提高專案項目執行率	企劃組	已完成提高專案項目執行率報告，並據以執行。	結案
2017-004	管控加班時數	降低加班費	管理組	每週一提供當月加班時數統計報表給各組主管做為管控參考。	結案
2017-005	增加案主數以增加收入	案主數比計畫增加 5%	企劃組	已完成開發潛在案主的要素分析報告，提供各組進行訪視。	結案

資料來源：筆者自行整理。

由表 11-4 我們可以看出，改善對策的檢討是一個持續性的工作，只要是正式擬定的改善對策就要被列管、執行、追蹤、檢討，直到對策執行的成效符合預期成果而結案為止。而這樣的執行過程跟我們所熟知的 PDCA 管理循環不謀而合，以確保整個長期照顧機構的運作能夠永續經營。

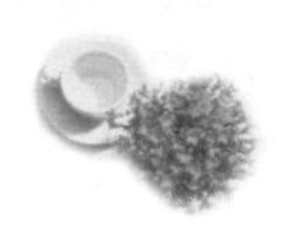

第四節 長期照顧服務機構的內部控制

在大部分的財務管理領域中，「內部控制」是較少被討論的議題，但是隨著分工越來越精細，內部控制的重要性也就越來越高。

何謂內部控制？參考公開發行公司建立內部控制制度處理準則的定義，內部控制制度係由經理人設計、董事會通過，並由董事會、經理人及其他員工執行之管理過程，其目的在於促進公司之健全經營，以合理確保下列目標之達成：

1.營運之效果及效率。

2.報導具可靠性、及時性、透明性及符合相關規範。

3.相關法令規章之遵循。

另外根據 1992 年 Treadway 委員會（COSO）所制定的內部控制整合架構（COSO 架構）（王怡心、陳錦烽譯，2008），內部控制包含五個組成要素，分別為：控制環境、風險評估、控制活動、資訊與溝通、監督；以達成三個目標，分別為：營運、財務報導、法令遵循。

簡單的說，內部控制包含了形諸於文的法令／規章／制度／辦法及 SOP、約定成俗的慣例、無形的企業文化／價值觀／企業社會責任／道德觀等，其目的就是為了達成營運、財務報導與法令遵循三個目標。

內部控制的第一個要素為控制環境，控制環境包含了：(1)操守及價值觀；(2)執行能力；(3)董事會；(4)管理哲學及經營型態；(5)人力資源政策與實行；(6)組織結構；(7)權責分派等七個構面，具體的要求包括了是否訂定員工與董事的道德規範？是否設定與宣導營運的目標？是否適當的劃分組織及權責？如何規劃人力資源配置與薪資等。控制環境是所有內部控制的基礎，董事會及高階管理階層必須明確的定義基調，並且經常性的宣導與要求，才能讓整個組織在良好的基礎之上尋求發展。

內部控制的第二個要素是風險評估，風險評估包含了整體目標之制訂、作業

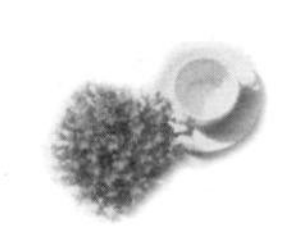

層級目標之制訂、風險分析與回應等。風險的定義為「無法達成預定目標的因素」，因此風險評估的過程在於尋求整個組織的共識與發展方向，藉由目標設定→目標展開→評估風險→制定對策的步驟，將具體可衡量的目標轉換成可執行的方案與對策，最後達成預定的目標。

內部控制的第三個要素是控制活動，控制活動包含了各項控制作業、規章辦法、制度及慣例等，以長期照顧機構的性質而言，至少應該包含銷售與收款循環、採購與付款循環、服務提供循環、薪工循環、融資循環、投資循環、固定資產循環、印鑑管理、預算管理、職務授權與代理人制度等制度辦法，以明確易懂的形式存在並據以執行，俾便整個組織的所有人員都可以遵行。

內部控制的第四個要素是資訊與溝通，資訊與溝通包含了各項內外部關鍵資訊的產生、辨識、取得、紀錄保存、使用與傳遞。其中溝通包含雙向的溝通，亦即由上而下的傳遞，以及由下而上的回饋。

內部控制的第五個要素是監督（王怡心、周靜幸、黃婉玲譯，2009），監督包含了持續性監督、個別評估及缺失報導等三個構面，藉由由上而下的監督、評估與報導，讓組織得以充分瞭解運作的現況，包括員工的執行成果、遵行成效、企業文化形塑與目標達成度等。

具體的內部控制設計必須考慮到長期照顧服務機構的特性與規模，量身打造合適的內部控制制度，其中包含了各種的作業辦法、SOP、流程規範與表單表格等，基本的設計原理有三個：分層授權、職能劃分、相互制衡。以分層授權來說，每個作業要依據性質、金額大小、發生頻率等制定不同的核准層級，同時配合代理人制度，以確保每個作業都有適當的層級執行核准動作，同時也要規範不得逾越管理權，亦即不可由具最後核准權者直接越權執行下層人員應執行的製表及審核動作，以避免由同一人完成所有動作而失去分層負責的功能。就職能劃分來說，具有衝突性質的不同職能應避免由同一人擔任，常見的像是「管錢不管帳」、「管物不管紀錄」等原則，就是為了避免保管實物的人把東西偷走之後再去修改紀錄，使得物與帳的錯誤一致而無法被察覺。前述的兩個原則要求不能由同一人擔任不同層級或衝突職能的角色，而相互制衡則是更進一步要求擔任不同層級或衝突職能角色的兩個人必須是可以相互制衡的，亦即不可以是夫妻、兄弟姐妹、情侶等

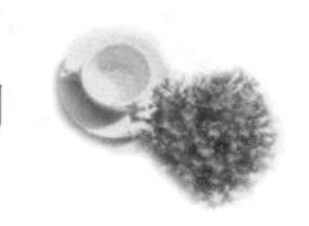

較為密切的關係，否則原來設計的卡控機制就無法發揮功能。舉例來說，總務要買一套設備，必須先經過請購程序經一個或以上的主管核准，再依據核准後的請購單進行採購，並且在取得設備並完成驗收與驗收程序的核准後，再依據廠商提供的發票進行請款程序，並由出納將款項支付給廠商，如此一來就可以大幅降低承辦人員捲款潛逃的風險。

第五節 結論

財務管理是長期照顧機構的根本，有了良善的財務管理才有可長可久的長照事業。而隨著時代的進步與分工的明細化，內部控制的設計與執行成為長期照顧機構是否可以在激烈競爭下永續發展的關鍵因素，唯有良好設計的內部控制，才能讓長期照顧機構發揮應有的社會功能與價值。

問題與習作

1. 長期照顧機構的財務經理人責任為何？
2. 長期照顧機構的財務管理重點與傳統觀點差異為何？
3. 長期照顧機構如何降低人謀不臧的風險？

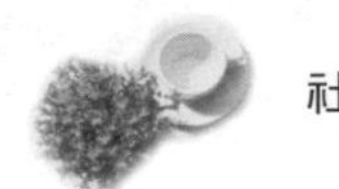

參考文獻

公開資訊觀測站（2017）。取自 http://mops.twse.com.tw/mops/web/t05st22_q1

王怡心、周靜幸、黃婉玲（譯）（2009）。**內部控制監督指引**。臺北：中華民國內部稽核協會。

王怡心、陳錦烽（譯）（2008）。**COSO 財務報導的內部控制——較小型公開發行公司指引**。臺北：中華民國內部稽核協會。

徐俊明（2005）。**財務管理原理**。臺北：雙葉。

第十二章

日間照顧中心評鑑

黃旐濤

本章學習重點

1. 知道評鑑的意涵及內容
2. 知道評鑑的方式
3. 清楚老福機構、居家服務的評鑑
4. 能參照範本設計一套日照中心的評鑑指標

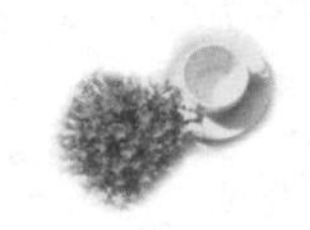

摘要

1. 評鑑乃是針對某一個指標，進行描述、確認、評核以及價值判斷的過程。
2. 評鑑的功能除了消極地判斷機構推行方案的績效和得失，更重要的乃是積極地做為改進方案運作之參據。
3. 3E 評鑑方式乃是指經濟（economy）、效率（efficiency）、效能（effectiveness）。
4. CIPP 評鑑方式為背景評鑑（context evaluation）、輸入評鑑（input evaluation）、過程評鑑（process evaluation）、成果評鑑（product evaluation）。
5. 一鄉鎮市一日照中心是臺灣目前實施社區照顧服務最主要的社會福利措施，也是將來長期照顧全面推動時重要的參據。
6. 由於評鑑結果可以有效改善日照中心運作的缺失，並在下一年度提升服務的質與量，因此在中央的評鑑辦法未頒布之前，各日照中心可自訂指標，據以自我考核、自我督促、自我成長。

案例

美珠是幸福鄉（化名）日間照顧中心的專責社工員，去年六月從大學社工系畢業後，便決心貢獻所學，回饋鄉里，故欣然接受中心主任的邀約，回到故鄉服務。美珠從早忙到晚，也不管別人看法，埋頭苦幹，結果志工紛紛陣亡，連社區長輩來的人數也越來越少。美珠好挫折哦！「我那麼努力，為什麼別人都不能肯定？」

日間照顧中心在臺灣才剛起步，大家都還在摸索階段，因此沒有「範本」可以遵循，然而大家的起跑點相同，都是從零開始，因此若干年後，經營的成敗得失，也就相對突出了。日照中心是廣義的服務業，必須要服務對象、參與夥伴、志工甚至社區民眾都說好，才是真正的好，因此日間照顧中心的評鑑與回饋，也就格外重要了。

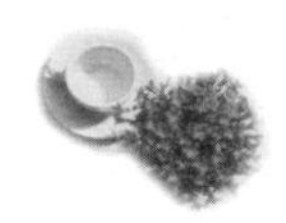

第一節 評鑑的意義和內容

評鑑（evaluation）一詞的意義，學者眾說紛紜，管理學大師泰勒（Tyler）認為是「確定實際表現與目標理想是否一致的過程」，國內學者王家通（1995）則認為是「對事項加以分析，確定得失，據以制定改善計畫」的各類評量的總稱。

簡單來說，吾人可以把「評鑑」定義為：「針對某一個項目（指標），進行描述、確認、評價以及價值性判斷的過程」（陳明珍，2011）。是以進行評鑑的目的主要有：

1. 檢視方案推動過程之優缺點。
2. 探討方案推動的缺失形成原因為何？可以如何補救？
3. 將本週期方案執行的經驗，做為下一週期推動之參考。
4. 取信於服務使用者及一般社會大眾的工具。

因此評鑑的重要性，不只是消極地判斷機構推展方案的得失成效而已，更重要的乃是積極地做為改進方案運作之參據，進而追求服務對象權益（benefits）的極大化。

第二節 評鑑的方式

一般企業管理上為了追求利潤極大化，常使用 3E 做為評鑑的方法，3E 指的是：

1. 經濟（Economy）：企業投入生產的成本。
2. 效率（Efficiency）：企業投入與產出之比。
3. 效能（Effectiveness）：企業總利潤與總產出之比。

但是社會福利機構畢竟是非營利事業，因此不適合一味追求利潤。

Neil Rudoef與Patrica在1995年提出非營利組織的評鑑必須考量的要件（引自陳明珍，2011）：

1. 投入（input）：為了提供服務所投入的成本，如：員工薪資、業務費用、耗材、建築設備等。
2. 過程（process）：服務的傳輸路徑。
3. 輸出（output）：機構提供的服務總產值。
4. 結果（result）：接受服務後所產生的效益，通常是質的提升。

為了因應非營利組織的評鑑需求，美國在1960年代由Stufflebeam等人發展出CIPP評鑑模式，其主要內容為（秦夢祥，1997）：

1. 背景評鑑（context evaluation）：確認受評鑑者的優點及缺點，並提供改進之方法。
2. 輸入評鑑（input evaluation）：對正在執行之方案、計畫或服務策略，以及相關預算、經費、人力以及機構條件和機會，予以評估（assement）。
3. 過程評鑑（pocess evaluation）：檢視方案運作的過程，有無改善之可能。
4. 成果評鑑（product evaluation）：用來測量、描述或判斷某一方案在一定期間內的成敗，以及回饋改善之可能。

第三節 老人福利機構評鑑

依據《老人福利法》第37條之規定：「主管機關對老人福利機構，應予輔導、監督、檢查、評鑑及獎勵」，第48條規定：「老人福利機構有下列情形之一者，處新臺幣六萬元以上三十萬元以下罰鍰，並在限期令其改善……三、經主管機關評鑑為丙等或丁等者……」。莫怪各老人福利機構對於評鑑戰戰兢兢、全力以赴。

由於各機構之主管機關，在中央為衛生福利部（之前為內政部社會司），地

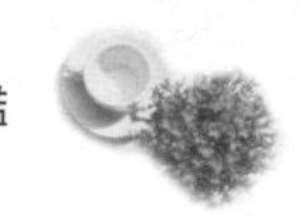

方為縣市政府，因此49床以下之小型機構必須接受各縣市政府評鑑；各財團法人大型機構，則除了地方政府，還有中央的評鑑。

根據衛生福利部公布之老人福利機構評鑑指標（2016年），其內容及配分大致如下：

A.行政組織及經營管理（計23項，占評分總分之20%）

A1 行政制度

A1.1 工作手冊及行政管理規定

A1.2 入出機構之管理

A1.3 定期召開服務品質會議及其辦理情形

A1.4 業務計畫及營運（或政策）方針之擬定與執行情形

A1.5 機構履行營運擔保金設置情形

A1.6 收受捐贈財物之使用及徵信情形

A1.7 過去三年接受目的事業主管機關查核缺失改善情形

A1.8 機構文書、文件處理及保管情形

A1.9 機構內性侵害及性騷事件防治機制建置情形

A1.10 意外或緊急事件處理情形

A1.11 機構服務績效自評情形

A2 員工制度

A2.1 業務負責人設置情形

A2.2 社會工作人員設置情形

A2.3 護理人員設置情形

A2.4 兼任（特約）專業人員設置情形

A2.5 照顧服務員設置情形

A2.6 配合主管機關填報各項報表情形

A2.7 工作人員權益相關制度制定及執行情形

A2.8 工作人員勞動條件符合法令情形

A2.9 工作人員定期接受健康檢查情形

A2.10 新進工作人員職前訓練情形

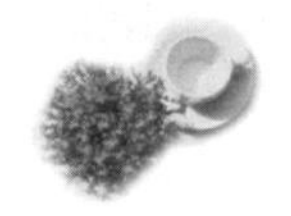

A2.11 在職教育訓練計畫訂定及辦理情形

A2.12 廚工及供膳人員領照及接受教育訓練情形

B.生活照顧及專業服務（計 37 項，占評分總分 40%）

B1 社工服務

B1.1 個案服務計畫與評值及管理情形

B1.2 服務對象個案資料管理、統計分析與應用及保密情形

B1.3 機構資訊化建置及管理情形

B1.4 服務對象適應輔導或支持措施

B1.5 跨專業整合照護執行情形

B1.6 服務對象團體或社區活動辦理情形

B1.7 社區資源連結及運用情形

B1.8 與家屬（親友）互動及提供服務情形

B2 醫護、復健及緊急送醫服務

B2.1 提供服務對象例行及必要之醫療服務情形

B2.2 防疫機制建置情形

B2.3 服務對象處方藥品安全管理情形

B2.4 提供服務對象藥事服務情形

B2.5 服務對象跌倒預防、處理及監測情形

B2.6 服務對象壓瘡預防、處理及監測情形

B2.7 服務對象疼痛偵測與處置情形

B2.8 服務對象約束處理及監測情形

B2.9 服務對象感染預防、處理及監測情形

B2.10 服務對象非計畫性住院處理及監測情形

B2.11 服務對象非計畫性體重改變處理及監測情形

B2.12 提供移除鼻胃管之增進照護計畫及執行情形

B2.13 提供移除導尿管機能增進的照護計畫及執行情形

B2.14 服務對象健康檢查及健康管理情形

B2.15 侵入性照護之執行情形

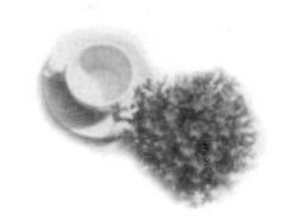

B2.16 提供緊急送醫服務情形

B2.17 服務對象及工作人員接受疫苗注射情形

B3 生活照顧與輔具服務

B3.1 提供服務對象下床服務情形

B3.2 提供服務對象翻身拍背服務情形

B3.3 提供有失禁之虞服務對象定時如廁服務情形

B3.4 提供服務對象清潔服務情形（含身體、寢具及衣物）

B3.5 提供重度失能臥床服務對象日常活動情形

B3.6 提供服務對象自我照顧能力之協助與促進情形

B3.7 服務對象生活輔助器具及休閒娛樂／體能活動設備情形

B4 膳食服務

B4.1 服務對象膳食及菜單擬定情形

B4.2 提供個別化飲食情形

B4.3 服務對象營養評估及記錄情形

B4.4 管灌服務對象餵食情形

B4.5 依服務對象個別需要提供適宜餐具及容器情形

C.環境設施及安全維護（計 26 項，占評分總分 25%）

C1 環境設施

C1.1 機構房舍總樓地板面積及使用現況符合法規情形

C1.2 房舍及設備之維護與堪用情形

C1.3 寢室設施、採光、照明及通風設備情形

C1.4 公共空間採光、照明及通風設備情形

C1.5 儲藏設施設置情形

C1.6 交通設備配置及保養情形

C1.7 餐廳設備、環境清潔衛生情形

C1.8 日常活動空間（如閱覽區、活動區、會客區）及設施、設備設置情形

C1.9 寢室及浴廁急呼叫系統設置情形

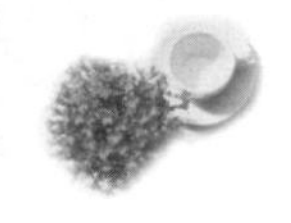

C1.10 無障礙通路設置情形

C1.11 樓梯設置情形

C1.12 升降設施（電梯）設置情形

C1.13 無障礙浴廁的設置情形

C1.14 廚房清潔衛生情形

C1.15 污物處理空間設置情形

C1.16 洗澡設備設置情形

C2 安全維護

C2.1 建築物公共安全檢查簽證申報情形

C2.2 消防安全設備設置、檢修申報及管理情形

C2.3 疏散避難逃生系統設置情形

C2.4 訂定符合機構特性及需要之緊急災害應變計畫及作業程序，並落實演練

C3 衛生防護

C3.1 隔離空間設置及使用情形

C3.2 機構環境清潔及病媒防治措施情形

C3.3 設備、儀器維護及辦理人員操作訓練情形

C3.4 護理站設施設備設置情形

C3.5 事業廢棄物處理情形

C3.6 機構飲用供水設備安全及清潔情形

D.權益保障（計 12 項，占評分總分 13%）

D1 服務對象保證金儲存情形

D2 服務單位辦理安全保險事項情形

D3 與入住委託人訂立契約情形

D4 收費標準訂定情形

D5 生活公約或權益規範訂定情形

D6 服務對象（家屬）申訴意見反應辦理情形

D7 尊重服務對象信仰情形

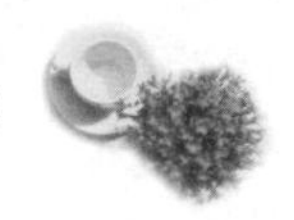

D8 居家情境佈置情形

D9 服務對象財務管理及死亡遺產處理情形

D10提供服務對象臨終關懷照顧及協助處理喪葬事宜情形

D11辨理服務滿意度調查情形

D12平等使用生活空間與設備情形

E.改進創新（計 2 項，占評分總分 2%）

E1 前次評鑑建議事項改善情形

E2 創新措施及執行情形

第四節 居家服務評鑑

為了因應高齡化日漸嚴重的趨勢，2002 年行政院開始規劃發展居家服務照顧產業，以後各縣市政府紛紛委外辦理居家服務，為了建立回饋機制，2004 年臺北市立心慈善基金會編寫之《居家服務品質評估手冊》問世，內政部則於 2007 年正式公布「居家服務評鑑項目草案」供各縣市政府參考，各自建立評鑑指標。這個草案如下：

1. **行政組織與經營管理**（20%）
   (1) 行政管理（50%）
   (2) 財務管理（50%）
2. **專業服務管理**（30%）
   (1) 服務流程（50%）
   (2) 督導管理（50%）
3. **人力資源管理**（30%）
4. **服務績效管理**（20%）

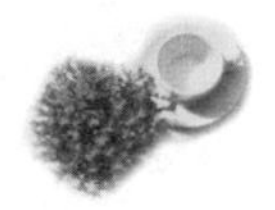
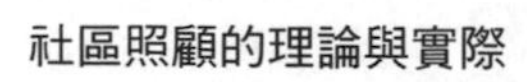

這樣的評鑑指標，雖失之過於淺略，但居家服務尚在摸索階段，故不失為重要參據。隨後各縣市政府自定評鑑指標，主要還是以內政部版本為準，其他比較特別的如：

1.訂定年度工作計畫。

2.在職員工教育訓練。

3.員工福利保障。

4.個案權益保障。

5.使用時效性及滿意度。

6.品質促進機制。

7.方案宣導及活動。

8.服務輸送過程，包含接案、開案、需求評估與處理、個別化服務方案。

9.資源整合。

10.個案保護機制。

11.機構特色。

12.機構創新項目。

13.前次評鑑缺失改善情形。

14.志工招募及運用。

有了各縣市訂定的評鑑指標，在「考試領導教學」的風氣下，各居家服務機構總算有了一個遵循方向，漸次奠定日後發展社區照顧的基礎。

第五節 日間照顧中心評鑑

臺灣的人口老化問題日益嚴重，從「高齡化社會」到「高齡社會」花了25年（1993～2018 年），但從「高齡社會」到「超高齡社會」，預估只有七年（2018～2025 年）。機構照顧已有長久的基礎，因此進入 21 世紀後，政府積極推展社區照顧。2014 年，行政院正式提出一鄉鎮市一日照中心的計畫，期望 319

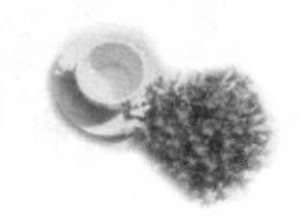

個鄉鎮都能落實在地照顧，達到在地老化目標。2016 年長照 2.0 計畫也是以日照中心為推動重點，但國內迄今均無日照中心的相關評鑑指標，因此作者嘗試依據前項衛福部老人福利機構評鑑指標、內政部居家服務評鑑項目草案、各縣市評鑑相關規定以及立心慈善基金會的《居家服務品質評估手冊》初始版，參酌日間照顧中心性質的獨特性，試以 CIPP 方式列出評鑑指標如下，以供業界參考。

一、背景面指標

1. 依據組織章程及委託契約訂定年度工作計畫及行事曆。
2. 組織設立與人員配置比例。
3. 決策單位、諮詢組織（顧問）與行政部門之配合情形。

二、輸入面指標

(一)職掌說明與操作手冊

1. 訂有工作手冊說明服務理念、各類工作人員工作職責，並對各項文書文件、檔案做妥善管理。
2. 操作手冊中清楚說明各項表格及表格填寫方式，並有標準化作業流程。
3. 訂定照顧服務員工作須知（含工作守則或倫理守則）。

(二)資訊化作業

1. 運用電腦作業處理文書、檔案及個案資料。
2. 個案資料統計分析與應用（含使用居家式服務情形）。
3. 單位文書及檔案管理情形。

(三)人力配置

1. 服務人力聘用及分配。
2. 專業督導系統。

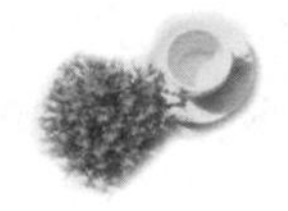

3. 志工訓練與運用管理情形。
4. 協助與辦理招募偏遠地區人員從事居家照顧工作。

(四)人員資格

1. 督導員及照顧服務員取得合格教育訓練結業證書情形。
2. 照顧服務員取得技術士技能檢定合格證照情形。
3. 督導員均符合專業資格，且曾受督導專業訓練。

(五)人員進用

1. 設有專業人員與照顧服務員進用管道及人員進用審核標準。

(六)員工福利

1. 提供照顧服務員意外保險、勞健保、勞工退休準備金及其他福利情形。
2. 定期辦理照服員聯誼活動。
3. 每年定期辦理照顧服務員身體健康檢查（含血液、尿液、生化及胸部X光檢驗等；新進員工健康檢查包括梅毒、B型肝炎、愛滋病、糞便檢驗阿米巴痢疾及桿毒性痢疾）。

(七)在職訓練

1. 辦理新進人員（督導人員、照顧服務員）訓練，並訂定新進人員職前訓練。
2. 訂有服務人員（包含督導員及照顧服務員）職前訓練課程內容及成績考核標準，並確實辦理。
3. 每位照服員應在職訓練20小時，每位社工員應在職訓練12小時，訓練內容與服務對象需求相符，且能因應內部需求。
4. 安排照顧服務員每三個月、督導員每半年至少參加在職訓練一次。
5. 督導員一年至少參與在職訓練24小時以上（應至少16小時外部訓練）。
6. 辦理防災、預防傳染病在職訓練。
7. 訂立各項訓練成績審核標準。

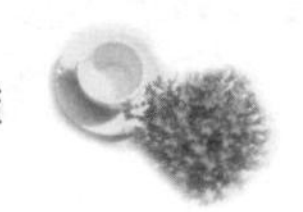

8.辦理個案研討會或相關照護知識訓練（有紀錄或相關成果資料佐證）。

(八)員工考核

1.辦理績優工作人員表揚，激勵工作士氣。

2.制定工作人員管理辦法，項目包括給薪、考核、獎懲、退休、申訴制度等項目。

3.建立照顧服務員績效考評辦法及獎勵制度。

4.至少每兩個月對照顧服務員進行一次督導，並備有紀錄，且依督導結果追蹤改進。

(九)員工申訴

1.提供照顧服務員申訴管道並詳實記錄處理情形。

2.訂定員工績效考評制度，並建立員工意見回饋機制，所反映問題能適當處理並有紀錄。

(十)工作契約

1.制訂工作人員合約書。

2.與照顧服務員簽訂工作合約。

(十一)人員穩定性

1.組織人員之穩定性與異動分析。

2.最近一年內照服員、社工員等工作人員離職率低於 10%。

3.分析近一年人員離職原因，若為機構內部之因素，需加以改善。

(十二)人事資料管理

1.人事資料檔案管理完善，並適當維護隱私。

2.能充分遵守個資保護相關規定。

(十三)會計

1. 由專人負責會計業務。
2. 獨立的會計制度與帳冊。

(十四)經費與管控

1. 訂定年度工作計畫。
2. 依據年度計畫編列經費收支預算，並進行財務收支狀況分析。
3. 明確訂定居家服務收費方式、標準，開立正式收費收據，並有完整收支對列帳目明細。
4. 對於符合居家服務補助且增加自費時段個案，確實依照縣市政府規定收費。
5. 財務管理制度健全，明訂外界捐款、捐物公開之徵信及運用制度。
6. 專戶儲存政府委託（補助）經費、專款專用。
7. 委託經費執行率、使用成效與控管機制。
8. 財務決算制定機制健全。
9. 按時編製財務報告。
10. 對於盈餘或虧損有因應對策。

(十五)設備與管理

1. 定期進行財產盤點、維修保養、報廢等作業。
2. 建立照顧服務員使用中心設施登記歸還制度及使用狀況。
3. 設施設備排放整齊、內部乾淨。

三、過程面指標

(一)召開會議

1. 定期召開內部行政會議。
2. 定期召開或參與資源單位聯繫會議。

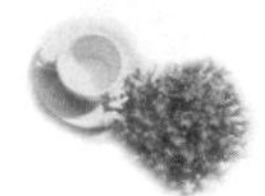

3.定期召開機構督導及照顧服務員相關會議。

(二)服務流程

1.工作職掌與工作手冊、標準化作業流程。
2.訂定明確之服務流程（含派案、轉介與結案）、使用表單及填寫方式。
3.設立接案窗口及接案流程，以追蹤申請個案服務安排之進度。
4.個案轉介服務與暫停服務、恢復服務、結案服務指標。
5.依規定按時填報回覆單、照會單及結案單。
6.訂定個案服務計畫、工作與督導流程。
7.建立申訴制度及處理流程。
8.訂有緊急事件處理原則流程。
9.針對所屬服務個案每半年提出複評申請。

(三)排班原則

1.明確規範照顧服務員派案原則及落實排班情形。

(四)緊急事故處理

1.制定居家服務意外事故處理流程及辦法，並辦理相關教育訓練。
2.針對意外事件過程妥適處理，且有記錄及檢討分析。
3.其他重大災害（如：風災、水災、火災）事件之處理及改善情形。

(五)服務契約

1.與個案訂有完整之服務契約（契約內容應包括服務內容、督導方式、申訴方式、結案及暫停服務條件、服務限制、雙方之責任及義務）。
2.對於居家服務對象資格之補助及付費方式說明。
3.個案資料蒐集完整，並與個案、家屬充分溝通及說明。
4.訂有服務對象權利責任之說明，並有施行紀錄。

(六)轉介服務

1.依個案需求轉介相關單位，並進行追蹤與記錄。
2.能在個案接受轉介後七日內完成服務（評估）計畫。
3.轉介時能將利與不利部分，都對服務使用者說明並得到同意。

(七)申訴處理

1.建立受服務者意見回饋機制，設有服務申訴電話，所反映問題能適當處理與記錄。
2.申訴紀錄妥善存放並保密處理，非必要人員無法得知申訴人身分。

(八)個案資料與紀錄

1.個案資料蒐集、建檔、紀錄具完整性，並收藏妥善與注意保密原則。
2.個案書面資料涵蓋：基本資料、評估量表、契約書、每月服務紀錄、電訪紀錄、家訪紀錄、投訴意見處理紀錄。
3.詳實填寫個案相關紀錄（如：接案、轉介、結案等）並保密且妥善保管。
4.具有個案家屬緊急聯絡電話及相關資料（如：Line 等）。
5.每次服務後服務員確實記錄服務情形及特殊事項。
6.照顧服務員依照顧計畫提供服務，並撰寫工作日誌。

(九)督導（方式、過程、紀錄）

1.督導人員實際督導並有紀錄，並依據督導紀錄進行追蹤輔導。
2.主管定期審閱個案紀錄及服務紀錄。
3.督導紀錄中對於受服務的個案需求問題評估、處遇或轉介等處理紀錄情形。
4.服務單位有服務監測機制，抽查服務員服務情形，並備有紀錄。
5.以電話抽查或實際訪查執行工作督導。
6.社工員對所屬服務員應每月定期個別督導及團體督導，給予行政支持、專業支持及情感支持。

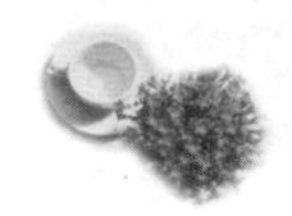

7. 對於新開案件督導能陪同服務員家訪說明，並做成紀錄。
8. 針對特殊狀況個案應加強訪視，並備有相關紀錄及處理流程。

(十)資源開發

1. 建立社區資源及相關訊息網絡，並保持聯繫、隨時更新。
2. 主動發掘社區內需關懷之家庭照顧者，並提供相關福利資訊。
3. 服務單位有資源連結制度，能依個案需求連結其他非居家服務資源，備有紀錄。

(十一)照顧計畫

1. 開案後依個案需求訂定照護計畫。
2. 依據案主失能評估結果，擬定並適時修正照顧計畫。
3. 針對特殊狀況個案加強訪視，並備有相關紀錄及處理流程。
4. 依個案之個別化服務計畫辦理各項服務情形。

(十二)個案研討會

1. 定期辦理個案研討會，並落實決議且留有紀錄。

(十三)服務宣導活動

1. 文宣印製與寄發。
2. 製作載有最新服務資料的書面或多種影音形式簡介，提供社會人士或相關單位參閱。
3. 媒體及網路行銷情形。
4. 針對潛在服務對象開發情形。
5. 開拓自費個案之方案及能力。

(十四)照護品質與考核

1. 申請流程控管；個案五日內開案服務、七日內簽訂個案服務契約；每月電訪、每季家訪；每半年複評。
2. 擬定並執行防護措施，保障受服務個案與照服員不受感染。
3. 訂定年度考核辦法，項目包括目標管理、服務管理、人力管理、財務管理及專業管理等項目。
4. 工作進度之內部管制考核。
5. 依個案需求及相關法令之規定，適當提供夜間及假日服務。
6. 針對特殊狀況個案應加強訪視，並備有相關紀錄及處理流程。
7. 設置民眾諮詢窗口及提供福利服務諮詢。

(十五)報表填報

1. 是否每月初（五個工作日內）將服務成果報表送至縣市政府核備（核定）。
2. 依規定按時填報回覆單、照會單及結案單。

四、結果面指標

(一)服務績效管理

1. 以年度執行報告呈現各項服務成果，並完成各項統計及相關分析。
2. 照顧服務對象開案績效（目標人數________，服務人數_________，達成率________%）。
3. 補助經費執行績效（核定經費________，執行經費________，執行率________%）。
4. 輕度失能個案經服務提供後恢復功能或建立功能之情形。
5. 民眾自費使用居家服務時數成長情形。
6. 製作完整之年度服務成果報告（含社工員、居服督導員、照顧服務員、志工等之服務，以及個案、團體、社區等服務方式）。

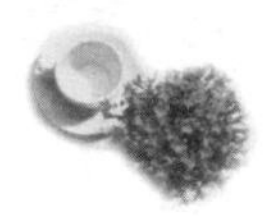

(二)滿意度調查

1.訂定居家服務方案之自我考核機制，確實執行，並追蹤改善情形。

2.定期辦理服務滿意度調查並加以運用，對於滿意度較差的部分提出具體改善措施並實際執行。

(三)評鑑改善

1.前次評鑑建議改善情形。

2.服務執行期間，未有經縣市府糾正改善之案例。

(四)經費核銷

1.各級政府委託（補助）經費核銷之時效性。

2.補助／委託經費之核銷作業情形（紀錄明確性、專款專用）。

(五)改進創新及其他項目

1.創新服務措施或改進項目：如社區資源網絡建構、特殊服務，或因應當地需求、資源、環境所規劃之服務等。

2.運用中心或周邊場地辦理社區外展活動、諮詢服務。

3.其他創新服務措施。

4.機構所屬之其他特色。

問題與習作

1. 請說出《長期照顧服務法》中，有關日間照顧的相關規定。
2. 老人福利機構評鑑指標和居家服務評鑑指標中，有哪些可供建立日照中心評鑑指標參考？
3. 請參照本章日照中心評鑑指標之範本，配合貴機構之現況，建立屬於中心自己之評鑑指標。

參考文獻

內政部（2007）。**居家服務評鑑項目草案**。

王家通（1995）。**教育導論**。臺南：麗文。

李佳儒等（2015）。**老人福利**。臺北：革都。

苗栗縣政府（2016）。**105 年苗栗縣老人福利機構評鑑手冊**。

秦夢祥（1997）。**教育行政理論**。臺北：五南。

陳怡如等（2013）。**老人福利服務**。臺北：華格那。

陳明珍（2011）。**居家服務績效評鑑之指標建構研究**。東海大學社會工作學系博士論文，未出版，臺中市。

陳燕禎（2009）。**老人福利理論與實務**。臺北：雙葉。

黃旐濤（2016）。**小型機構對長期照顧服務認知之研究**。苗栗：育達科技大學。

黃旐濤（2017）。**我國長期照顧人力學訓用整合之研究**。苗栗：育達科技大學。

黃旐濤等（2016）。**老人學**。新北：全華。

葉至誠（2012）。**老人長照政策**。新北：揚智。

簡惠雯等（2013）。**老人照顧概論**。臺中：華格那。

第十三章

加拿大的社區照顧現況與發展

蔡惠雅、張玉龍

本章學習目標

1. 加拿大社區照顧的歷史發展背景與脈絡
2. 目前加拿大社區照顧機制與實施情況
3. 加拿大實施社區照顧所面臨的挑戰與限制

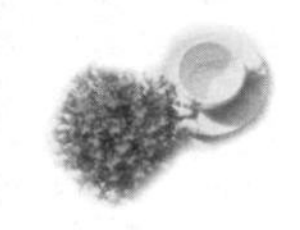

摘要

加拿大位居北美洲，為十個省及三個地區共同組成的聯邦制政府體系，聯邦政府可在各省推行聯邦法律，各省則擁有獨立的系統與運作模式實施各項政策與法令，地方政府擁有高度的權力和自主性。受到經濟及移民政策影響，該國整體人口呈現攀升狀態，但仍難敵全球人口老化的共同趨勢。加拿大健康照顧的發展源自於醫療照顧體制，1984年通過的加拿大健康法案（CHA）規範各省政府需遵循的九個必要條件，包含公共管理、全面性、普遍性、可攜性、可近性、免費使用、禁止額外收費、聲明報告及公眾認同。之後與加拿大健康暨社會服務移轉方案（CHST）連結，允許各省政府有更大的自主性，聯邦政府主要提供經費預算的挹注，地方政府的責任則是對民眾提供健康照顧的服務，聯邦政府透過財稅補助及訂定國家標準的管道，來影響省政府的相關決策，為財稅聯邦主義。

加拿大政府採用直接提供服務的方式，也間接透過稅務系統，共同嘗試解決與處理照顧的問題，基本上採取四個政策取向：居家照顧方案、照顧者支付計畫、照顧者稅賦抵減方案和家庭照顧。整體的健康照顧是建構在醫療體系之下，其特色在於連續照顧，而地方政府則致力於社區照顧以減少醫療資源的使用，藉由照顧管理制度落實社區連續照顧。由於加拿大採取聯邦體制的政治型態，社區照顧在各省的發展與機制各有其差異。本章特別介紹卑斯省的社區健康中心（CHC）及安大略省的社區照顧就近中心（CCAC），前者的財務支持、照顧管理和直接服務都由省政府直接提供，而後者則由省政府委託民間機構經營，而政府指派董事會監控其運作方向，兩者對於社區照顧採取相當不一樣的模式。整體而言，加拿大的社區照顧與醫療體制緊密連結，採取普遍性的制度原則以確保需要者皆能獲得基本照顧服務，然其仍面對社區照顧資源投入的不足、中央地方政府特殊關係的風險、多元社會的複雜性以及城鄉差距等各種挑戰與限制。

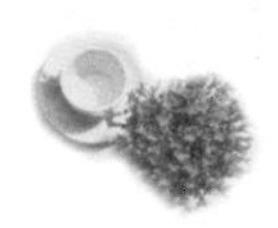

第一節 前言

不同的歷史軌跡與國情文化，在社會福利上會有各自的發展背景與脈絡，也形塑出每個國家獨特的制度與措施。位於北美洲的加拿大地廣人稀，該國家的歷史發展時間相對較短，但卻也因地理、政治及人口組成的特殊性，發展出其獨特的福利制度，在社區照顧部分也不例外。本節先針對加拿大的地理與人口特性、政治體制及人口老化的情況進行背景的概述。

一、加拿大的地理與人口特性

加拿大（Canada）位於北美洲，該國的領土約為 998 萬平方公里（約為臺灣的 276 倍），是全球面積最大的幾個國家之一（水陸面積為第二、陸面的面積為第四），其幅員雖然相當遼闊但地形多變，冬季時，大部分的地區因為氣候嚴寒並不適合居住，所以相對於該國的領土而言，其總人口數並不多，截至 2016 年 4 月加拿大的總人口數約為 3,616 萬人（僅為臺灣的 1.5 倍），是世界人口密度最低的國家之一，每平方公里只有 3.41 人（Statistics Canada, 2016），且其人口多集中在都會地區，尤其是東部的多倫多（Toronto）、蒙特婁（Montreal）以及西部的溫哥華（Vancouver）等大城（Statistics Canada, 2016）。受到經濟及移民政策影響，加拿大的人口成長率仍在攀升中，這也致使原本的都會區逐漸無法負荷高度密集人口，而陸續拓展到這些大城附近的衛星城市，例如原本的多倫多已明顯無法負荷急速增加的內移人口，而不得不快速地向外拓展，現統稱為大多倫多地區（Grand Toronto）。正因為高速都市化的現象，導致人口高度集中，且城鄉差異更顯加鉅，成為推動普及性政策（當然也包含了本章的社區照顧體系）的一大挑戰。

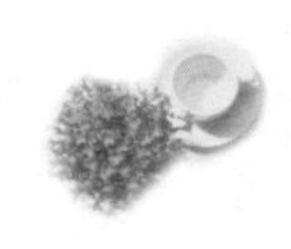

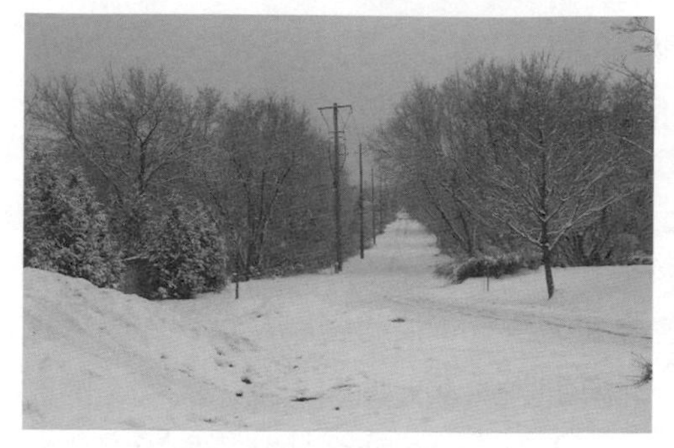
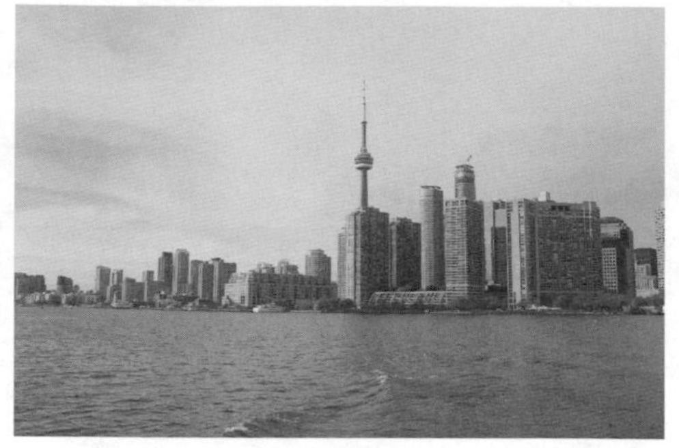

加拿大部分地區冬季嚴寒不適居住，而都市地區則人口快速膨脹，整體人口分布不均
照片來源：作者參訪加拿大拍攝。

再者，追溯到該國的歷史發展，加拿大早期以原住民為主，隨著歐洲移民陸續湧入，在 15 世紀之後，該地區曾先後受到法國及英國的殖民，這也形成了該國以英語與法語同時併行為官方語言的現象。1970 年代之後政府鼓勵海外移民的政策，也導致來自亞洲、非洲、中南美、中東以及印度等各國移民快速增加，形成一個多種族、多語言、多文化的多元社會。

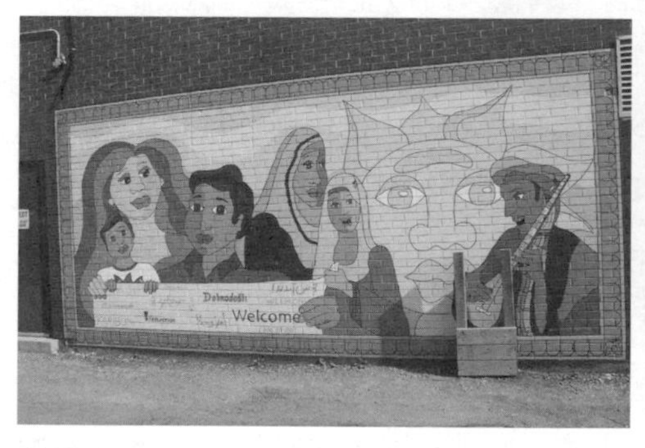

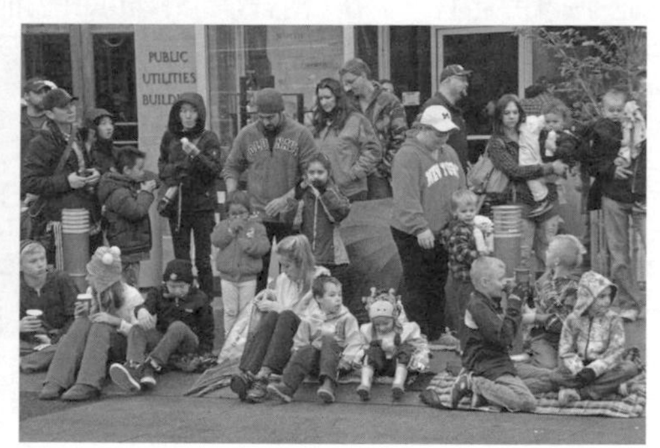

鼓勵移民的政策讓加拿大成為一個多元文化的社會，參與社區活動經常可見東西方臉孔夾雜的現象
照片來源：作者參訪加拿大拍攝。

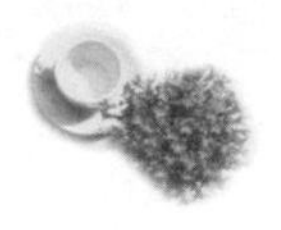

二、聯邦政治體制

加拿大施行聯邦制（federation），由「省」（province）以及「地區」（territory）所組成（圖 13-1），其中包含亞伯達、不列顛哥倫比亞、曼尼托巴、紐芬蘭與拉布拉多、新布藍茲維、新斯科細亞、安大略、愛德華王子島、魁北克和薩斯喀徹溫共十個省，以及努納武特、西北地方及育空等三個地區，分別自 1867 年之後陸續加入或自其他地區分離，正式進入聯邦體制。加拿大各省分都擁有憲法上所羅列事項的管轄權，比方醫療、教育等，而地區政府的存在及其所有權力都授權於聯邦政府。就整體而言，醫療保險、教育及社會福利等方面，省會比地區擁有較多的自治權，其中較為特別的是，在加拿大各省的稅收總合多於聯邦政府，其所擁有的權力和自主性也相對頗高。其中，聯邦政府可以在各個省分推行聯邦法律，但各省卻有權利可以選擇不加以實行，這樣的狀況是相當的罕見。然而也因為各省的屬性、特質與文化不盡相同，其各自擁有獨立的系統與運作模式加以實施各項政策與法令。

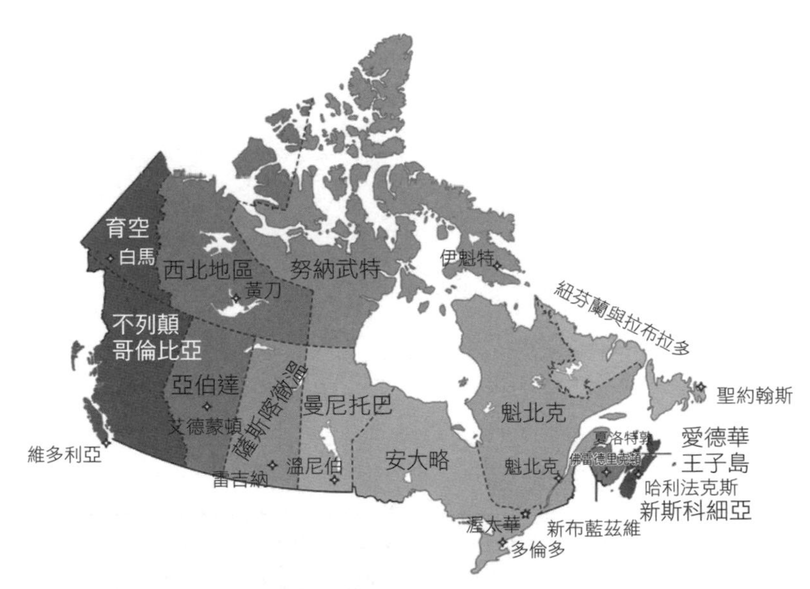

圖 13-1　加拿大行政區域圖

資料來源：臺灣維基百科。

圖片來源：https://zh.wikipedia.org/wiki/File:Political_map_of_Canada_zh-tc.png

三、人口老化趨勢

儘管加拿大政府在鼓勵新興移民的政策推行上明顯開放與積極，在整體人口的增長上也有相當突出的斬獲，然而其背後的推力之一，卻也是因為不敵人口老化的浪潮，所不得不做的選擇與決定。近幾十年來，該情況日趨嚴重，其中 65 歲以上老年人口的比率從 1971 年的 8%，攀升到 2015 年的 16.1%，首次超越了 0～14 歲的幼年人口數，達到 578 萬人（圖 13-2），預計到了 2024 年時，老年人口的比率將超過 20%，正式成為超高齡（super-aged）社會，到了 2035 年左右，更預計將成長到 990 萬到 1,090 萬之間（Statistics Canada, 2015）。是以，老人長期照顧的議題在加拿大已受到高度的關心與注意，其中也因為照顧需求的不斷增加，加拿大的情況和許多的高齡國家情況相近，以往的機構式照顧服務所需支應的經費已造成了國家極為沉重的負擔，再加上強調在宅老化觀念的導入，社區照顧逐漸成為加國重要的發展趨勢與重點。

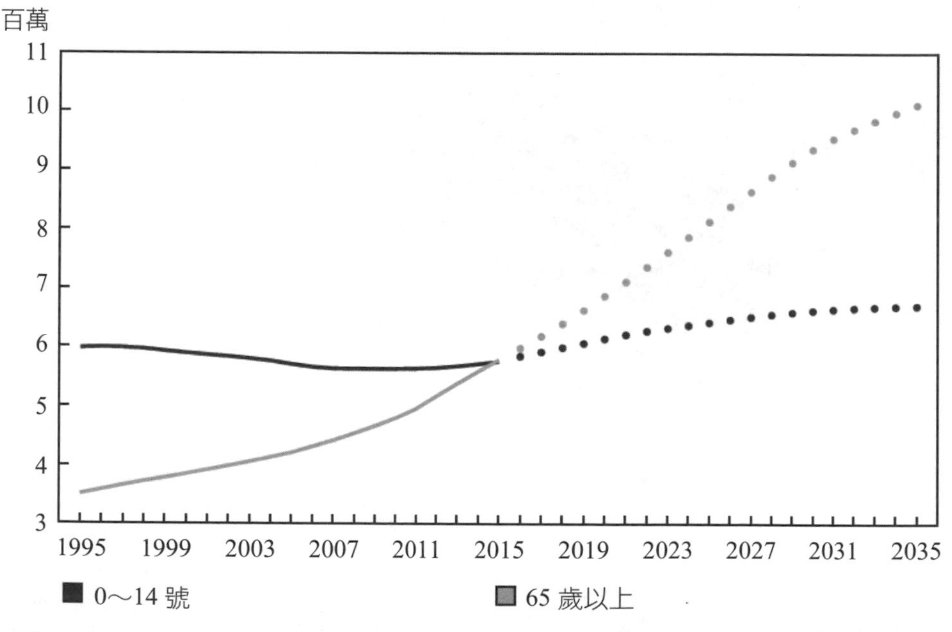

圖 13-2　1995～2035 年 加拿大 14 歲以下兒童及 65 以上老年人口變遷趨勢

資料來源：Statistics Canada (2015).

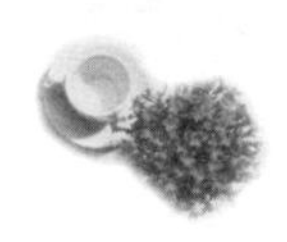

第二節 健康照顧的歷史脈絡

一、以醫療照顧體制為背景

加拿大公共健康保險（public health care insurance）的歷史可追溯到1950年代末期，根據1957年所頒布的《醫院與診斷服務法》（Hospital Insurance and Diagnostic Services Act）以及1966年的《醫療照顧法》（Medical Care Act），其中聯邦政府與省政府約各自負擔一半的健康照顧費用，儘管在加拿大1867年所簽署的不列顛北美法案（British North America）中規定，除非是憲法加以明訂的項目，一切都歸屬省政府的權責，但省政府為了回應聯邦政府的支付與貢獻，且身為公共健康照顧保險計畫的一份子，則必須承擔及確保醫院和醫生的服務，並共同遵守相關的要求與原則。1966年加拿大聯邦政府也通過了加拿大救助方案（Canada Assistant Program，簡稱CAP），特別針對不被健保所給付的項目予以給付，其中附帶具資產調查的排富條款，給付項目由各省政府自行決定（王增勇，2000；Madore, 2005）。

到了1977年，聯邦政府制定了既有方案財務法案（Established Programs Financing，簡稱 EPF），該法案的方法取代了原有的費用分攤方式，原來隸屬於醫院、診斷服務和醫療照顧的聯邦法案仍舊保留，然而降低聯邦政府移轉貢獻的隱形機制則隨著EPF而汰除，這打破了原本聯邦與省政府各負擔一半醫療費用的模式，而改採用稅務移轉（tax transfer）以及總額撥款（block funding）的補助方式，並限制給付各省的補助款成長率不得超過當年經濟成長率，超出者由各省自行吸收，也因為聯邦政府資金將不再與省政府支出完全連結，這樣的措施也導致直接讓民眾支付的情形擴散，其中，許多省分也被授權得已向民眾徵稅或是額外收費，然這卻威脅了聯邦政府免費及普遍性的原則。該法案也同時引進了針對失能者的延長照顧補助（extended care grant），撥發以人計費的總額預算，提供各省開辦普及式護理之家的經濟誘因（王增勇，2000；Madore, 2005）。

二、加拿大健康法案及其必要條件

然而既有方案財務法案對整個公共健康體制的衝擊，也迫使加拿大衛生福利部門於1983年對此提出嚴正聲明，並在1984年4月1日通過了加拿大健康法案（Canada Health Act，簡稱CHA），該法案結合及修正了1957和1966的兩個聯邦法案，健保的五項原則在該法令中再次被重申，此外，「不得以任何形式直接向患者索取費用，且不論其有無能力支付，每位民眾都能獲得健康照顧」的限制也被納入該法案之中。透過該法案的通過，聯邦政府可確保各省政府及地區能符合免費及一致性的公共保險健康照顧，該法案受到政治（權力分配）、財政（健康照顧及其他優先事項間的權衡）和經濟因素（更大的成本效益與效能）所影響。加拿大健康法案中規範了各省政府所需遵循的九個必要條件（圖13-3），符合此些條件方能獲得聯邦政府的現金給付，這九個必要條件包含了五項原則、兩項具體規定以及兩種要求（Madore, 2005）。

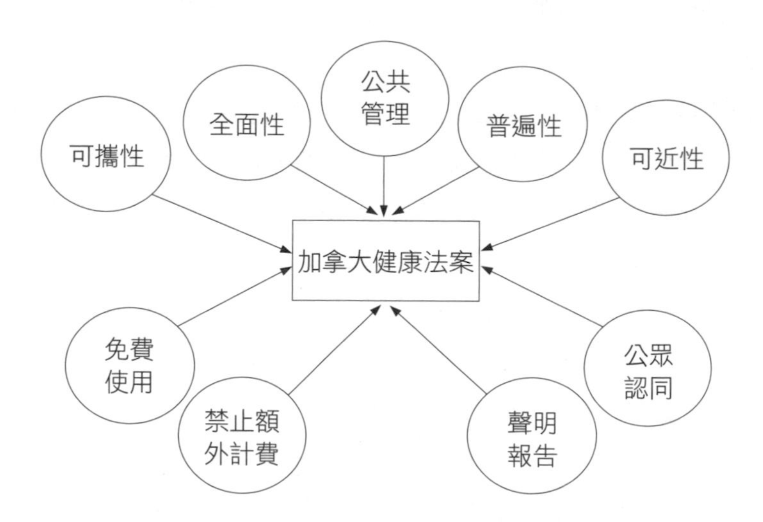

圖13-3　加拿大健康法案（CHA）的九個必要條件

資料來源：作者繪製。

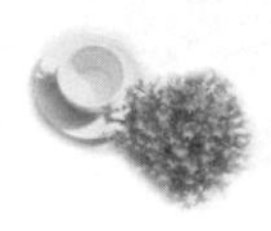

(一)五項原則

通常被稱之為國家原則（national principles），用於確保健康服務。

1. 公共管理（public administration）：各省政府的健康保險計畫需在非營利的前提下，由政府授權進行管理。
2. 全面性（comprehensiveness）：省政府的健康保險計畫需確保所有的服務具有醫療的必要性，全面性的準則指的是最低限度的服務需求，各省政府可依據狀況自行訂定。
3. 普遍性（universality）：要求省內的所有民眾都能在一致的條件和情況下，獲得健康照顧保險及服務。普遍性的概念含蓋了兩個目標，一為每個人都能獲得服務，再者為風險共同承擔，越多人納入則風險的分擔越具有成本效益。
4. 可攜性（portability）：民眾不會因為遷徙（不論是出國或者是各省間的移動）而影響其獲得保險與服務的權益。
5. 可近性（accessibility）：被保險人必須合理且一致地取得健康照顧服務，且是免費的。不得因各種因素（如年齡、收入、健康狀況）而被排除。

(二)兩項具體規定

兩項具體規定針對使用者的收費和額外計費進行規範，其用於確保健康服務，免費使用保險的健康照顧服務是加拿大健康法案的關鍵要素。該法案明確規定，無論是向使用者收費或者是額外計費，都是不被允許的。

(三)兩種要求

兩種要求包含了省政府需依法令上的要求，在對使用者收費及額外計費上進行年度的估算及聲明；同時，省政府也被要求需自動提供年度的聲明報告，說明運作年度計畫的相關準則、標準及具體規定，該資訊可做為加拿大健康法案年度報告的基礎。此外，省政府需提供聯邦政府移轉貢獻並獲得公眾的認同，以確保醫療服務及擴展健康照顧服務。

三、政府的財務分擔與權責

加拿大健康法案通過的十餘年後，1995 年該法與加拿大健康暨社會服務移轉方案（Canada Health and Social Transfer，簡稱 CHST）連結，CHST 是聯邦政府建立新的總額撥款方式，其中 CHST 合併了既有方案財務法案（EPF）以及加拿大救助方案（CAP）的移轉，包含了現金和稅務的移轉，其中仍以總額預算的精神來進行，允許各省政府有更大的自主性，依據地方的需求來規劃及設計各自的健康與社會照顧方案，包含了健康照顧、教育、社會救助及福利服務，而省政府需符合所有的要求才有資格獲得全數 CHST 的現金移轉。自 2004 年起，加拿大健康法案再連結加拿大健康移轉法案（Canada Health Transfer，簡稱 CHT），跟之前相同，是採取現金及稅務的移轉，其中現金的部分受到加拿大健康法案的要求，CHT 相對於 CHST 較明確專注於健康照顧上（王增勇，2000；Madore, 2005）。

加拿大是一個強調地方分權的國家，若要發展全國一致的政策則相對困難，由上述的發展（詳細歷程如表 13-1）可以發現，聯邦政府與地方政府（省、地區）彼此有清楚的職責及功能，聯邦政府主要提供經費預算的挹注，而地方政府的責任則是對民眾提供健康照顧的服務。即使大多數的服務政策與輸送都是省政府的權責範圍，然而這是憲法所賦予，且該原則也在 1980 年代再次受到憲法法庭肯定，但這並不意味著聯邦政府無法影響省政府的健康照顧政策，聯邦政府仍能透過財稅補助及訂定國家標準的管道來影響省政府的相關決策，這種以財稅為主要手段的中央與地方政府互動模式，稱為「財稅聯邦主義」（Financing Federalism）（王增勇，2000；Brooks, 1993）。

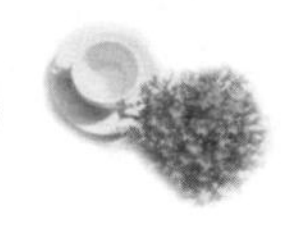

表 13-1　加拿大健康照顧相關政策發展歷程

年份	法令／政策	重要內涵
1867	不列顛北美法案（British North America）	規定除非是憲法加以明訂的項目，一切都歸屬省政府的權責，但省政府為了回應聯邦政府的支付與貢獻，必須共同遵守相關的要求與原則。
1957	醫院與診斷服務法（Hospital Insurance and Diagnostic Services Act）	將住院服務納入給付，聯邦政府與省政府約各自負擔一半的健康照顧費用。
1966	醫療照顧法（Medical Care Act）	將醫師門診納入給付。
1966	加拿大救助方案（Canada Assistant Program, CAP）	特別針對不被健保所給付的項目予以給付，其中附帶具資產調查的排富條款，給付項目由各省政府自行決定。
1977	既有方案財務法案（Established Programs Financing, EPF）	取代了原有的費用分攤方式，打破原本聯邦與省政府各負擔一半醫療費用的模式，改採稅務移轉（tax transfer）以及總額撥款（block funding）的補助方式，聯邦政府資金不再與省政府支出完全連結。該法案同時引進了針對失能者的延長照顧補助（extended care grant），撥發以人計費的總額預算，提供各省開辦普及式護理之家的經濟誘因。
1984	加拿大健康法案（Canada Health Act, CHA）	健保的五項原則在該法令中再次被重申，納入「不得以任何形式直接向患者索取費用，且不論其有無能力支付，每位民眾都能獲得健康照顧」的限制。確保各省政府及地區能符合免費及一致性的公共保險健康照顧。
1995	加拿大健康暨社會服務移轉方案（Canada Health and Social Transfer, CHST）	聯邦政府新建立的總額撥款方式，合併了 EPF 及 CAP 的移轉，以總額預算的精神來進行，但允許各省政府有更大的自主性，依據地方的需求來規劃及設計各自的健康與社會照顧方案。
2004	加拿大健康移轉法案（Canada Health Transfer, CHT）	維持現金及稅務的移轉，CHT 相對於 CHST 較明確專注於健康照顧。

資料來源：作者整理。

第三節 加拿大社區照顧的發展脈絡

一、照顧服務的政策取向

加拿大政府採用直接提供服務與間接透過稅務系統的方式，共同嘗試解決與處理照顧的問題。其基本上採取四個政策取向（policy approach），包含了：(1)居家照顧方案（home care）；(2)照顧者支付計畫（caregiver payment schemes）；(3)照顧者稅賦抵減方案（caregiver tax credits）；(4)家庭照顧（compassionate leave）。

加拿大的地方政府各自採取某種形式之以社區為基礎的照顧（community-based care）法令，但卻沒有全國性的居家與社區照顧方案，也因此它並不像既有醫院或醫師的費用，有著相同的資助保障。然而持續形成一個整體國家政策仍有其重要性，2009 年的參議院報告「加拿大的人口老化：掌握時機」（Canada's Aging Population: Seizing the Opportunity）呼籲聯邦政府在政策領域上應負起領導與協調的角色，例如建構出國家整合照顧行動方案（National Integrated Care Initiative）、國家照顧者策略（National Caregiver Strategy）、國家藥理護理方案（National Pharmacare Program），報告中也呼籲透過聯邦的移轉來解決、因應各地方政府高度老化問題的需要（Senate, 2009）。

二、解決醫院資源負擔過重的替代方案——社區照顧的興起

如前所述，2004 年的加拿大健康移轉法案（CHT），對於省政府在面對在相互競爭的健康照顧分配的優先次序上有了新的限制，目前加拿大仍依循同樣的原則在推行該國的照顧體制與服務。舉例來說，安大略省在 2007 年推行「在宅老化的策略計畫」（Aging at Home Strategy），一開始這是一系列以社區為基礎的協助創新計畫，目的在協助社區中羸弱的民眾，在經過四年的運作後，該策略計畫

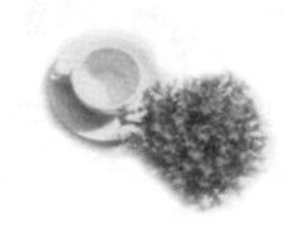

的優先次序有了改變，逐漸將資助運用在降低老年人占用病床，以及推動醫院中的慢性病患能更快速的回到家庭，以解決醫院緊急病房過度擁擠的問題。在政策的層級，儘管社區照顧資源分配的權重遠不如醫院，社區照顧仍被期許解決醫院的問題（Neysmith, 2012; Williams et al., 2009）。

此外，加拿大政府在 2004 年推行照顧病危家屬家庭照顧假（compassionate care leave），提供民眾最多六週的有薪休假，符合該標準的員工需具有就業保險（employment insurance）資格、過去 52 週內至少要有 600 小時的有薪工作，具醫生證明其直系家屬有被照顧的需要、同時該家屬在半年內處於死亡的風險，但推行後的一年其使用率相當低，有此需求者當中只有 5%～6%正式進行申請，其中的原因之一為資格條件過度嚴苛，而另一部分原因則是民眾不願接受家人僅剩六個月的生命（Neysmith, 2012）。然而隨著民眾想法的改變，以及需求的增加，就業保險中的有薪休假津貼給付，在 2004 年開辦時的最多六週，到了 2016 年時已經增加到了最多 26 週（六個月）。

整體而言，加拿大的健康照顧是建構在醫療體系之下，其特色在於連續照顧（continuing care），有些地方政府也致力於社區照顧，用以減少醫療資源（如醫院和護理之家）的使用，這樣的傾向始於 1970 年代，藉由照顧管理制度落實社區連續照顧，結合年金與公共財源加以支持，而聯邦政府也會編列特別預算，鼓勵地方政府發展社區照顧體系（吳淑瓊，2002）。

三、「維多利亞護理人員協會」與魁北克「社區服務中心」

加拿大在探討社區照顧時，通常將居家與社區照顧一同討論，故本章並不特別將兩種服務進行區隔。目前加拿大最大且發展較早的居家／社區照顧組織之一為維多利亞護理人員協會（Victorian Order of Nurses），該組織共有 52 個地方中心，其分布在全國各地，其中各中心的健康照顧工作者就有約 5,000 名，還不包含了超過 9,000 名的社區志工，現提供 75 種不同的居家照顧、個人支持及社區服務。其在 1970 年代逐漸發展居家護理服務，當時的目的是在提供替代住院的服務，居家護理只是醫師在安排病人後續照顧的選項之一（http://von.ca/en/site/na-

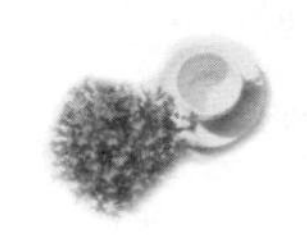

tional），一直到了1974年曼尼托巴省以病人失能程度做為主要的考量，經護理人員及社工共同評估、不需受到醫師的限制即可提供服務，此時居家服務方案獨立為一項有別於住院功能的服務，其內容也從原先的居家護理擴展到其他的專業服務，諸如物理治療、職能治療、復健、社會工作等，除此之外，更擴充到半專業人員所提供的個人照顧（personal care）以及家務服務（homemaker）（王增勇，2000）。

魁北克省的改革則是採取「社區服務中心」（centres locaux de services communautaries，簡稱CLSC）做為核心概念，在1970年代中，以境內各區的天主教堂為起點，將初級醫療照顧、公共衛生、社會福利服務和老人及殘障者的社區照顧（包含居家服務、日間照顧等）都整合於社區服務中心內提供，進行社會福利與健康照顧的改善，到了1995年已成立了161個功能齊全的社區服務中心，另外也有300多個部分功能或部分開放的社區中心，形成一個社會福利與衛生整合的服務網絡（王增勇，2000）。

第四節 社區照顧機制與現況——以「卑斯省」和「安大略省」為例

加拿大總人口數約為3,616萬人，其中東岸人口最多的省分為安大略省，約為1,392萬人，為全國人口總數最多的省分，而不列顛哥倫比亞省（British Columbia，也稱之為卑斯省），雖然只有472萬的人口，遠低於安大略省，卻也是位居加拿大西岸人口數最多的省分。其中，安大略省老年人口數約為220萬人，而卑斯省也有82萬人，合計約為300萬人，占全國總人口數的8.3%，就老年人口總數而言，全國有超過五成以上的老人居住在這兩個省分（Statistics Canada, 2015）。

由於加拿大採取聯邦體制的政治型態，社區照顧在各省的發展與機制各有其差異。卑斯省的照顧管理是設在社區健康中心（Community Health Center，簡稱

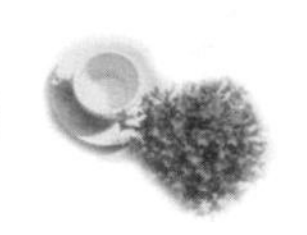

CHC），其中的財務支持、照顧管理和直接服務都由省政府直接提供。而安大略省則採取完全不同的方式，在全省設立了 43 個社區照顧就近中心（Community Care Access Center，簡稱 CCAC），其由省政府委託民間機構經營，而政府指派董事會監控 CCAC 的運作方向，CCAC 獲得政府授權以評定符合長期照顧的資格，同時也負責擔任計畫、計調、轉介，可見卑斯省及安大略省對於社區照顧採取相當不一樣的模式（戴玉慈、張媚、呂寶靜、吳淑瓊，2004）。以下將介紹「卑斯省」及「安大略省」兩個分別位於加拿大東西岸的省分，其社區照顧發展及服務提供機制。

一、「卑斯省」的社區照顧

(一)持續性照顧

卑斯省在 1978 年訂定《持續性照顧法》（Continuing Care Act），其中持續性照顧方案（Continuing Care Program）是該法案中相當重要的一部分，該法案展開社區照顧的改革，進一步將機構養護系統與居家服務系統加以整合，統一由相同的個案管理員負責評估與審核（採單一窗口制）（王增勇，2000）。個案管理者同時控制護理之家與居家服務的審核權，以防止民眾不當或過早進入機構，這部分與其他省分多將居家服務與護理之家分開管理有明顯的不同。

在後續的服務提供部分，居家護理是政府自僱護理人員辦理，其他居家服務則是委託民間辦理。整個方案強調的是提供一個持續性的服務，包含了支持急性或是慢性的醫療需求，讓民眾可以在自己家裡、機構或是其他特殊單位，包含了居家照顧及機構照顧，而不再侷限於接受機構式的服務。該方案的優點包含了：(1)單一窗口（single entry）；(2)整合評估與安置；(3)整合式個案管理；(4)單一行政管理；(5)統一的照護層級分類。

卑斯省的居家與社區照顧服務提供一系列能讓民眾居住在自己家中（或類似家）的臨床及支持性服務，這些服務包括了護理、復健治療、社會工作、居家照顧或日間照顧方案，及其他的健康服務（如：生活輔助及住宅設施的提供等）。

(二)卑斯省的「CHC」

卑斯省的社區照顧管理體系是設在社區健康中心的成年與老人服務部門。社區健康中心分為兩大部門，一為成年與老人服務，另一個部門是嬰幼兒與青少年服務，其中的成人與老人服務部門提供整個社區的照顧管理和居家照顧服務，整個照顧管理的流程是採取統一接案的方式，隨後再依照危險因素的優先順序進行個案的篩選，以確定資格，之後再採取統一訂定的評估量表進行需求評量，確定需要照顧的等級，並擬定適宜的服務項目與內容。社區健康中心的照顧管理者是隸屬於省政府健康部門的公務人員，平均每人約負責 200 位個案，其職責包括：決定需求、制訂照護計畫、協調服務、監測和評價服務的結果。社區健康中心的核心特點包括（王增勇，2000；吳淑瓊，2002；戴玉慈等人，2004）：

1. 非營利、由政府所資助的健康服務；社區健康中心是相互合作的、是政府健康部門或地方政府的直接服務提供組織。
2. 提供以團隊為基礎、跨專業的健康照顧服務及健康方案。
3. 提供整合性的、全面性的基礎健康照顧。
4. 強調社區的投入及參與乃是提供適切服務和建立社區信任關係的重要關鍵。

二、「安大略省」的社區照顧

(一)安大略省社區照顧發展與內容

安大略省的社區／居家照顧服務始於 1970 年代初期，在 1968 到 1984 年間的居家服務仍是以出院病人短期護理服務的形式，是在有醫囑的情況下提供。1984 年開始開放定期服務，1986 年才在多倫多展開六個整合型家務助理服務方案，整體而言，安大略省的社區照顧制度較接近美國的自由市場取向，1993 年該省推行長期照護改革進行機構的整合，後遭強大阻力而失敗（王增勇，2000）。服務的提供部分，安大略省在 1997 年尚未採用招標方式之前，居家護理照顧服務中營利組織占了 18%，到了 2001 年則增加到了 48%，2011 年以社區為基礎的服務仍是由營利及非營利組織共同提供（Neysmith, 2012）。

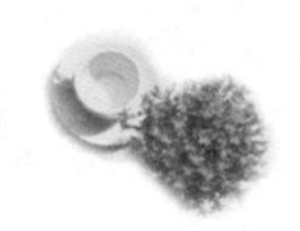

主管安大略省社區照顧的政府部門為衛生與長期照顧部（Ministry of Health and Long Term Care），其前身為安大略省衛生委員會（Provincial Board of Health of Ontario），在1925年正式成立衛生署（Department of Health），經多次組織改組，於1999年正式更名為衛生與長期照顧部。安大略省的居家與社區照顧，其目的一樣是讓老人或失能者可獲得相關的協助，使其得以在自己家中自立生活，並能有安全的保障，包含了兩大項目（https://www.ontario.ca/page/government）：

1.居家照顧服務：

(1) 健康照顧專業人員：安排健康照顧專業人員到宅訪問，評估民眾的需求、提供照顧或協助民眾自我照顧。

- 護理照顧：協助吃藥、更換繃帶和清潔傷口、處置受傷或健康問題、檢查健康情況、訂定照顧計畫。
- 物理治療：協助背痛及移動問題、血液循環、疼痛舒緩與放鬆。
- 職能治療：協助讓每天日常活動與在家走動能更加容易。
- 言語治療：協助中風康復老人，其在聽與說上有困難者。
- 社會工作：協助照顧者調適與管理壓力，協助家人解決衝突。
- 健康飲食：協助評估飲食習慣及訂定健康飲食計畫。
- 家庭保健用品：敷料、助行器、支架、靠墊。

(2) 個人照顧：安排具有證照的照顧專業人員到宅協助日常的照顧，或是協助民眾自己能夠安全處理日常活動。服務內容包含洗滌與沐浴、口腔護理、頭髮護理、預防性皮膚護理、例行的手足護理、協助搬運椅子、運載工具和床、穿脫衣服、用餐、如廁、協助赴約等。

(3) 家務服務：協助日常家務活動，以維持一個安全舒適的家庭生活。服務內容包含打掃房子、洗衣、購物、銀行業務往來、支付賬單、規劃菜單、備菜、照顧小孩等。

(4) 在宅臨終安寧照顧：服務內容包含護理與個人照顧、藥物供應（透過安大略省藥物津貼計畫取得低成本的藥物）、檢查、醫院或病房設備使用、運送到其他衛生服務單位、協助疼痛控制、居家臨終服務（包含由受訓過的志工進行家庭訪問及喘息服務）。

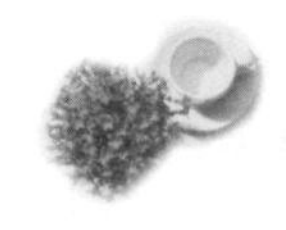

2.社區照顧服務：

(1) 日間照顧方案：包含社交、健身及其他健康活動。

(2) 交通運輸服務：提供給沒有運輸工具者，或需要協助的使用者。

(3) 社區臨終關懷服務：包含諮商、支持團體、瑜珈與藝術課程、悲傷支持。

(4) 居住臨終服務：提供像家一樣的環境給那些無法在家臨終者，讓其能擁有較大範圍的緩和服務，保有舒適的感受。

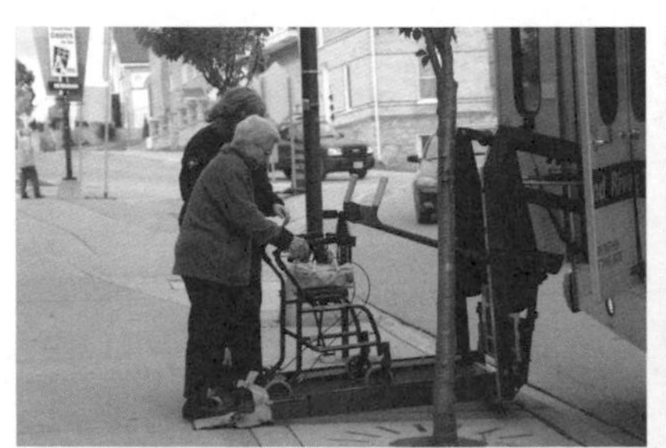

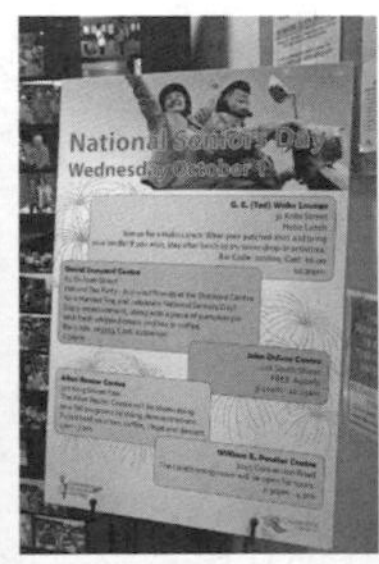

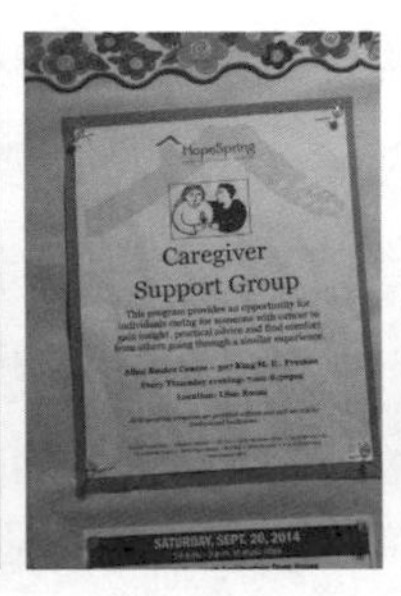

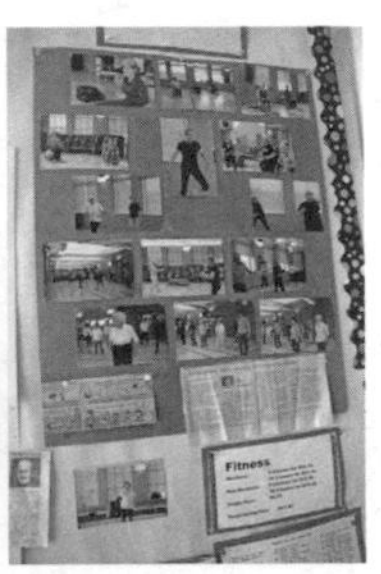

加拿大社區照顧的服務內容相當廣泛多元
照片來源：作者參訪加拿大拍攝。

(二)安大略省的「CCAC」

上述服務的提供，是由各地區的社區照顧就近中心（CCAC）進行審核與安排，CCAC是一個非營利組織，成立於1996年，該組織的目標是協助民眾取得政府資助的居家、社區服務以及長期照顧安置，其主要的經費來源是由安大略省政府編列提供，而CCAC則必須向省政府負責，採論人計費的方式來支付。在照顧服務提供部分，CCAC所扮演的是購買者的角色，採取競標評選的機制來決定由誰提供服務，服務提供的單位包括了營利及非營利組織，透過政府的授權，CCAC也負責審查服務提供組織的資格以及服務品質。

1998年安大略省社區照顧管理中心協會（Ontario Association of Community Care Access Centres，簡稱OACCAC）成立，成為非營利成員及科技共享服務組織，是43個CCAC的同業代表，爾後於2008年這43個中心結盟成為14個區域

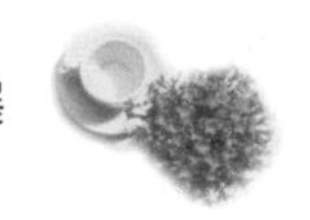

健康整合網（Local Health Integration Networks，簡稱 LHINs），目前這 14 個 LHINs 所屬 CCAC 分支機構的運行遍布於安大略省的每個社區（Ontario Government, 2016），具有相當高的普及性，民眾可依屬照所屬的社區，就近獲得CCAC的服務（http://oaccac.com/）。

1. CCAC 主要任務：CCAC 與醫師、醫院團隊以及其他健康照顧的提供者共同合作，使民眾在所居住的區域獲得社區支持服務的訊息，並針對有需求的民眾與機構加以連結，以進行服務的安排。CCAC 的主要工作人員是照顧協調者，每位照顧協調者約需負擔 120 位個案。CCAC 的主要任務包含了：
   (1) 提供社區長期照顧資訊，以協助民眾能在家裡獨立生活。
   (2) 進行服務的連結，以協助民眾申請日間照顧服務、支持性住宅（supportive housing）、輔助生活方案（assisted living program），或某些慢性病的照顧（chronic care）及復健機構（rehabilitation facilities）等服務。
   (3) 協助申請長期照顧安置。
2. CCAC 服務內容：
   (1) 確認照顧需求。
   (2) 依據個人需求與情況找尋最適切的選項。
   (3) 確認是否符合接受政府補助服務與環境的資格。
   (4) 蒐集所處區域的服務提供者（居家、社區支持、機構）的相關資訊。
   (5) 瞭解服務如何輸送。
   (6) 確認對於特殊服務項目的財務補助可用性。
   (7) 安排政府資助的居家與社區支持服務輸送。
   (8) 申請日間照顧、支持性住宅、輔導生活方案，或某些慢性病照顧及復健床位。
   (9) 申請安排長期照顧安置。
   (10) 適切的應對適當的等候名單。
3. CCAC 的創新服務：為因應不斷改變的人口變化與需求，OACCAC 和 CCAC 共同合作進行服務的創新及品質提升，以確保民眾能得到優質的服

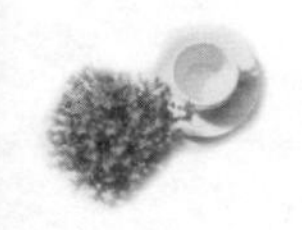

務，相關的創新服務包含了：

(1) 資訊與轉介（Information and Referral，簡稱 I & R）：安大略 CCAC 與健康照顧系統的夥伴們共同合作，讓民眾能在正確的時間得到正確的照顧。透過資訊與轉介的授權，CCAC 的工作人員提供正確與即時的資訊給民眾、家屬，以及社區與健康服務的其他合作伙伴，採用電子化方式、電話或親自辦理皆可。此外，透過 www.thehealthline.ca 網站，也提供了一個單一窗口（one-stop shop）的服務機制，協助民眾連結該地區資源與服務。

(2) 積極護理措施（Nursing Initiatives）：CCAC 聘用更多的護理人員，針對最脆弱且最需要的民眾提供第一線照顧服務，這些積極措施包含對於心理健康與成癮的支持，針對從醫院返家且高度需要照顧的民眾提供護理照顧服務，給予快速的因應以及緩解照顧支持。

(3) 居家照顧的品質與價值（Quality and Value in Home Care，簡稱 QVHC）QVHC 是針對目前或未來會居住於安大略省的民眾，改善居家與社區照顧輸送的合作措施。透過 QVHC，所有的成員（包含照顧者及被照顧者、CCAC 的照顧協調員、服務提供者、專家、家庭醫師及護理人員）共同形成一個團隊以進行明確的決策。

(4) 以結果為基礎的照顧（Outcome-Based Care）：以結果為基礎的照顧採用團隊取向，針對每位民眾的照顧服務，運用最新的實證來進行決策，該模式著重在針對有類似照顧需求的人（如在臀部或膝蓋手術後的傷口癒合及更佳的移動性），以達到特定的結果。此類工作被加以設計、檢測及實施標準化的途徑，提供照顧清楚的指導方針。

(5) 健康連結（Health Link）：CCAC 的協調員與相關的照顧夥伴攜手合作，確保民眾的需求得以完全符合整體的照顧經驗，特別是在從一個健康照顧系統移轉到另一個時。健康連結採用創新的合作取向，讓社區中的健康照顧服務提供者能一起為有高度需求的民眾，針對其照顧需求進行更好的協調。

(6) 透過科技增能照顧（Enabling Care through Technology）：透過各種以科

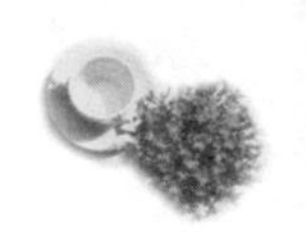

技為基礎的方案與支持，CCAC得以專注在高品質、即時的服務提供，該創新措施包含提供給所有成員及夥伴的全套共享資訊服務（Shared Technology Services），及公開、易得的資訊與轉介資源，如安大略省健康連結網（www.thehealthline.ca），只要簡單輸入社區名稱或郵遞區號即可找到所需要的健康照顧服務與資訊。

(7) 物理治療（Physiotherapy）：CCAC 提供政府資助的居家物理治療單點服務，這樣的改變讓物理治療服務的輸送更加簡化，讓民眾可以更容易取得該項服務。

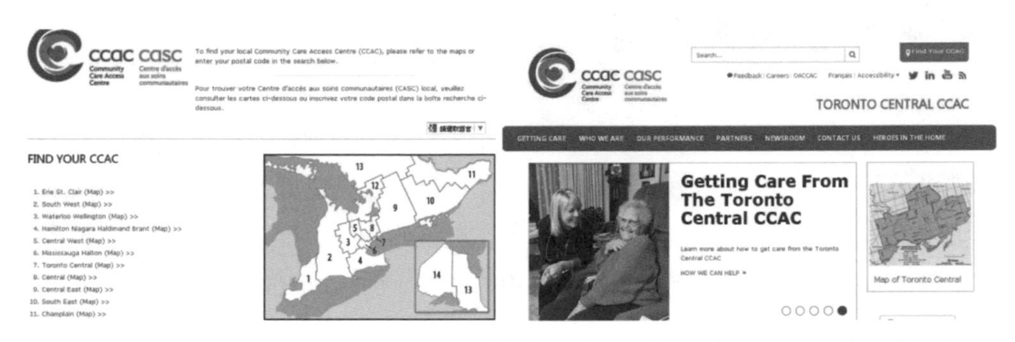

民眾可透過網路依照居住地點（或郵遞區號）輕易找尋到所屬的 CCAC 及其服務訊息
網頁來源：http://healthcareathome.ca/

(三)安大略省的「CHC」與「CCAC」的關係

安大略省的健康照顧體系，是透過一個相當複雜的社會服務網絡輸送系統所提供，其主要的管理者及經費提供者是省政府的健康及長期照顧部，而提供服務的組織也包含了社區健康中心（CHC），這些社區健康中心與前述的14個區域健康整合網（LHINs）存在著相當密切的關係，為確保政府的經費可有效的挹注到各個社區健康中心，所以在一開始，社區健康中心需與LHINs簽署多部門責信協議（Multi-Sector Accountability Agreement，簡稱 MSAA），以確保雙方的關係，其中，社區健康中心需提報一個多年期與策略性的計畫文件，稱之為社區責信計畫意見書（Community Accountability Planning Submission），其中包含了財務預算、風險管理策略、績效目標達成策略，而這些都需與區域健康整合網的發展重

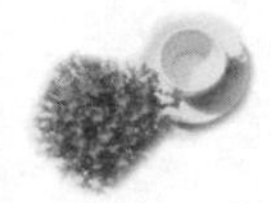

點相互呼應（Laupacis, 2014）。

在安大略省同時存在著CCAC及CHC，卑斯省的CHC具有統一窗口的功能，而在安大略省則是由 CCAC 扮演需求確認及聯絡資源的角色，而 CHC 則是提供服務輸送的管道之一，民眾透過CCAC的審核、確認實際的情況及評估所需要的服務之後，透過CCAC照顧協調者的申請與安排，由其相關的組織提供適切的服務，而各地的 CHC 則是提供服務的選項之一。

第五節 挑戰與限制

加拿大的社區照顧與醫療體制緊密連結，其深刻受到帶有社會主義濃厚色彩的健康法案中五大原則所影響，採取的是一個普遍性的制度原則，確保需要者都能獲得基本照顧服務。整體看來，加拿大在社區照顧的表現上似乎卓然有成，但其背後仍有需面對的挑戰與限制（王增勇，2000；Neysmith, 2012）：

一、投入在社區照顧資源的不足

1984 年的CHA 仍為目前規範該國健康照顧最主要的法源依據，但其在操作上所涵蓋的層面仍多限制在較為狹隘的醫院、醫師費用、藥物及實驗檢驗上，這也意味著對於讓老人能生活在社區中所最需要的服務，則會受到經費上的排擠。舉凡社區照顧、管理照顧及具有服務輸送意涵的照顧混合經濟的概念也是如此，民眾家中實際照顧的提供來源仍大多是家庭成員的非正式照顧為主，在此情況下，那些最低限度的正式服務並未能較完善的涵蓋在 CHA 當中。

二、中央與地方政府特殊關係所潛在的風險

聯邦政府與省政府之間並無從屬關係，且省向來堅持聯邦政府不得逾越憲法賦予之權限，而加拿大自立國以來，憲法即是以一個小聯邦政府為規範架構，因

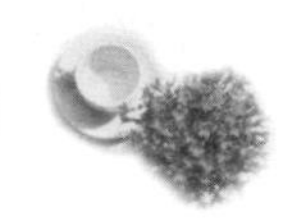

此當聯邦政府想有積極做為，即會被視為「擴權」、「侵犯省政府權限」，而造成中央與地方的緊張。這種聯邦與省政府之間的不信任關係是加拿大發展任何全國普及式政策的一大障礙，社區照顧也是其中之一。

三、多種族、多語言、多文化社會的複雜性

加拿大的人口組成相當多元，英裔約占 28%、法裔 23%、歐洲其他地區 15%、印第安原住民 2%、亞非及阿拉伯等地區為 6%、混合背景者達到 26%。由於每個文化背景有其不同的風俗民情，在服務的供給上是一個難題。此外，許多新進的移民也擔負起第一線的服務提供者角色，因為語言和文化的不同，的確在服務提供上造成了不少誤解與困擾。

四、高度都市化與城鄉差距的困境

加拿大人口分布極度不均，不僅造成了城鄉之間的不平衡，也在社區照顧發展上面臨困境。在偏遠地區的長期照顧專業人員難尋、半專業人力流失率高，而在都市地區則照顧需求量大，供需之間存在著明顯的鴻溝，雖然新進移民多少可紓緩人力上的困境，但也因此增強了新進移民在經濟及社會的弱勢地位。

問題與習作

1. 何謂加拿大健康法案中強調的五項國家原則？其內容為何？
2. 加拿大的聯邦政治體制影響了中央與地方在健康及社會服務財務上的分擔與權責，請問加拿大「財稅聯邦主義」（Financing Federalism）的內涵為何？
3. 卑斯省在 1978 年訂定《持續性照顧法》（Continuing Care Act），其中持續性照顧方案（Continuing Care Program）是該法案中相當重要的一部分，請問此方案的優點為何？
4. 安大略省的「社區照顧就近中心」（CCAC）的主要任務及服務內容為何？
5. 加拿大在社區照顧上所面臨的挑戰與限制為何？

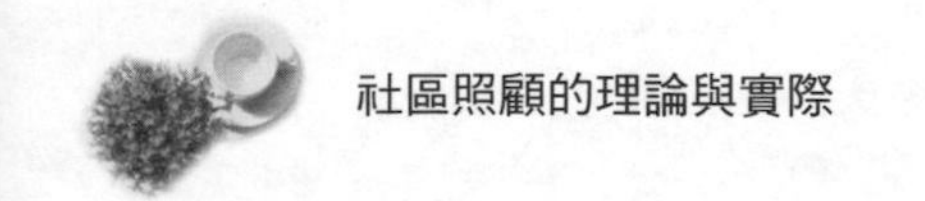

參考文獻

一、中文部分

王增勇（2000）。加拿大長期照護的發展經驗。**社區發展季刊**，**92**，270-288。

吳淑瓊（2002）。**建構長期照護體系先導計畫**。臺北：內政部委託研究。

臺灣維基百科。2017 年 9 月 28 日，取自 https://zh.wikipedia.org/wiki/File:Political_map_of_Canada_zh-tc.png

戴玉慈、張媚、呂寶靜、吳淑瓊（2004）。社區式照顧管理模式的設立與初步評價。**臺灣公共衛生雜誌**，**23**（3），197-208。

二、英文部分

Brooks, S. (1993). *Canadian democracy*. Toronto: McClelland & Stewart.

Laupacis, A. (2014). Health Care in Ontario: A Primer for The Board of Directors of Community Governed Primary Health Care Organizations. Healthy Debate, Retrieved from http://healthydebate.ca/2014/01/topic/quality/a-primer-on-ontarios-health-care-system-for-boards-of-directors-of-community-governed-primary-health-care-organizations

Madore, O. (2005). The Canada Health Act: Overview and Options. *Revised Library of Parliament, Parliamentary Research Branch*. Retrieved from http://www.parl.gc.ca/Content/LOP/ResearchPublications/944-e.htm#issue

Neysmith, S. (2012). Caring and aging: Examining policy inequities. In A. Westhues & B. Wharf (Eds.), *Canadian Social Policy* (pp. 297-314). Waterloo: Wilfrid Laurier University.

Ontario Government.(2016). Ministry of health and long term care-supplementary estimates, 2016-17. Retrieved from https://www.ontario.ca/page/ministry-health-and-long-term-care-supplementary-estimates-2016-17

Senate, S. (2009). *Canada's aging population: Seizing the opportunity*. Ottawa: Government of Canada.

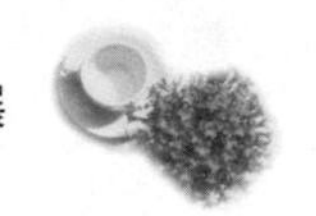

Statistics Canada. (2015). *Canada's population estimates: Age and sex*. Retrieved July 1, 2015, from http://www.statcan.gc.ca/daily-quotidien/150929/dq150929b-eng.pdf

Statistics Canada. (2016). *Canada's population estimates, first quarter 2016*. Retrieved from http://www.statcan.gc.ca/daily-quotidien/160616/dq160616b-eng.htm?HPA=1&indid=4098-1&indgeo=0

Williams, P. A., Lum, J., Deber, R., Montgomery, R., Kuluski, K., Peckham, A., ⋯ & Zhu, L. (2009). Aging at home: integrating community-based care for older persons. *Healthcare Papers: New Models for the New Healthcare, 10*(1), 8-21.

第十四章

臺灣日間照顧的發展芻議

洪瑞英

本章學習目標

1. 瞭解臺灣長期照顧政策之發展沿革
2. 思索日間照顧中心之服務形式與內容差異
3. 建構未來日間照顧中心多元發展徑路

摘要

人口老化是當今世界各先進國家共同面臨的社會變遷經驗，唯西方國家從上個世紀初、中葉以來就經歷了如何面對人口老化的課題；臺灣政府為達到長期照顧十年計畫 2.0（以下簡稱長照 2.0）中，因地制宜發展在地化、社區化長期照顧服務體系的目標，且長照 2.0 乃以長照 1.0 計畫為基礎，擴大服務對象、擴增服務項目、提高服務時數、發展創新服務，以積極回應民眾需求，提升服務涵蓋率。長照 2.0 特別強化建置社區整體照顧模式，積極結合地方政府與民間資源，於各鄉鎮廣布「社區整合型服務中心（A級）」、「複合型日間服務中心（B級）」、「巷弄長照站（C 級）」，整合醫療長照和預防保健資源，向前優化社區初級預防功能，向後延伸在宅照顧，透過專業照管專員評估，以及社區健康照顧團隊提供多元服務。是故，本章以長照 2.0 為核心，延展與日間照顧中心服務相關議題，目標為擘劃未來發展徑路。

案例

創新長照模式，屏東如何讓長者安居社區

臺灣老化指數指標在 2017 年 2 月首度破百，達到 100.18，此現象意味著老年人口首度超過幼年人口，未來街上的助行器會比腳踏車輔助輪要多，專售嬰幼兒用品的店鋪將漸漸轉型為銀髮族用品專賣店，服務業服務人員將由青澀稚嫩的臉龐，改以具成熟厚練、充滿時間印記的微笑替代，上述歷歷景象將是臺灣從現在開始的社會圖像。

全國 22 縣市中，有 15 個縣市老化指數破百，意味著臺灣有 6 成 8 的縣市，街上的老人比小孩還多。然高齡化嚴重的屏東縣，其老年人口 12.5 萬人，比率占 15%，高於全臺平均值的 13%，老化指數是 133.51，也比全臺平均值 97.68 要高，但屏東縣如何使長輩在最熟悉的社區裡安享晚年呢？

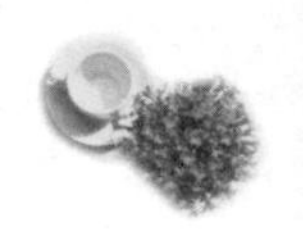

屏東縣政府乃以積極的活化閒置場所設關懷據點、老幼共學等創新長照模式，發展出自己的一套照護體系。其善用閒置空間，一村里設立一關懷據點，讓長者們願意走出家門。這些關懷據點每週開放一至三天，除了有志工教導健康知識，帶領長者做健康操，也能量血壓。普及率已達全縣一半，長者服務率達七成六，高於全臺平均值。為了提升出席意願及鼓勵長者參加關懷據點活動，長者必須必須每月繳交 50～100 元會員費。為什麼不是免費？原來老人家都很節省，繳錢了，為了不浪費錢，出席意願就會提高。

除了關懷據點，屏東也積極建置各種銀髮相關設施。例如照顧失智、失能長者的日照中心已有 14 座，還有 9 座托老中心；縣內 33 個鄉鎮各有一座樂齡中心，全縣還有十家長青學苑，讓老人家上課學習，不怕沒有地方去，透過老幼共學創新模式，融入跨世代互動，將屏東縣建構為一個友善高齡長者的有愛幸福縣市。

資料來源：修改自 2017 年 1 月號《遠見雜誌》第 367 期。

老化警鐘！2017 年將進入高齡社會

2017 年政府的第一件大事，是在全臺實施 15 個縣市掛牌試辦「長照十年計畫 2.0」——社區整合型服務中心的長照據點。衛生福利部預計編列新臺幣 177 億元，照顧 73 萬名失能、失智長者和身障者，希望兌現照顧長者的政策。

時報出版 2016 年出版的《那些死亡教我如何活》的作者，正是一位服務於日本 Human Care 公司的特掃隊長，自大學畢業後即開始了每日處理人體遺物或動物屍體等，必須面對死亡的特殊清掃工作，20 年來面對孤獨死的社會現象，感觸良多。感嘆著人常是活在自己的殼中，只想著破壞別人的殼來遷就自己，卻忘了在人生馬拉松中，真正的競爭對手是過去的自己。

臺灣人口快速老化，已成國安問題。內政部統計處 2016 年 7 月公布的資料可知，目前 15 歲至 64 歲的主要勞動人口，平均每六人就要扶養一位老年人，如果趨勢不變，負擔會越來越沉重，到了 2061 年，每 1.2 個青壯人口就要負擔一位老

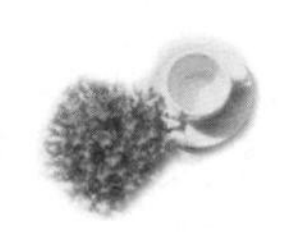

人，扶老加上扶幼，扶養比將高達 90.86，幾乎是平均一個養一個；且國發會的人口推計報告顯示，估計到 2061 年，每十人之中就有四人是 65 歲以上老人，而這四位中更有一位是 85 歲以上超高齡老人；但同一時間，每十人只有一人是 15 歲以下的幼齡人口。隨著人口老化與家庭變遷，曾幾何時，亞洲國家中以對於高齡生活與福祉規劃完善著稱的日本也陸續出現「下流老人」、「暴走老人」或「孤獨死」的社會現象，孤獨死指的是獨自生活的人在無人照顧的情形下，因疾病等原因在住所往生，且臨終時無任何親人在場。

人口老化是不可逆的社會現象。臺灣的人口老化速度，在未來十年將超越日本。即老年人口預估從 14%增加到 20%的速度只約七年，而日本花了十年。針對高齡化可能帶來的社會議題與長期照顧亦是政府積極努力的方向。在我國衛生福利部高齡社會白皮書規劃報告中，為高齡者找依靠與為弱勢者提供有尊嚴的生存環境即是兩大重點項目。

第一節 臺灣面對高齡社會下的長期照顧政策 2.0

人口老化是當今世界各先進國家共同面臨的社會變遷經驗，唯西方國家從上個世紀初、中葉以來就經歷了如何面對人口老化的課題；這些國家約有近百年的時間做準備，但我國老人人口則預估在 24 年間（1993～2017 年），將從 7%爬升至 14%，顯見我國老人人口快速增加之趨勢。隨著老人人口快速成長，慢性病與功能障礙的盛行率將急遽上升，相對的失能人口也將大幅增加，其所導致的長期照護需求也隨之遽增。依衛生署國民長期照護需要調查初步統計結果報告，我國 2011 年全國失能人口占全國人口比率約 2.98%（約 66 萬人），其中 65 歲以上失能人口占老年人口比率約 16%（約 41 萬人）。高齡化社會結構對於臺灣社會必定帶來極為龐大的長期照顧需求。

政府為達到長期照顧十年計畫 2.0（以下簡稱長照 2.0）中，因地制宜發展在地化、社區化長期照顧服務體系的目標，衛生福利部自 2016 年 8 月起赴各縣市舉

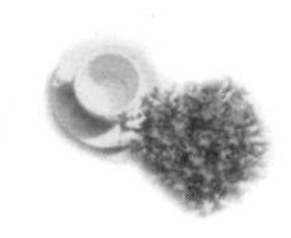

辦長照 2.0 說明會，說明規劃內容，並請地方政府同步掌握區域內需求人數，盤整照顧資源，進行前置準備，結合民間服務單位，擇定區域提出試辦社區整體照顧模式（圖 14-1），長照 2.0 更擴增長照 1.0 原服務項目，從 8 項增加至 17 項。

在長照 1.0 服務體系下，資源建置層面的問題為：(1)服務資源發展緩慢；(2)各服務提供單位之間缺乏整合，且服務體系欠缺向前延伸初級預防、向後銜接在宅安寧照護之整合性規劃。另服務使用者層面的問題為：(1)服務項目缺乏彈性；(2)服務可接近性可再強化；(3)服務時段與照顧者需求難以切合，及(4)家庭照顧者

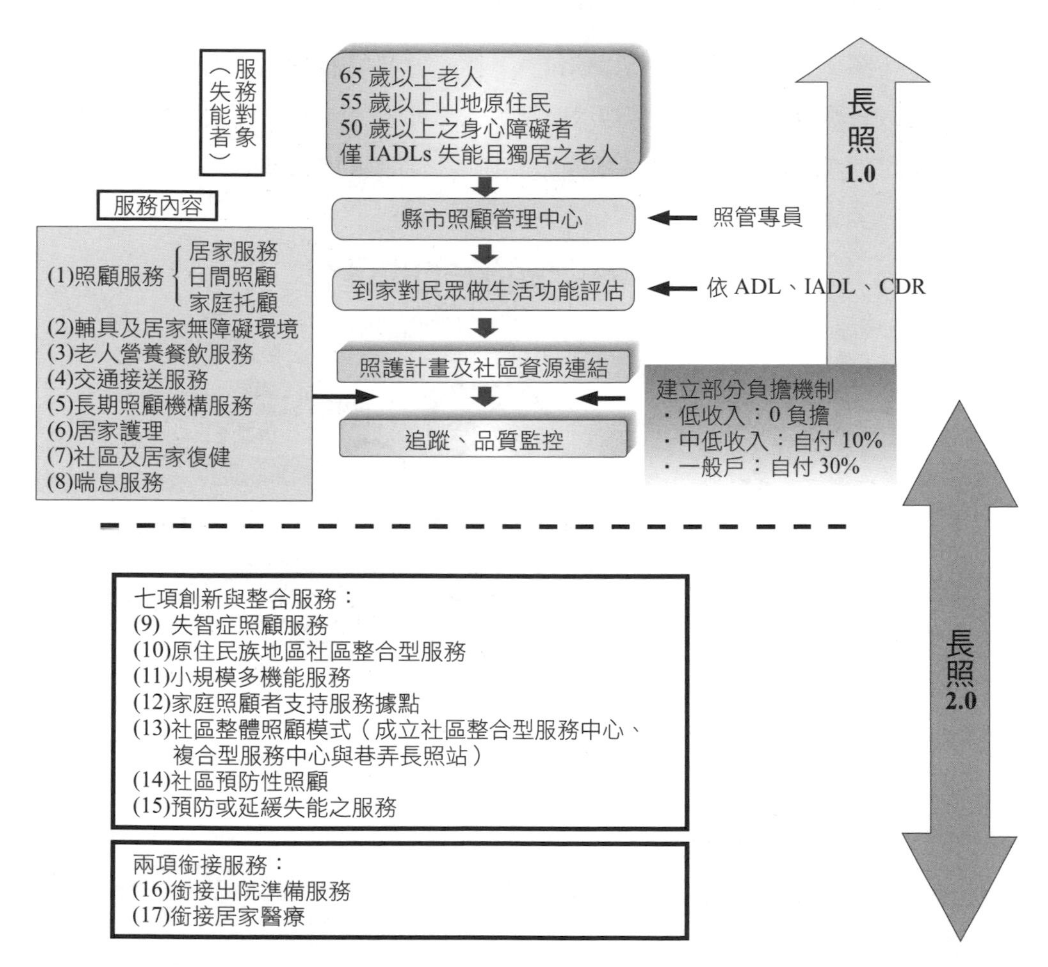

圖 14-1　長照 1.0 與長照 2.0 服務項目比較

資料來源：整理自衛生福利部（2015a）。

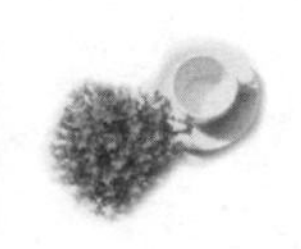

喘息服務需求礙於法規規範無法充分滿足。是故，長照 2.0 主要以「資源發展與整合」為原則，優先擴大居家服務供給量與普及化日間照顧中心，並整合各項服務，朝向以社區為基礎之整合式照顧服務體系；其中，「社區整體照顧模式」基本理念乃期望失能長者在車程 30 分鐘以內活動範圍中獲得服務，盤整各縣市照顧資源，進行前置準備，結合民間服務單位，擇定區域提出試辦社區整體照顧模式，建構「結合醫療、介護、住宅、預防以及生活支援」等各項服務一體化之照顧體系。而其推動策略則分為「社區整合型服務中心（A 級）——長照旗艦店」、「複合型日間服務中心（B 級）——長照專賣店」、「巷弄長照站（C 級）——長照柑仔店」（圖 14-2）。目前，乃以培植 A、擴充 B 且廣布 C 為原則，透過地方政府發揮行政統籌效能，於資源豐沛地區試辦 A-B-C 模式，整合區域內長照資源；於資源不足地區試辦 B-C 模式，積極發展在地長期照顧服務資源。2016 年 10 月

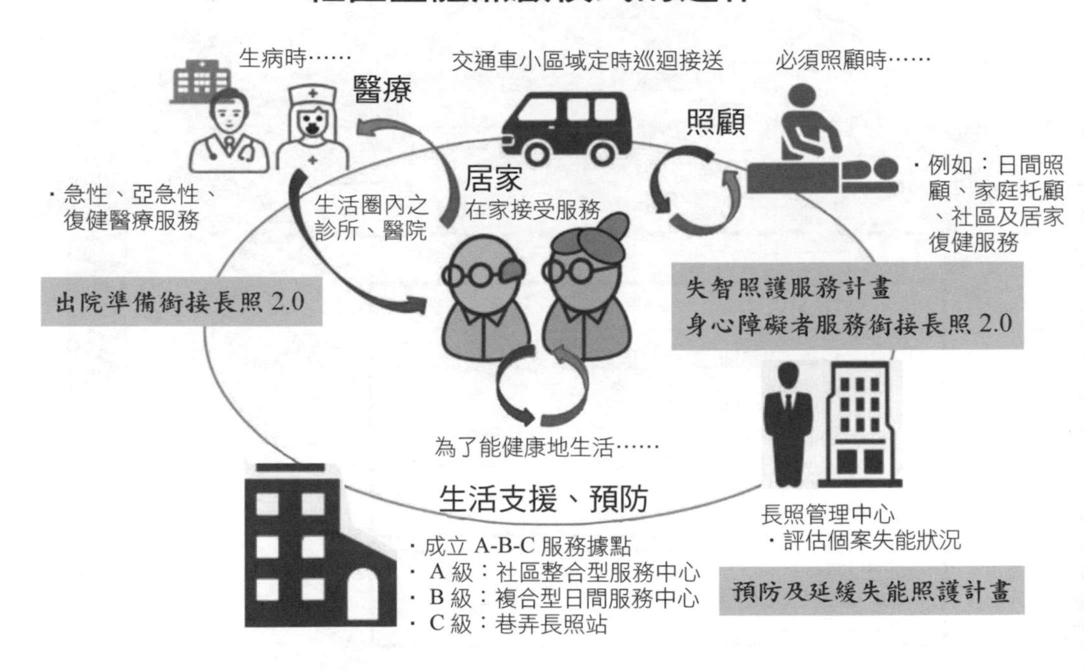

圖 14-2　長照 2.0 服務體系對應之社區整體照顧模式規劃

資料來源：衛生福利部（2015a）。

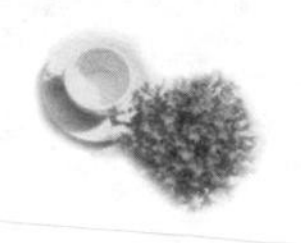

28日衛生福利部公告第一波長照2.0社區整體照顧模式審查結果，www.mohw.gov.fw/cp-2632-9518-1.html)，且同年 12 月 6 日公告第二段結果（www.mohw.gov.fw/cp-2634-7181_1.html），2016年度統計有20個縣市、23案試辦社區整體照顧體系。

第二節 日間照顧服務應重視「顧客導向」且以「社區」為發展單位

臺灣加速邁向高齡社會，更鑑於高齡浪潮襲捲全球，這是一個人口結構性的問題，更是一個跨世代的新課題。

臺灣自 2007 年推動「長期照顧十年計畫」迄今，日間照顧中心數量逐漸增加，服務內涵亦呈現多元，且以著重在地高齡者特色為發展方向。依據衛生福利部社會及家庭署統計資料顯示，2016 年 6 月底臺灣失能型與混合型日間照顧中心共計 158 家，可服務供給人數為 4,589 人；失智型日間照顧中心為 27 家，可提供服務人數為 681 人，總而言之，臺灣截至 2016 年 6 月日間照顧中心總數為 185 家，服務供給總數為 5,270 人（衛生福利部，2016a，b）。

臺灣人口老化如搭上「失速列車」般快速，社會人口結構及生活型態的轉變，影響高齡服務業者，其應擁有動態應變思維，除針對現有軟硬體設備、活動規劃、人員培育訓練、社區教育等面向，尚需引進、參考嶄新觀念及制度，例如：錸德科技公司即引進日本山口縣「夢之湖」日間照顧中心之服務模式。

一、夢之湖—錸工場日間照顧中心

錸德科技股份有限公司在桃園龜山設立的錸工場日照中心，是以「人生現役養成道場」為服務設計主軸。日照中心張玉環主任表示：每個人都會從職場退休，但不會從人生退休，「現役」表示「當下就是養成人生幸福的時刻」。錸工場引進日本知名的日照體系「夢之湖」的理念與制度，強調「できそう的能力」（日文「我好像可以」），尊重每個人自理生活的意願與能力。顛覆既有日照機構多從管理者的角度出發，凡事都幫老人做好，希望他們不胡亂動作、好好配合，一排長輩呆坐著看電視殺時間。

錸工場實施「減法照顧」，不是倒水、餵食、攙扶的「服侍」才叫做孝順，反而設計行程與環境讓長輩們自己規劃想要做什麼事，在活動裡增強身與腦的復健，結果大大增加長輩們的自理能力與尊嚴。

二、以高齡者為導向，服務內涵思考

日間照顧服務乃為服務業的一種形式，而服務對象以高齡者為主，是故除服務內容與設計需以高齡者為出發點外，日間照顧中心在經營面向上亦須考量市場競爭力與服務／產品差異化等商業經營概念，以建構涵括多元服務類型之日間照顧中心。再者，由於服務對象與內容的異質性，照顧服務產業仍有其不同於一般服務業的特殊性，彙整楊錦州（2009）對於服務業的分析，以及江尻行男、莊秀美（2007）對於照顧服務產業的介紹，整體而言，照顧服務產業具有下列特性：

1. 與顧客高度接觸：由於「服務」並不像「產品」那樣具有標準品，所供應服務之形成、內容及方式會隨著老人的不同需求而有所改變，因此，必須與老人保持高度接觸才能充分瞭解其偏好，以期所提供之服務確能符合需求。
2. 顧客參與服務提供的過程：在照顧服務提供的過程中，老人或家屬往往必須參與其中，與服務單位共同進行照顧服務內容之選擇、討論或是照顧計畫之擬定。
3. 服務與績效不易標準化：由於照顧服務業是高度與顧客接觸，且顧客會參與服務過程中，加上不同顧客會有不同的需求，使得照顧服務業的標準化並不容易界定，其產出的績效與服務品質難以衡量，誰的效率比較高，誰的服務品質比較好，亦難以論斷，種種因素造成管理與監督上的困難。
4. 提供之服務無法預先生產：由於「服務」本身具有「無法儲存」及「生產與消費是同時的」之特性，使得「服務」無法像產品一樣可以事先生產好，

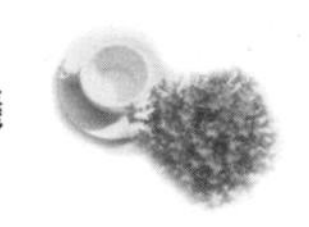

再賣給消費者，所以未用到之產能（如照顧人力、設施、設備）會平白地浪費掉。

5. 勞力密集：照顧服務業仍然是勞力較密集的產業。大部分照顧服務之商品，也就是「服務」均要靠人來提供，無法大量地生產，若是為了降低單位的營運成本而削減人事支出的話，有可能導致服務品質的降低。
6. 相對高風險：照顧服務的對象如身心障礙者或是需照顧的老人，本身即是相對弱勢或是易受傷害，加上部分服務的提供可能是在老人的住家，或是在私密性較高的封閉空間內，如果服務員心懷不軌或老人有所誤解時，非常容易產生服務的糾紛。
7. 文化公益性：照顧服務不是單純提供需照顧老人必要的日常生活服務而已，應納入需照顧老人的生活文化思考，理解每一個服務對象的生活、社會與文化，並據此形成服務哲學與理念基礎，創造福利經營的「文化策略」，如此自然能夠提高顧客的滿意度。

另康健雜誌（2013）報導日本「用國小空教室照顧老人」的桃三交流日間照顧中心，除應用小學空教室做為提供高齡者日間照顧服務場域外，還以負責人偏好的文化活動為主題，有別於其他日照中心以復健、沐浴、健康促進、園藝療法等特色，累積「自助、公助、共助」等整合資源與力量來推動桃三交流日照中心，以達彼此競爭之市場機制，給予高齡者更符合自我需求的日照中心選擇性，更可達到「成功老化」、「健康老化」與「活躍老化」之目標。

因此，「以高齡使用者為導向」來規劃與提供日間照顧服務乃為首要概念，應用「重視高齡者需求」與「提出高齡服務需求解決對策」為照顧計畫設計核心理念，且理想的長期照護體系要能全面的滿足所有服務使用者的需求，它必須是綜合性的（comprehensive）、全方位的（full-service），提供所有需要的長期照護服務，包括以居家照護與機構照護為基礎的服務，且為服務使用者促進品質、尊嚴和自我改進的晚年生活而提供適宜地服務輸送模式（圖 14-3），致力將「日間照顧中心」之功能與定位更加活化與加值。

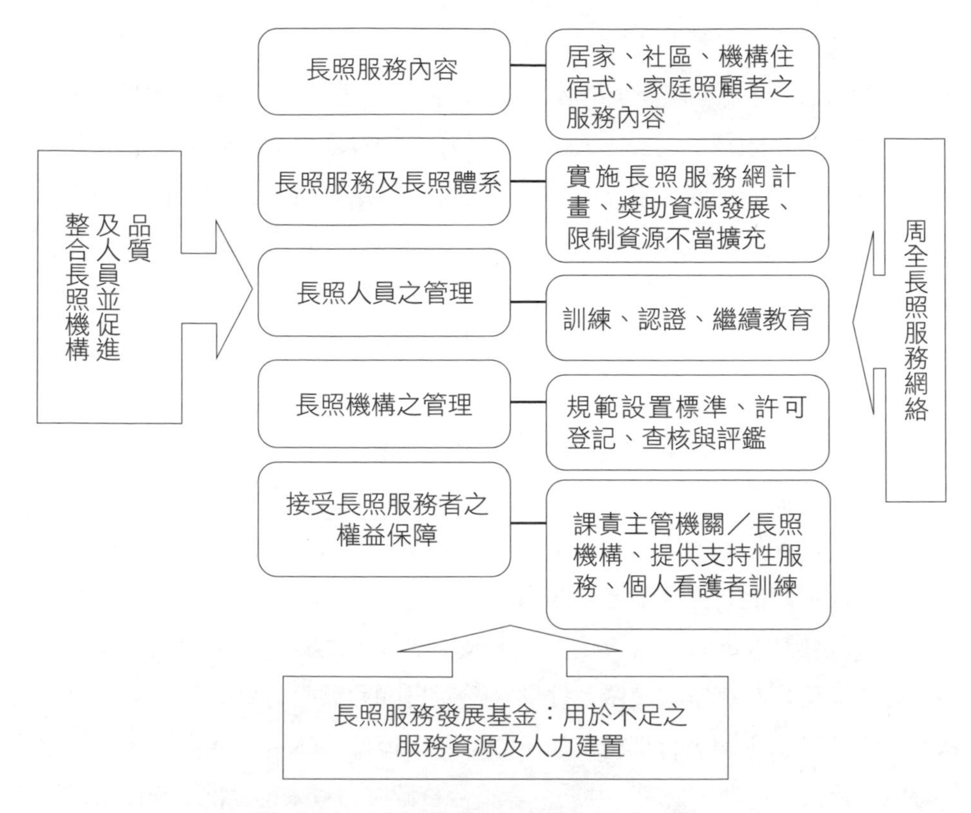

圖 14-3　長照服務法之基本五大要素

資料來源：衛生福利部（2015b）。

第三節　未來社區照顧發展脈絡

當政府逐漸以「產業」的角度來看待照顧服務時，我們必須認識提供老人照顧服務的經濟主體，截至目前，臺灣多數高齡者仍接受非正式部門的傳統照顧服務，通常是人們基於愛或是義務等原因，付出不求回饋的勞力與情感。每個人或多或少都有照顧家人的經驗，但因為此種照顧服務不是商品，所以非正式部門並不在產業的生產者之列（蕭文高，2013），故未來日間照顧發展之因應策略乃為：

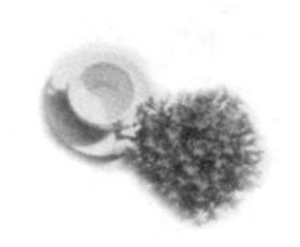

一、落實「高齡者導向」與「服務行銷」概念

應致力於落實「友善關懷長者」之熱忱與秉持提供日間照顧服務立意之初衷，以堅持與穩定踏實的信念提供長者一個信任、安心的托老環境。需重新檢視日間照顧服務歷程之所有環節，務必以「受照顧者」或「受照顧者之直接照顧人」為服務提供之主要對象，擺脫過去僅以「機構」或「機構從業人員」可以提供之服務或能做什麼為服務提供內容，盡量透過「顧客導向」之服務理念來重新檢視與發展服務內涵。

再者，充分與日間照顧中心之第一線服務人員溝通，透過討論的方式提出針對服務長者的積極改善措施，灌輸工作人員與組織具備動態改善之服務概念與組織文化，且具備「個人化」或「權宜思維」的照顧服務特色。建議可應用績效管理工具，如平衡計分卡、經營效率分析（資料包絡分析法）、策略性人力資源管理技術，進行機構願景、評鑑制度內容整合機構內人員例行作業規範，避免員工僅以公部門推動之評鑑作業，做為管理員工績效的唯一參考依據或管理手段，進而造成日間照顧中心內部資訊不對稱的現象。

二、以日間照顧中心為連結醫療系統與長照系統之中介平臺

積極將「日間照顧」服務發展為以社區為基礎，照顧服務除針對被照顧者身心功能發展進行檢視，並提出對應之醫療性、社會性以及各種支援性活動外，日間照顧應可做為評估高齡者身心機能改變，進而協助連結後端醫療系統或是轉介長照系統之關鍵角色。高齡者的醫療需求既多且複雜，既有醫療體系無法滿足長者需要，且可能造成資源浪費的窘境，因而未來醫療照顧新體系應環繞著長者的需求和權利來設計，並且嵌入新策略，例如建立普遍的評估制度，搶先一步找出身體虛弱的病人、多重用藥的老人；同時，也需要強化醫療和護理間的連結。另一方面，需確保有足量的高品質醫護人力留在崗位上，例如提供充足的高齡化相關課程培訓，以及提供現有的從業者進修機會。

三、營造積極且具互動性的長照體系

長照體系的目標是協助高失能風險的老人仍能維持一定的身心能力，這些關懷和支持及衍生之對應服務內涵，必須切合高齡者的基本權利、身心自由和尊嚴。特別是臺灣政府建立長照體系的好處包括可以有效減少非必要醫療、幫助家庭免於突然的高額急難支出，教育體系和社會勞動力的加入也能幫女性從照顧責任中鬆綁。政府需制訂系統和監督，但不代表長照完全是政府的責任。長照體系是家庭、社區、各種提供服務的公私立機構在明確條件下合作產生的結果。

高齡化是一個時間序列之演進問題，WHO自1961年提出「Disengagement」一詞來說明「老化」議題，爾後1987年以「成功老化」（successful ageing）、1989年以「生產老化」（productive ageing）、2002年為「積極老化」（active ageing）、2006年則為「公民參與」（civic engagement）、2011年「健康老化」（health ageing），迄至2016年的「功能性老化」（functional ageing）為發展歷程，而功能性老化則強調重視高齡者內在功能與外在能力兩面向之提升，進而提出不同見解與因應對策，協助高齡族群達到最適宜的健康、社會參與及安全，以提升民眾老年時期的生活品質。

問題與習作

1. 臺灣自2017年6月3日完成《長期照顧法》立法後，展開長期照顧2.0的相關政策推動，其中以建構「結合醫療、介護、住宅、預防以及生活支援」的一體式照顧體系為核心，請問此一體式照顧體系的A-B-C模式為何？
2. 日間照顧中心乃以高齡者需求為主，設計相關服務之軟體與硬體內容規劃，進而創造日間照顧中心的特色與差異性。請問：照顧服務產業有哪些特性？
3. 面對高齡少子化趨勢，許多國中小之教室空間漸漸閒置。請問，若使用這些空教室來規劃日間照顧中心，有哪些活動設計是其優勢？

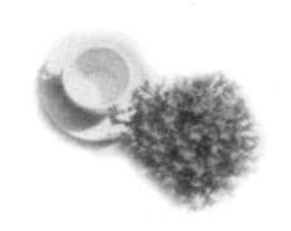

參考文獻

江尻行男、莊秀美（2007）。日本的企業與照顧服務產業——企業的發展動向與經營策略分析。**管理學報，24**（6），637-655。

康健雜誌。（2013 年 8 月號第 177 期）。**照顧我們所愛的人——日本用小學空教室照顧老人**。取自 http://topic.commonhealth.com.tw/loved/movie_07.aspx

楊錦州（2009）。**服務品質：從學理到應用**。臺北：華泰文化。

遠見雜誌（2017 年 1 月號第 367 期）。**創新長照模式，屏東要當安居大社區**。取自 https://event.gvm.com.tw/Boardcontent_32505.html

衛生福利部（2015a）。取自 http://www.mohw.gov.tw/MOHW_Upload/doc/20160929%E8%A1%8C%E6%94%BF%E9%99%A2%E6%9C%83%E7%B0%A1%E5%A0%B1V7_0055618009.pdf

衛生福利部（2015b）。取自 http://www.mohw.gov.tw/CHT/LTC/DM1_P.aspx? f_list_no=897&doc_no=50957

衛生福利部（2016a）。**長期照顧十年計畫 2.0（106～115 年）（核定本）**。

衛生福利部（2016b）。**長期照顧服務量能提升計畫（104～107 年）（核定本）**。

蕭文高（2013）。南投縣日間照顧中心老人生活品質影響因素之研究。**社會政策與社會工作學刊，17**（1），1-42。

國家圖書館出版品預行編目（CIP）資料

社區照顧的理論與實際／黃旐濤等著. -- 初版.
--新北市：心理, 2018.02
面； 公分. -- （社會工作系列；31040）

ISBN 978-986-191-783-2（平裝）

1.社區式照護服務 2.長期照護

419.711 106014591

社會工作系列 31040

社區照顧的理論與實際

主　　編：黃旐濤
作　　者：黃旐濤、趙任民、林義學、何慧英、鄭涵菁、黃照、賴添福、
　　　　　陳寶民、陳碩菲、黃正明、蔡惠雅、張玉龍、洪瑞英
執行編輯：高碧嶸
總 編 輯：林敬堯
發 行 人：洪有義
出 版 者：心理出版社股份有限公司
地　　址：新北市新店區光明街 288 號 7 樓
電　　話：(02) 29150566
傳　　真：(02) 29152928
郵撥帳號：19293172 心理出版社股份有限公司
電子信箱：psychoco@ms15.hinet.net
網　　址：http://www.psy.com.tw
電子信箱：psychoco@ms15.hinet.net
駐美代表：Lisa Wu（lisawu99@optonline.net）
排 版 者：辰皓國際出版製作有限公司
印 刷 者：辰皓國際出版製作有限公司
初版一刷：2018 年 2 月
I S B N：978-986-191-783-2
定　　價：新台幣 350 元